U0221413

《成人肠造口常见并发症解析与护理》

名誉主编　胡斌春

主　　编　钟紫凤

副 主 编　王飞霞　谢玲女

　　　　　胡宏鸯　贾　勤

ZHEJIANG UNIVERSITY PRESS

浙江大学出版社

·杭州·

图书在版编目(CIP)数据

成人肠造口常见并发症解析与护理 / 钟紫凤主编；王飞霞等副主编. — 杭州：浙江大学出版社，2023.10

ISBN 978-7-308-24267-7

Ⅰ. ①成… Ⅱ. ①钟… ②王… Ⅲ. ①肠疾病—造口术—并发症—护理 Ⅳ. ①R473.57

中国国家版本馆 CIP 数据核字(2023)第 187424 号

成人肠造口常见并发症解析与护理

名誉主编　胡斌春

主　　编　钟紫凤

副 主 编　王飞霞　谢玲女　胡宏鸯　贾　勤

策划编辑　张　鸽(zgzup@zju.edu.cn)

责任编辑　张　鸽　金　蕾

责任校对　张凌静

封面设计　续设计—黄晓意

出版发行　浙江大学出版社

(杭州市天目山路 148 号　邮政编码 310007)

(网址：http://www.zjupress.com)

排　　版　杭州晨特广告有限公司

印　　刷　浙江省邮电印刷股份有限公司

开　　本　787mm×1092mm　1/16

印　　张　20

字　　数　433 千

版 印 次　2023 年 10 月第 1 版　2023 年 10 月第 1 次印刷

书　　号　ISBN 978-7-308-24267-7

定　　价　168.00 元

《成人肠造口常见并发症解析与护理》

编委会

名誉主编 胡斌春

主　　编 钟紫凤

副 主 编 王飞霞　谢玲女　胡宏鸯　贾　勤

编　　委 （按姓氏笔画排序）

于轶群　王丹阳　王金海　王群敏

朱米娜　华汉巨　孙红玲　李　霞

李卫珍　应玲玲　张丽华　陈　谦

陈爱华　夏金萍　倪晓波　徐洪莲

蔡一波　潘　喆　魏惠燕

前　言

自20世纪90年代以来，造口伤口失禁护理的新理念、新技术进入我国护理界，学科和行业得到快速发展。造口伤口失禁护理的现状大致可概括为以下几点。

（1）护理人员学习造口伤口失禁护理知识技能的兴趣和热情持续高涨。

（2）多渠道培训专科护士的局面正在形成，如国际造口治疗师培训学校、伤口治疗师培训学校以及造口伤口失禁专科护士培训班等。

（3）大部分医疗机构已初步建立一支专业护理人员队伍，但是这支队伍仍不能满足临床需求，还需要持续发展壮大。

（4）通过临床实践和对典型病例的处理，虽已积累不少临床护理经验，但专业队伍的理论和实践水平参差不齐，仍需不断学习和提高。

（5）随着"互联网＋护理"的蓬勃发展，通过互联网方式对造口患者进行诊治和健康指导的平台日益增多，线上问诊模式也给专科护士带来了新的挑战。

如何不断提高专业队伍的理论和实践水平是我们一直在思考的问题。为了更好地培养造口伤口失禁专科护士，满足临床持证和非持证专科护理人员系统性学习专业知识（并提供临床实践指导）的需求，我们通过精心组织编撰了这本《成人肠造口常见并发症解析与护理》。本书不仅包含成人肠造口护理基本理论、基础知识、基本技能，而且贴近临床，与临床实践并重。在编写形式上，多采用评述的方式对肠造口各类并发症进行讨论，并从患者主诉的角度出发解析造口问题的处理方法，理论联系实际，具有很强的临床实用性和可操作性。本书所有案例图片均来源于编者实践。

本书编写人员皆为临床经验丰富、造诣深厚，并长期工作在临床、教学和科研一线的资深造口治疗师和医学/护理学专家。他们在编写、初稿讨论、交叉审稿与定稿过程中付出了很大的努力，可以说本书是大家精诚合作、集体智慧的结晶。

尽管我们已经尽全力编写，反复推敲校对，但仍有可能存在错误、疏漏或不足之处，在此诚恳地希望各位专家和读者批评指正，提出宝贵意见。

本书编委会

2023年8月

目录

Contents

第一篇　概　述

第二篇　肠造口专科护理技术

第三篇　成人肠造口常见并发症解析与护理

第四篇 肠造口人士康复管理

第一篇　概述

第一章 肠造口相关解剖与生理

了解与造口有关的解剖与生理，是肠造口治疗、护理和康复的基础。本章主要阐述与肠造口相关的人体解剖和生理知识。

第一节 腹壁的解剖结构

腹壁由复杂的肌肉和腱膜等软组织组成，上界为胸骨剑突、两侧肋弓下缘，经第11肋、第12肋游离缘直至第12胸椎棘突；下界为耻骨联合上缘、两侧耻骨嵴、耻骨结节、腹股沟、髂前上棘、髂嵴至第5腰椎棘突；以两侧腋后线的延长线为界，分为腹前外侧壁和腹后壁。腹部的外形取决于患者的年龄、肌肉量、肌张力、肥胖、腹腔内病变等，这些因素可能改变腹壁形态，也与造口的位置选择及术后护理息息相关。

一 腹部的标志线和分区

临床上较为实用的腹部分区法是九分法（见图1-1），即通过两侧肋弓最低点（第10肋的最低点）和两侧髂结节所作的上、下两条水平线，将腹部分成上、中和下三部，再由两侧腹股沟韧带中点所作的两条垂直线，将腹部分成九个区域，包括上部的腹上区和左、右季肋区，中部的脐区和左、右腹外侧区，下部的耻骨区（腹下区）和左、右腹股沟区（左髂骨区、回盲区）。

二 腹前外侧壁的层次

腹前外侧壁从浅至深由皮肤及皮下组织、浅筋膜、肌层、腹横筋膜、腹膜外脂肪和腹膜壁层构成。了解腹壁的结构，有助于了解造口与腹壁相关组织的关系，探究发生造口并发症的原因。如果患者腹壁脂肪组织厚，且肠管无足够长度拉出腹壁表面，将出现造口高度不够、缝合后皮肤与黏膜张力增大，导致后期造口易出现渗漏和皮肤黏膜分离，严重者甚至发生腹腔感染。

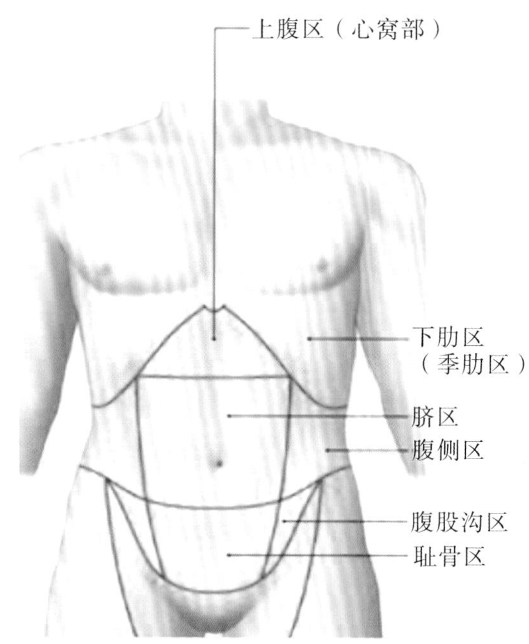

图 1-1　腹部的标志线和分区（参考来源：坂井建雄，桥本尚词. 全新 3D 人体解剖图. 孙越，唐晓艳，译. 石家庄：河北科学技术出版社，2017：172.）

（一）皮　肤

腹壁皮肤薄而富有弹性，与皮下组织连接疏松，除在脐部和腹白线处连接紧密外，其余活动性较大，以适应腹、盆部脏器容积的变化。

（二）浅筋膜

浅筋膜由脂肪组织和疏松结缔组织构成。在脐以上仅有一层，在脐以下分为两层。浅层为脂肪层，厚度因人的胖瘦而异。深层为膜性层，由疏松结缔组织构成，中线处附着于腹白线，两侧向下附着于腹股沟韧带下方的阔筋膜。

（三）肌　层

前腹壁由四组肌肉组成，包括位于腹前正中线两侧的腹直肌、位于前侧和后外侧的斜肌（腹外斜肌、腹内斜肌）和腹横肌，由浅至深的顺序为腹外斜肌、腹内斜肌和腹横肌。腹直肌位于腹白线两侧，起自耻骨嵴和耻骨联合前面，止于第 5—7 肋软骨及剑突外面。腹直肌鞘分为前、后二壁，前壁由腹外斜肌腱膜和腹内斜肌腱膜的前层构成（见图 1-2）；后壁由腹内斜肌腱膜的后层和腹横肌腱膜构成，有一游离下缘，称为弓状线。腹直肌负责腹壁屈曲，斜肌负责腹壁旋转。合理的造口位置应在腹直肌内，起到稳固作用，降低术后因长期活动引起造口旁疝发生的概率。

（四）腹横筋膜

腹横筋膜是衬于腹前外侧壁内面的腹内筋膜。它往上续连膈下筋膜，向下在腹股沟韧带平面续连于髂腰筋膜及盆筋膜，向后续连于腰方肌和腰大肌筋膜。

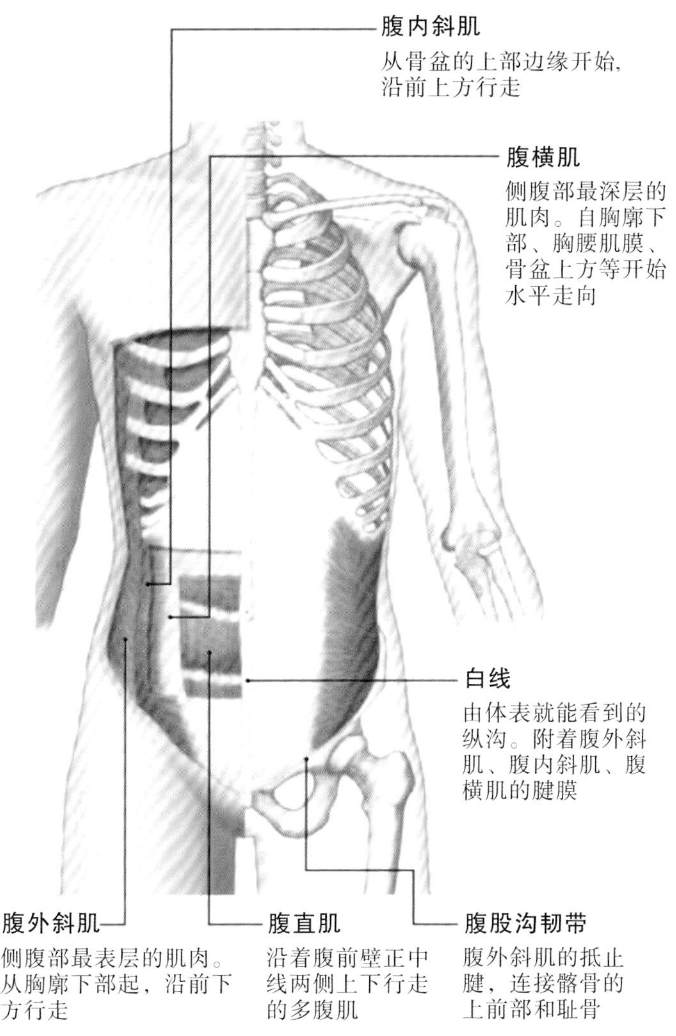

图 1-2　腹前外侧壁(参考来源:坂井建雄,桥本尚词.全新 3D 人体解剖图.孙越,唐晓艳,译.石家庄:河北科学技术出版社,2017:172.)

(五)腹膜外脂肪

腹膜外脂肪在腹膜壁层与腹横筋膜之间,为疏松结缔组织,含有脂肪,厚薄不一。

(六)腹膜壁层

腹膜壁层为腹前外侧壁的最内层。

三　腹　膜

腹膜是一层薄而光滑的浆膜,分为壁层和脏层。壁层衬于腹壁和盆壁的内面;脏层覆盖脏器表面。壁层和脏层互相移行,介于脏层与壁层之间的间隙称为腹膜腔。腹膜腔内有少量浆液,能润滑和减少脏器间摩擦。腹膜腔在男性是密闭的,在女性经输卵管、子宫和阴道可与外界存在一个潜在的通路。腹膜壁层移行至脏器处，或腹膜由某一脏器移行到另一脏器处，形成韧带、网膜和系膜等。

第二节　肠造口相关消化系统解剖与生理

消化系统的主要功能是消化食物、吸收营养物质，并将食物残渣排出体外。此外，肠道黏膜表面还具有屏障保护功能，可以防止管腔内的外来物质侵入肠壁内部，保护人体免受病菌、毒素和其他危害因素的侵害。消化管包括口腔、咽、食管、胃、小肠和大肠。临床上把从口腔至十二指肠的部分称为上消化道，空肠及以下部分称为下消化道。本节主要介绍小肠和大肠。

一　小肠的解剖与生理

（一）小肠的解剖

1. 小肠的形态与分部

小肠始于十二指肠，止于回盲瓣。成人小肠长度约为5～7m，是消化管的最长部分，可分为十二指肠、空肠和回肠三部分。①十二指肠：在成人长约25cm，包绕胰头，按走向分为上部、降部、水平部与升部四部。②空肠和回肠：上段是空肠，下段是回肠，末端接续盲肠。空肠的管腔较大、管壁较厚、血管较丰富，而回肠的管径较小、管壁较薄、血管较少。

2. 小肠壁的结构

小肠壁的结构包括黏膜、黏膜下层、肌层和外膜。①黏膜：由内向外分为上皮、固有层和黏膜肌层。②黏膜下层：为疏松结缔组织，含有较多血管和淋巴管。③肌层：由内环行与外纵行两层平滑肌组成。④外膜：除十二指肠后壁为纤维膜外，小肠其余部分均为浆膜。

3. 小肠的血液供应

十二指肠的血液供应来自胰十二指肠上、下动脉；空肠和回肠的血液供应来自肠系膜上动脉。

（二）小肠的生理

1. 消化吸收功能

小肠是食物消化和吸收的主要部位。成年男性小肠每天可吸收的内源性物质包括液体8000mL、蛋白质30～55g、脂肪10～25g。其吸收能力在正常时远超过需要，因而切除50%或更多的小肠，并无严重后果。回盲瓣是位于回肠与大肠之间的单向活瓣，与回盲部括约肌一起控制食糜由小肠向大肠排空，对于短肠综合征患者来说，该功能非常重要。小肠不同部位吸收的主要物质如下。①小肠近段：脂肪酸、甘油单酯、部分单糖、铁、钙、维生素（维生素 B_{12} 除外）。②小肠中段：一部分单糖、大部分氨基酸（在小肠近段和远段也吸收一部分）。③小肠远段：胆盐、维生素 B_{12}。

2. 小肠的运动

小肠的运动有分节运动和蠕动两种，且以前者为主。小肠运动的功能主要有：①使食物与肠腔内消化液充分搅和，有利于食物消化和吸收；②将食糜缓慢地从十二指肠向回盲部推进，把未消化吸收的食物残渣排到结肠；③有助于防止细菌过度繁殖。

3. 小肠的分泌功能

小肠每天分泌 1～3L 肠液，绝大部分在远端小肠被重吸收。小肠液呈弱碱性，起到中和酸性胃液、保护小肠黏膜屏障的作用，也为胰液和胆汁提供一个适合消化的环境。此外，肠液中还有一种肠激酶，能将胰蛋白酶原激活成活性胰蛋白酶。

二　大肠的解剖与生理

（一）大肠的解剖

1. 大肠的形态与分部

（1）盲肠和阑尾：盲肠是大肠的起始部，长约 6～8cm，呈囊袋状，与回肠末端相接，其无系膜因而位置较固定。阑尾位于右髂窝内，远端为游离的盲管。

（2）结肠：结肠的外形有三个特点，即结肠带、结肠袋、脂肪垂，是结肠和小肠区分的标志。其结构分为升结肠、横结肠、降结肠和乙状结肠四个部分。①升结肠：长约 15cm，无系膜，借结缔组织贴附于腹后壁，因此活动性甚小。②横结肠：长约 50cm，有系膜连于腹后壁，活动性较大，是临床上常选择的双腔造口的肠段。③降结肠：长约 20cm，向下达髂嵴，移行为乙状结肠，降结肠亦无系膜，活动性甚小。④乙状结肠：长约 45cm，呈“乙”字形弯曲，有系膜连于腹后壁，活动性较大，在临床上是直肠癌永久性造口手术的首选肠段。

（3）直肠和肛管：直肠全长 10～14cm，肛管长约 4cm，两者以齿状线为界，齿状线以上部分为直肠，齿状线以下部分为肛管。肛管的黏膜形成 6～10 条纵行的黏膜皱襞，称为肛柱。在相邻肛柱的下端之间有半月形的黏膜皱襞相连，称为肛瓣。由肛瓣与肛柱下端共同围成的小隐窝称为肛窦。所有的肛柱下端和肛瓣边缘共同围成一个锯齿状的环形线，称为齿状线。肛管管壁内的环形肌层增厚，形成肛门内括约肌，有协助排便的作用。肛门内括约肌、肠壁的纵行肌、肛门外括约肌的浅部和深部以及肛提肌的耻骨直肠肌，共同构成一个围绕于肛管的肌性环，对括约肛管、控制排便有重要的作用。

2. 大肠壁的组织结构

大肠与小肠一样，也分为黏膜、黏膜下层、肌层和外膜四层。

3. 大肠的血液供应

盲肠、升结肠、横结肠的血液供应来自肠系膜上动脉的分支，降结肠、乙状结肠和直肠的血液则由肠系膜下动脉的分支供应。结肠的静脉大部分与动脉伴行，血液经过肠系膜上、下静脉回流至门静脉。

4. 大肠的淋巴引流

结肠淋巴结可分为四组：①结肠壁淋巴结；②结肠旁淋巴结；③中间淋巴结；④中央淋巴结。结肠的淋巴不仅流向结肠动脉根部的淋巴结，而且与邻近动脉弓附近的淋巴结相通。因此，在行结肠癌根治术时，应将该部位结肠动脉所供应的整段肠管及其系膜全部切除。

(二)大肠的生理

大肠的主要功能为吸收水分、维生素和无机盐，并将食物残渣形成粪便，排出体外。

1. 分泌功能

大肠黏膜腺体分泌浓稠的黏液，有保护肠黏膜和润滑粪便的作用。

2. 肠道菌群的作用

大肠内细菌能利用肠内某些简单物质合成少量 B 族维生素(如核黄素、生物素、叶酸)和维生素 K。

3. 吸收和排泄功能

大肠每天从回肠接收 600～1000mL 的食糜(粪流)。大肠的重要功能之一是从粪流中吸收水和钠，并将钾和重碳酸盐排泄到残渣中，这主要发生在右侧结肠。胆汁的吸收主要在回肠，部分在大肠，在回肠切除和发生广泛回肠病变时，大肠可帮助维持体内胆盐总代谢率。正常人的消化道中大约含有 150mL 气体，其中 50mL 在胃内，100mL 在大肠内，如果某段大肠发生梗阻或运动停滞，则很快会发生气体积存而引起气胀。

4. 大肠的运动和排便

大肠的运动有以下四种：①袋状往返运动；②分节推进运动和多袋推进运动；③大肠蠕动；④集团推进运动。当出现集团推进运动时，降结肠和乙状结肠环肌不收缩，故无袋形，横结肠的纵肌强烈收缩而缩短，因而很快把干燥的粪流推入降结肠和乙状结肠。

第二章 肠造口相关的常见疾病

本章主要介绍与输出型肠造口相关的主要疾病。这类疾病常常需要通过造口手术，形成人为排出通道来引流粪便，从而达到解除梗阻、保护远端吻合、促进疾病痊愈甚至挽救生命的目的。

第一节 结直肠恶性肿瘤

一 概 述

(一)流行病学

据 2022 年全球癌症统计报告，结直肠癌(colorectal cancer，CRC)的发病率居全球恶性肿瘤第 3 位，致死率居第 2 位。我国结直肠癌的发病率和死亡率均保持上升趋势。2020 年中国癌症统计报告显示，我国结直肠癌发病率、死亡率在全部恶性肿瘤中分别位居第 2 位和第 5 位，新发病例 55.5 万例，死亡病例 28.6 万例。其中，在城市的发病率远高于农村，且结肠癌的发病率上升显著。多数患者在确诊时已处于中晚期。我国结直肠癌发生的流行病学特征如下。①地理分布特征：东部沿海地区比内陆西北地区高发。②年龄特征：随着年龄的增加，患者发病率和死亡率逐步上升。③性别特征：男性大肠癌的发病率及死亡率普遍高于女性。④经济社会因素：结直肠癌发病率与经济收入和教育程度呈正相关。⑤发病部位：直肠癌所占比例较结肠癌高，结肠癌好发于乙状结肠。

(二)病 因

1. 饮食因素

高脂肪、高蛋白质、低膳食纤维饮食会导致结直肠癌发病率上升；油煎炸食物(尤其是肉类)、红烧类食物亦为高危因素；腌制食物在腌制过程中会产生致癌物质。

2. 遗传因素

在20%～30%的结直肠癌患者中，遗传因素可能是重要的影响因素，其中家族性腺瘤性息肉病和遗传性非息肉病性结直肠癌是显性遗传。

3. 疾病因素

疾病因素主要与溃疡性结肠炎、克罗恩病、结直肠息肉等有关。

二 评估与诊断

(一)临床表现

结直肠癌患者早期多无症状或症状轻微，易被忽视；在病情发展或伴感染时，才出现显著症状。

1. 排便习惯和粪便性状改变

排便习惯和粪便性状改变常为首发症状。直肠癌表现为排便次数增多、大便变细、排便费力，可伴有里急后重或排便不尽感，黏液血便为直肠癌患者最常见的临床症状，严重感染时可出现脓血便。结肠癌表现为粪便不成形或稀便、排气增多，造成部分肠梗阻时可出现腹泻与便秘交替现象。

2. 腹痛

腹痛为结肠癌的早期症状，疼痛部位不明确，为持续隐痛。当出现肠梗阻时，痛感剧烈。当直肠癌肿增大，使肠腔缩窄时，也可有腹痛、排便困难等慢性肠梗阻症状。

3. 左半和右半结肠癌临床表现各异

左半和右半结肠癌临床表现各异：①右半结肠癌肠腔较宽大，粪便在此较稀，以中毒症状和腹部包块为主；②左半结肠癌肠腔相对狭小，粪便至此已黏稠成形，以肠梗阻和便秘、便血为主，中毒症状表现轻、出现晚。

4. 转移症状

当癌肿侵犯前列腺、膀胱时，可发生尿路刺激征、血尿、排尿困难等；当癌肿浸润骶前神经时，可发生骶尾部、会阴部持续性剧痛、坠胀感。女性直肠癌可侵及阴道后壁，引起白带增多，并可导致直肠阴道瘘。

5. 全身症状

全身症状有慢性失血、癌肿溃烂、感染、毒素吸收等，患者有贫血、消瘦、乏力、低热等临床表现，晚期出现恶病质。

(二)辅助检查

1. 直肠指检

直肠指检是诊断直肠癌的最主要和直接的方法之一，50%～70%的直肠癌可以通过直肠指检发现肿块。通过直肠指检可明确癌肿与肛缘的距离、大小、硬度、形态、活动度及其与周围组织的关系、盆底有无结节。对于男性，应查明癌肿与前列腺的关系；对于女性，应明确癌肿是否累及阴道后壁。

2. 实验室检查

(1)粪便隐血试验:具有快速、简便、经济的优点,常用于大肠癌筛查,为避免假阳性,受检者检查前需素食 3 天,并禁服铁剂。

(2)肿瘤标志物:糖类抗原 19-9(CA19-9)和癌胚抗原(CEA)对评估预后、检测疗效和术后复发有一定价值。若术后患者 CA19-9 或 CEA 水平升高,预示有复发或转移的可能,应进一步检查。

3. 影像学检查

B 超和 CT 有助于了解结直肠癌的浸润深度及淋巴转移情况,还可提示有无腹腔种植转移、是否侵犯了邻近组织器官,或有无肝、肺转移灶等。CT 检查推荐行胸部/全腹/盆腔增强扫描。1cm 以上的肝转移灶可经 B 超检查发现。MRI 检查对肿瘤外侵程度的判断是比较准确的,对结直肠癌的 T 分期及术后盆腔、会阴部复发的诊断较 CT 优越。临床或超声/CT 检查怀疑肝转移时,推荐行肝脏 MR 增强检查。PET/CT 不推荐常规应用;但对于病情复杂、常规检查无法明确诊断的患者,PET/CT 可作为有效的辅助检查;对于术前检查提示为 WHO 肿瘤分级为Ⅲ期以上的肿瘤,为了解有无远处转移,可推荐使用 PET/CT。

4. 内镜检查

直肠镜、结肠镜检查是诊断结直肠癌最有效、最安全、最可靠的检查方法。它不但可以进行细胞涂片和活组织检查取得病理诊断,而且能对病灶的定位、形态、肠腔狭窄程度、浸润范围等做出诊断。

(三)病理及分型

1. 大体分型

早期结直肠癌主要分为隆起息肉型和表浅型两种主要类型。根据肉眼特点,进展期癌主要分为隆起型、溃疡型和浸润型三型。

2. 组织学分型

一种肿瘤可以出现两种或两种以上的组织类型,且分化程度并非完全一致,这是大肠癌的组织学特征。普通型腺癌中含有特殊组织学类型如黏液腺癌或印戒细胞癌时应注明比例。

(1)腺癌:非特殊型。

(2)腺癌:特殊型,包括黏液腺癌、印戒细胞癌、锯齿状腺癌、微乳头状腺癌、髓样癌、筛状粉刺型腺癌。

(3)腺鳞癌:由腺癌细胞和鳞癌细胞构成。

(4)鳞癌。

(5)梭形细胞癌/肉瘤样癌。

(6)未分化癌。

(7)其他特殊类型。

(8)癌,不能确定类型。

3. 临床病理分期

结直肠癌的临床病理分期依据美国癌症联合委员会(American Joint Committee on Cancer,AJCC)/国际抗癌联盟(Union for International Cancer Control,UICC)的结直肠癌 TNM 分期系统最新版本(2017 年第 8 版),T 代表原发肿瘤,N 表示区域淋巴结,M 表示远处转移(见表 2-1)。

表 2-1　TNM 分期(2017 年第 8 版)

TNM	分期	特征
原发肿瘤(T)	T_X	原发肿瘤无法评价
	T_0	无原发肿瘤的证据
	T_{is}	原位癌:局限于上皮内或侵犯黏膜固有层
	T_1	肿瘤侵犯黏膜下层
	T_2	肿瘤侵犯固有肌层
	T_3	肿瘤穿透固有肌层到达浆膜下层,或侵犯无腹膜覆盖的结直肠旁组织
	T_{4a}	肿瘤穿透腹膜脏层
	T_{4b}	肿瘤直接侵犯或粘连于其他器官或结构
区域淋巴结(N)	N_X	区域淋巴结无法评价
	N_0	无区域淋巴结转移
	N_1	有 1～3 枚区域淋巴结转移
	N_{1a}	有 1 枚区域淋巴结转移
	N_{1b}	有 2～3 枚区域淋巴结转移
	N_{1c}	浆膜下、肠系膜、无腹膜覆盖结肠/直肠周围组织内有肿瘤种植,无区域淋巴结转移
	N_2	≥4 枚区域淋巴结转移
	N_{2a}	4～6 枚区域淋巴结转移
	N_{2b}	7 枚及更多区域淋巴结转移
远处转移(M)	M_0	无远处转移
	M_1	有远处转移
	M_{1a}	远处转移局限于单个器官(如肝、肺、卵巢、非区域淋巴结),但没有腹膜转移
	M_{1b}	远处转移分布于两个及以上的器官,没有腹膜转移
	M_{1c}	腹膜转移有或无其他器官转移

(四)扩散和转移方式

1. 直接浸润

癌细胞可向 3 个方向浸润扩散:环状浸润、肠壁深层及沿纵轴浸润。

2. 淋巴转移

淋巴转移是结直肠癌最常见的转移途径。

3. 血行转移

常见的血行转移是癌肿沿门静脉系统转移至肝,进入体循环向远处转移至肺,甚至可转移至脑或骨骼。

4. 种植转移

结肠癌穿透肠壁后,脱落的癌细胞可种植于腹膜或其他器官表面。

(五)诊　断

凡 40 岁以上且有以下表现之一者,应考虑结直肠癌的可能,需做进一步检查以明确诊断:①近期持续出现腹部不适;②排便习惯改变;③便血或粪便隐血试验阳性;④原因不明的贫血或体重减轻;⑤腹部肿块。进一步检查包括体格检查、粪便隐血试验、内镜及病理和细胞学检查、影像学检查、肿瘤标志物检测等。

三　治　疗

结直肠癌的主要治疗方法有手术治疗、放射治疗(简称放疗)及化学治疗(简称化疗)。其中,手术治疗最为有效,也是最主要的根治手段,而手术治疗配合化疗、放疗等的综合治疗可在一定程度上提高疗效。手术治疗须全面考虑患者的年龄、全身情况、伴随疾病,以及是否保留肛门等,选择合理术式,兼顾生存率和生活质量。

(一)手术治疗

1. 结肠癌的手术治疗

(1)早期结肠癌:对于处于 $cT_1N_0M_0$ 的患者,建议采用内镜下切除、局部切除或肠段切除术。如果行内镜下切除或局部切除,必须满足如下要求:①肿瘤直径<3cm;②肿瘤侵犯肠周<30%;③切缘距离肿瘤>3mm;④活动,不固定;⑤仅适用于 T_1 期肿瘤;⑥高一中分化;⑦治疗前影像学检查无淋巴结转移的征象。

(2)右半结肠切除术:适用于盲肠、升结肠及结肠肝曲部的癌肿。切除范围:回肠末端 15～20cm、盲肠、升结肠及横结肠的右半,连同所属系膜及淋巴结。肝曲部的癌肿尚需切除横结肠大部及胃网膜右动脉组的淋巴结。切除后做回肠与结肠端端吻合或端侧吻合(缝闭结肠断端)。

(3)左半结肠切除术:适用于降结肠、结肠脾曲部癌肿。切除范围:横结肠左半、降结肠、部分或全部乙状结肠,连同所属系膜及淋巴结。切除后做结肠与结肠或结肠与直肠端端吻合。

(4)横结肠切除术：适用于横结肠癌肿。切除范围：横结肠及其肝曲、脾曲。切除后做升、降结肠端端吻合。

(5)乙状结肠癌根治术：根据癌肿的具体部位，除切除乙状结肠外，行降结肠切除或部分直肠切除。做结肠与直肠吻合。

(6)姑息性手术：肿瘤局部浸润广泛，或与周围组织、脏器固定不能切除时，若肠管已梗阻或不久可能梗阻，可行肿瘤远侧与近侧的短路手术，也可行回肠或结肠造口术。如果有远处脏器转移而局部肿瘤尚允许切除，则可行局部姑息切除，以解除梗阻、慢性失血、感染中毒等症状。

2. 直肠癌的手术治疗

(1)直肠癌($cT_1N_0M_0$)局部切除术：对于早期直肠癌($cT_1N_0M_0$)患者，如果经肛门切除(非经腔镜或内镜下)，则必须满足如下要求：①肿瘤直径＜3cm；②肿瘤侵犯肠周＜30%；③切缘距离肿瘤＞3mm；④活动，不固定；⑤距肛缘8cm以内；⑥仅适用于T_1期肿瘤；⑦无血管淋巴管浸润或神经浸润；⑧高—中分化；⑨治疗前影像学检查无淋巴结转移的征象。手术方式包括经肛门途径、经骶后径路及经前路括约肌途径局部切除术。

(2)直肠癌腹会阴联合切除术(abdomino-perineal resection，APR)：即Miles手术，原则上适用于腹膜反折以下的直肠癌。切除范围包括乙状结肠远端及其系膜、全部直肠、肠系膜下动脉及其区域淋巴结、全直肠系膜、肛提肌、坐骨直肠窝内脂肪、肛管与肛门周围直径约5cm的皮肤、皮下组织及全部肛管括约肌，于左下腹行永久性乙状结肠末端单腔造口。

(3)直肠低位前切除术(low anterior resection，LAR)：或称经腹直肠癌切除术，即Dixon手术，原则上适用于腹膜反折以上的直肠癌。一般要求癌肿距肛缘5cm以上，远端切缘距癌肿下缘2cm以上。对于吻合口位置低、新辅助治疗后、肥胖等吻合口瘘高危的患者，可考虑行临时性回肠袢式造口术，一般在术后3个月左右行造口回纳手术。

(4)经腹直肠癌切除、近端造口、远端封闭术(Hartmann术)：适用于全身情况差、无法耐受APR术或急性肠梗阻不宜行Dixon手术的患者，近端造口一般为乙状结肠末端的单腔造口。

(5)姑息性手术：适用于局部癌肿尚能切除但已发生远处转移的晚期癌肿患者。若体内存在孤立转移灶，则可一期切除原发灶及转移灶；若转移灶为多发，则仅切除癌肿所在的局部肠段，辅以局部或全身放疗、化疗。对于晚期直肠癌患者，若并发肠梗阻，可行乙状结肠双腔造口。

(6)其他：若直肠癌侵犯子宫，需一并切除被侵犯的子宫，称为后盆腔脏器清除术；若直肠癌浸润膀胱，可行直肠和膀胱(男性)切除，或直肠、子宫和膀胱(女性)切除，称为全盆腔清除术。

(二)综合治疗

1. 术前新辅助治疗

新辅助放化疗仅适用于与肛门距离小于 12cm 的直肠癌,该治疗方法可缩小癌肿体积、降低分期,提高手术切除率和环周切缘阴性率,降低局部复发率。化疗方案推荐首选卡培他滨单药,或持续灌注 5-氟尿嘧啶(5-fluorouracil,5-FU)或者 5-氟尿嘧啶/亚叶酸钙(5-fluorouracil leucovorin,5-FU/LV),在长程放疗期间同步进行化疗。新辅助放疗与手术间隔时间根据新辅助放疗的疗程有不同的推荐:短程放疗(5Gy×5)后 1 周手术(短程放疗即刻手术模式);或 6～8 周后手术(短程放疗延迟手术模式)。长程放化疗建议 5～12 周后手术。

2. 术后辅助治疗

辅助治疗应根据患者原发部位、病理分期、分子生物学指标及术后恢复状况来决定。推荐术后 4 周左右开始辅助化疗(体弱者适当延长),化疗时限 3～6 个月。在治疗期间应该根据患者体力情况、药物毒性、术后 TN 分期和患者意愿,酌情调整药物剂量和(或)缩短化疗周期。对于有放化疗禁忌证的患者,不推荐辅助治疗。对于Ⅰ期结直肠癌患者,术后不加辅助化疗,但要定期随访观察。对于Ⅱ期无高危因素者,建议随访观察,或者用单药氟尿嘧啶类药物化疗。对于有高危因素者,建议辅助化疗。化疗方案推荐选用以奥沙利铂为基础的 CapeOx 或 FOLFOX 方案,或者 5-FU/LV、单药卡培他滨,治疗时间为 3～6 个月。对Ⅲ期结直肠癌患者的化疗,推荐选用 CapeOx、FOLFOX 方案,或单药卡培他滨、5-FU/LV 方案。对于低危($T_{1\sim3}N_1$)患者,也可考虑 3 个月的 CapeOx 方案辅助化疗。对于晚期患者,在常规治疗不适用的前提下,可以选择局部治疗,如介入治疗、瘤体内注射、物理治疗或者中医药治疗。术后辅助放疗主要推荐用于未行新辅助放疗,术后病理分期为Ⅱ～Ⅲ期且为高危局部复发的直肠癌患者。

3. 分子靶向治疗

近年来,研究者们已经研制出一些特异性很高的对结直肠癌有效的分子靶点药物。临床上常用的有西妥昔单抗、贝伐单抗、瓦他拉尼。

(三)定期复查

术后 2 年内,每 3 个月复查一次;2～5 年内,每 6 个月复查一次;5 年后,每年复查一次;术后每年肠镜检查一次。若出现腹痛、腹胀、排便困难及便血、造口并发症等情况,应及时就诊。

第二节　炎症性肠病

炎症性肠病是一种病因尚不十分清楚的慢性非特异性肠道炎症性疾病，包括克罗恩病（Crohn's disease，CD）和溃疡性结肠炎（ulcerative colitis，UC）。

一　克罗恩病

（一）概　述

克罗恩病是一种病因不明的胃肠道慢性炎性肉芽肿性疾病，病程多迁延，反复发作。该病常发生于青年期，发病高峰年龄为18～35岁，男性略多于女性。克罗恩病可能是多种致病因素综合作用的结果，与免疫异常、感染和遗传因素有关，其可发生于从口腔至肛门的各段消化道，但多见于末段回肠和邻近结肠，病变呈节段性或跳跃式分布。

（二）评估与诊断

1. 临床表现

克罗恩病的主要临床表现包括腹痛、腹泻和体重下降等。10%～20%的患者发生肠粘连、肠壁增厚、肠梗阻、肠系膜淋巴结肿大、内瘘或局部脓肿形成，右下腹与脐周形成包块。其常见特征性并发症包括各种内外瘘以及肛瘘、肛周脓肿和肛裂等；常见的全身表现有发热、贫血、低蛋白血症等营养不良症状；肠外表现则以口腔黏膜溃疡、皮肤结节性红斑、关节炎及眼病最为多见；少见并发症有消化道出血、穿孔，病程长者可发生癌变。

2. 病理

大体形态病理特点：病变呈节段性或跳跃性，不连续，与正常肠段界限清楚；肠壁充血增厚、僵硬，受累肠管呈管状；早期黏膜有浅小溃疡，随后溃疡增大、融合，形成纵行溃疡和裂隙溃疡，将黏膜分割呈鹅卵石样外观；病变累及肠壁全层，肠壁增厚变硬，肠腔狭窄。

组织学病理特点：非干酪性肉芽肿，由类上皮细胞和多核巨细胞构成，可发生于肠壁各层和局部淋巴结；裂隙溃疡，呈缝隙状，可深达黏膜下层甚至肌层；肠壁各层炎症，伴固有膜底部和黏膜下层淋巴细胞聚集、黏膜下层增宽、淋巴管扩张及神经节炎等。

3. 辅助检查

（1）实验室检查：活动期克罗恩病可出现红细胞沉降率加快、C反应蛋白水平升高、血白细胞计数轻度增高等。粪便隐血试验常呈阳性。贫血、血清白蛋白水平降低与疾病严重程度平行，血白细胞计数明显增高，则提示合并感染。

(2)影像学检查：CT 或 MR 肠道显像(CT/MR enterography，CTE/MRE)是迄今克罗恩病影像学评估的“金标准”，可用于协助疾病诊断和评估疾病严重程度。

(3)内镜及活组织检查：结肠镜检查及活检是克罗恩病首选的检查方法，应做全结肠及回肠末段检查。因为克罗恩病病变累及范围广，故胃镜亦应被列为常规检查方法。胶囊内镜、双气囊小肠镜等技术可提高对小肠病变诊断的准确性，但胶囊肠镜存在胶囊滞留的风险，需警惕，检查前需仔细评估。黏膜活检对克罗恩病的诊断和鉴别诊断有重要价值，需多段、多点(包括病变和非病变组织)取材。

4. 诊断与鉴别诊断

克罗恩病的诊断主要根据临床表现、影像学检查、内镜检查和活组织检查所见进行综合分析，在充分排除各种肠道感染性或非感染性炎症疾病及肠道肿瘤后，可做出临床诊断。在我国，与克罗恩病鉴别最困难的疾病是肠结核，肠道白塞病的鉴别也非常不易，对于特殊情况下有手术指征者，可行手术探查获得病理诊断。

(三)治　疗

1. 非手术治疗

克罗恩病的一般治疗包括戒烟和营养支持。药物治疗包括急性期的诱导缓解治疗和缓解期的维持治疗，常用药物有 5-氨基水杨酸制剂、糖皮质激素、免疫抑制剂、生物制剂、益生菌和抗菌药物等。若采取手术治疗，则术后 2 周开始使用药物预防复发，持续时间不少于 3 年。

2. 手术治疗

克罗恩病手术治疗主要是针对并发症，包括肠梗阻、瘘管与腹腔脓肿、急性穿孔或不能控制的大量出血。克罗恩病的手术治疗方式主要是肠切除。消化道重建需综合考虑患者一般情况、疾病活动度、病变部位等多种因素，对于以下情况需要行肠造口术：①患者一般情况差(贫血、低蛋白等营养不良)、长期使用激素、疾病活动、有其他器官合并症，考虑永久性肠造口或一期吻合后预防性末端回肠袢式造口。②肠穿孔致急性弥漫性腹膜炎，穿孔部位在远端回肠，可行远端回肠造口；如穿孔部位在近端空肠，则应尽量一期吻合，否则易引起短肠综合征。③广泛结肠直肠病变，全大肠切除术后末端回肠造口。④克罗恩病累及直肠致狭窄或失禁。⑤直肠-阴道瘘、直肠-尿道瘘等，需行转流手术。

二　溃疡性结肠炎

(一)概　述

溃疡性结肠炎是一种病因尚不十分清楚的结肠和直肠慢性非特异性炎症性疾

病，多呈反复发作的慢性病程。目前，溃疡性结肠炎发病被认为是外源物质引起宿主反应、基因和免疫影响三者相互作用的结果。

(二)评估与诊断

1. 临床表现

溃疡性结肠炎的发病高峰年龄为20～49岁，临床最常见的表现为黏液脓血便，可伴有腹泻、腹痛、里急后重和不同程度的全身症状；常见的肠外表现有外周关节炎、结节性红斑、坏疽性脓皮病、巩膜外层炎、前葡萄膜炎、口腔复发性溃疡等。并发症包括中毒性巨结肠、肠穿孔、消化道出血和癌变等。

2. 病理

溃疡性结肠炎病变仅累及大肠，多自直肠开始，逆行向近段发展，可累及全结肠甚至末段回肠。病变一般限于黏膜与黏膜下层，呈连续性、弥漫性分布。肉眼见黏膜弥漫性充血、水肿，表面呈细颗粒状，脆性增加、出血、糜烂及溃疡。在炎症反复发作的慢性过程中，黏膜不断被破坏和修复，可形成炎性息肉、结肠变形缩短、结肠袋变浅消失，甚至肠腔缩窄。暴发型或重症患者病变涉及结肠全层，可发生中毒性巨结肠，常并发急性穿孔。溃疡性结肠炎的基本病变包括：显微镜下固有膜内弥漫性淋巴细胞、浆细胞、单核细胞等浸润；活动期，在固有膜、隐窝上皮(隐窝炎)、隐窝内(隐窝脓肿)及表面上皮可见大量中性粒细胞和嗜酸性粒细胞浸润，隐窝脓肿融合溃破，黏膜出现广泛的小溃疡，并可逐渐融合成大片溃疡；缓解期，隐窝结构紊乱，可表现为腺体变形、排列紊乱、数目减少等萎缩改变，伴杯状细胞减少和帕内特细胞化生。少数患者发生结肠癌变。

3. 检查

(1)实验室检查：粪便常规加培养不少于3次，肠阿米巴病、血吸虫病相关检查，红细胞沉降率、C反应蛋白、电解质等。

(2)结肠镜及活组织检查：是溃疡性结肠炎诊断的主要依据。内镜下黏膜染色技术结合放大内镜技术可以提高溃疡性结肠炎的诊断准确率。建议多段多点活检，当报告病变符合溃疡性结肠炎病理改变时，需同时注明处于活动期还是缓解期。

4. 诊断和鉴别诊断

在排除肠道感染性肠炎、阿米巴病、血吸虫病、结核、缺血性肠炎、放射性肠炎、白塞病等其他疾病后，可根据临床表现、结肠镜检查和活组织检查结果明确诊断。

(三)治　疗

1. 非手术治疗

溃疡性结肠炎的治疗目的是控制急性发作、维持缓解、减少复发、防治并发症。一般治疗强调休息、饮食和营养。溃疡性结肠炎与克罗恩病的药物治疗同样包括急性期的诱导缓解治疗和缓解期的维持治疗，常用5-氨基水杨酸制剂、糖皮质激素、免疫抑制剂、生物制剂、益生菌和抗菌药物等。

2. 手术治疗

溃疡性结肠炎手术治疗的绝对适应证包括出血、穿孔、癌变和高度可疑癌变，相对适应证包括内科治疗无效的重度溃疡性结肠炎、内科治疗效果不佳或药物不良反应已严重影响其生活质量者。溃疡性结肠炎的标准手术方式是全大肠切除回肠储袋肛管吻合手术，术中综合考虑患者一般情况、疾病严重程度等，选择一期、二期或三期手术。对于下列情况，可以考虑行肠造口术：①患者一般情况差（贫血、低蛋白等营养不良）、激素依赖的重度溃疡性结肠炎，考虑行永久性肠造口或一期吻合后预防性末端回肠袢式造口；②肠穿孔、大出血、中毒性巨结肠等急诊手术者，可行一期结肠次全切除和末端回肠造口，情况好转后再行二期回肠储袋肛管吻合加预防性末端回肠袢式造口；③高龄、括约肌功能不良患者，行全大肠切除术后永久性末端回肠造口。

第三节　家族性腺瘤性息肉病

一　概　述

（一）流行病学

家族性腺瘤性息肉病（familial adenomatous polyposis，FAP）是一种常染色体显性遗传性疾病，发病率为1/7000～1/10000。其主要病理变化是大肠内广泛出现难以计数的肿瘤性息肉，从口腔到直肠肛管均可发生。家族性腺瘤性息肉病在青年时发病，如果不进行结肠切除，那么在40岁左右结直肠癌的发生率很高，20岁之前比较少见，家族性腺瘤性息肉病导致的癌变占结直肠癌的0.5%～1%。息肉病如不予以治疗，可表现为同时多原发性肠癌。家族性腺瘤性息肉病弱化形式的特征是息肉数量相对较少，发生结直肠癌的年龄也较晚。

（二）发病机制

家族性腺瘤性息肉病的遗传原因是染色体5q21上有一个基因（APC基因），该基因对结直肠癌的发生非常重要。APC基因突变导致家族性腺瘤性息肉病，突变主要是由碱基的替换和缺失导致的。

二　评估与诊断

（一）临床表现

最常见的症状是出血（80%）；其次是腹泻（70%）、腹痛、黏液性便和稀便次数增多;恶性征兆有体重下降、贫血和肠梗阻等,提示癌变。除此之外,患者还可能出现肠外表现导致的症状,如 Gardner 综合征、骨瘤、表皮样囊肿、硬纤维病、牙齿异常、甲状腺疾病、胰腺炎、上消化道肿瘤、胆道肿瘤、Turcot 综合征等。

(二)病　理

家族性腺瘤性息肉病的共同特征是大肠黏膜上广泛分布难以计数的肿瘤性息肉,成群密集或成串排列,其数目往往可多达数百个乃至数千个。组织学类型包括管状腺瘤、管状绒毛状腺瘤或绒毛状腺瘤,以管状腺瘤最多见,呈绒毛状腺瘤结构的十分少见。息肉越大并且越呈绒毛状,发生局灶性癌的可能性就越大。

(三)检查与诊断

家族性腺瘤性息肉病的诊断并不难,根据临床表现,结合直肠指检、结肠镜检查及活检,可以明确诊断。家族性腺瘤性息肉病公认的诊断标准:①大肠腺瘤多于 100 颗;②对于有遗传倾向的患者,大肠腺瘤多于 20 颗。凡符合以上两条之一的,均可诊断为家族性腺瘤性息肉病。

三　治　疗

目前,手术是首选的治疗方法。其标准的手术方式是全大肠切除回肠储袋肛管吻合手术。下列情况会考虑行肠造口手术:①患者营养状况差(贫血、低蛋白等营养不良),考虑行一期回肠储袋肛管吻合后预防性末端回肠袢式造口;②因肠梗阻、大出血等急诊手术者,可行结肠次全切除和末端回肠造口,情况好转后再行回肠储袋肛管吻合加预防性末端回肠袢式造口;③低位直肠癌、括约肌功能不良患者,行全大肠切除术后永久性末端回肠造口。手术原则是切除所有可能发生病变的大肠黏膜。

第四节　急腹症

常见的急腹症包括肠梗阻、肠穿孔、肠坏死、肠损伤等,由于肠管水肿、病情突发、患者疾病严重程度等,较多急腹症手术需行临时甚至永久性造口。而急诊手术是发生造口相关并发症的高危因素。有研究显示,与择期手术相比,急诊手术造口并发症的发生率高达 24%,包括造口回缩、造口肠段断裂和造口坏死等。术前有无造口定位与造口并发症的发生息息相关。但有研究显示,急诊手术条件下,进行造口术前定位的比例仅为 36%。因此,即使急诊肠梗阻手术也建议行术前造口定位,以减少术后造口的相关并发症。

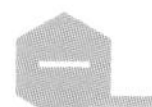

肠梗阻

(一)概　述

肠梗阻(intestinal obstruction)指由各种因素引起的肠内容物在肠道中通过受阻,为常见急腹症。肠梗阻不但可引起肠管本身解剖和功能改变,还可导致全身性生理紊乱,严重时可危及生命。

肠梗阻常见分类方法较多,具体如下。①按病因分类:可分为机械性肠梗阻、动力性肠梗阻、血运性肠梗阻。②按肠壁血循环分类:可分为单纯性肠梗阻、绞窄性肠梗阻。③按肠梗阻程度分类:可分为完全性和不完全性或部分性肠梗阻。④按梗阻部位分类:可分为高位小肠梗阻(十二指肠或空肠)、低位小肠梗阻(回肠)和结肠梗阻。⑤按发病轻重缓急分类:可分为急性肠梗阻和慢性肠梗阻。⑥还有一种特殊的类型:闭襻型肠梗阻,是指肠管两端受压、扭曲,中央肠管明显扩张,形成一个闭襻,病情发展迅速,易发生肠壁血运障碍和穿孔,如肠扭转、内疝、结肠梗阻等肠梗阻的分类是从不同角度考虑的,但并不是绝对孤立的,如肠扭转既是机械性、完全性的,也是绞窄性、闭襻性的。不同类型的肠梗阻在一定条件下可以转化,如单纯性肠梗阻治疗不及时,可发展至绞窄性肠梗阻。机械性肠梗阻近端肠管扩张,最后也可发展至麻痹性肠梗阻。不完全性肠梗阻,因炎症、水肿或治疗不及时,也可发展成完全性肠梗阻。

(二)评估与诊断

1.临床表现

典型症状如下。

(1)腹痛:在发生单纯性机械性肠梗阻时,梗阻部位以上强烈肠蠕动,引起腹痛。之后因肠管过度疲劳而呈暂时性弛缓状态,腹痛也随之消失,故机械性肠梗阻的腹痛是阵发性绞痛性质。若腹痛的间歇期不断缩短,或疼痛呈持续性加剧,则肠梗阻可能是由单纯性肠梗阻发展至绞窄性肠梗阻。若肠壁已发生缺血坏死,则呈持续性剧烈腹痛。

(2)呕吐:在肠梗阻早期,呕吐呈反射性,吐出物为食物、胃及十二指肠内容物;此后,呕吐随梗阻位置高低而有所不同。高位肠梗阻呕吐出现较早,呕吐较频繁,呕吐物主要为胃及十二指肠内容物;低位肠梗阻呕吐出现较迟且呕吐物少,呕吐物在初期为胃内容物,后期为积蓄在肠内并经发酵、腐败呈粪样的肠内容物;发生血运障碍时,吐出物可呈棕褐色或血性;麻痹性肠梗阻时,呕吐多呈溢出性。

(3)腹胀:一般在梗阻发生一段时间以后开始出现,与梗阻位置有关系。高位梗阻腹胀不明显;低位梗阻腹胀明显,遍及全腹;动力性肠梗阻亦腹胀显著;麻痹性肠梗阻的肠壁肌肉呈瘫痪状态,没有收缩蠕动,因此无阵发性腹痛,只出现持续性腹胀和不适。

(4)肛门排便排气停止:完全性梗阻发生后,排便排气即停止。但在梗阻早期,梗阻以下肠段残留粪便和气体仍可自行排出或灌肠后排出。

查体可见腹胀,且腹胀多不对称,可见肠型及蠕动波,随病情发展可出现明显压痛。在梗阻肠襻较固定时,可扪及压痛性包块;腹腔液增多或肠绞窄者可有腹膜刺激征或移动性浊音;肠梗阻发展至肠绞窄、肠麻痹前,均会出现肠鸣音亢进,并可闻及气过水声或金属音。

当肠梗阻引发大量体液丧失、感染和中毒后,可导致全身性表现,如口渴、眼窝内陷、皮肤弹性消失,尿少或无尿等明显缺水征,肌无力、心律失常等低钾血症表现,甚至出现脉搏细速、血压下降、面色苍白、四肢发凉等休克征象。

2. 病理

肠梗阻的主要病理生理改变有肠膨胀、体液和电解质丢失,以及感染和毒血症等。这些改变的严重程度视梗阻部位高低、梗阻时间长短以及肠壁有无血液供应障碍而不同。

3. 辅助检查

(1)实验室检查:可出现水、电解质紊乱,酸碱失衡,血红蛋白、血细胞比容升高,尿比重增高。

(2)影像学检查:可通过腹部X线、CT、MRI进行诊断及分类。

(3)内镜检查:可通过结肠镜检查明确病因。

(三)治　疗

肠梗阻的治疗策略:①纠正全身病理生理变化,包括纠正水、电解质紊乱,酸碱失衡;补充血容量;应用抗生素,防治感染;应用抑制胃肠液分泌及促进肠蠕动的药物等。②解除梗阻,包括胃肠减压、去除病因、肠粘连松解、肠管复位、切除失活的肠襻或肠段。

肠梗阻的治疗方式有手术治疗与非手术治疗,医生需根据患者肠梗阻的原因、性质、部位以及全身情况和病情严重程度等决定具体治疗方案。非手术治疗包括禁食、胃肠减压、液体疗法、纠正电解质紊乱及酸碱失衡、药物治疗、灌肠、纤维结肠镜减压、中医治疗等。手术治疗包括肠粘连松解术、肠排列术、肠套叠或肠扭转复位术、肠切开取异物术、肠切除肠吻合术以及肠造口术等。

当肠梗阻患者合并腹腔污染重、肠管质量差(易发生吻合口瘘)或肿瘤破裂穿孔、原发灶不能切除时往往需行肠造口术,因肠造口术是解除梗阻、肠管减压、保护吻合口的重要方法,造口后将暂时转流粪便。根据梗阻部位不同,医生所选择的造口方式也不同。常见的肠梗阻造口方式有末端回肠袢式造口、盲肠造口、横结肠袢式造口术、Hartmann术等。

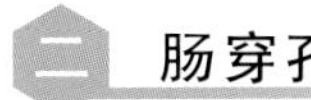

肠穿孔

(一)概　述

肠穿孔是指由肠管内在或者外在因素导致肠管上某个部位破裂、肠壁完整性被破坏,以至于肠内容物(肠液、粪便等)流入腹腔的过程,是临床常见的急腹症之一。肠穿孔可引起局部或弥漫性腹膜炎,出现剧烈腹痛、腹胀、腹膜刺激征表现,严重者可导致感染性休克。

(二)评估与诊断

1. 临床表现

肠穿孔典型表现为突然发生的持续性刀割样腹痛,并在深呼吸与咳嗽时加重,患者常因剧烈腹痛而无法平卧或直立行走。腹部查体可见呼吸运动显著减弱,压痛、反跳痛、肌肉紧张,叩诊肝浊音界减弱或消失,听诊肠鸣音减弱或消失。随着病情进展,可出现发热、乏力、寒战、心率加快、血压下降等全身中毒症状,严重时会出现感染性休克甚至多脏器功能衰竭。

2. 病理

肠穿孔可由如下多种因素导致。①肠道自身疾病:包括消化道溃疡、肠道慢性疾病(如伤寒、肠结核、溃疡性结肠炎、克罗恩病等)、肠道肿瘤、肠系膜缺血性疾病、肠道憩室、肠梗阻、嵌顿疝等。②药物因素:如长期服用非甾体抗炎药(如阿司匹林、对乙酰氨基酚等),大剂量服用胃肠道激动剂(如新斯的明),可诱发原已扩张变薄的结肠剧烈蠕动造成穿孔。③医源性因素:结肠镜检查、肠息肉切除术、腹腔穿刺术等所致肠穿孔。④外伤:如肠道突然受到直接暴力打击(车祸伤、刀刺伤等),吞食异物(如鱼骨、枣核、腐蚀性物质等)导致肠管被穿破,造成肠穿孔。⑤不合理饮食:如暴饮暴食,大量进食生、冷、硬食物,导致胃肠道急性炎症、消化道溃疡,从而诱发肠穿孔。

3. 辅助检查

(1)实验室检查:白细胞计数、中性粒细胞比例增高。

(2)影像学检查:腹部B超可见肠管充气扩张明显,腹腔有积液征象。腹部立位X线片可见膈下有游离气体。腹部CT有助于明确穿孔部位,表现为腹腔游离气体影,肠管扩张,肠袢间积液。

(3)诊断性腹腔穿刺:在部分患者可抽出粪性或血性浑浊液体。

(三)治　疗

肠穿孔治疗以手术治疗为主,一经诊断,应尽早行手术治疗。对部分空腹穿孔、症状不重或经保守治疗病情好转者,或不能耐受手术或无手术条件者,可保守治疗观察,包括胃肠减压、抗生素应用、胃肠道外营养支持,以及维持水、电解质及酸碱平衡等。

肠穿孔的常见手术方式包括穿孔修补术，肠段切除、肠吻合术，肠远端关闭、近端造口术等。需根据肠穿孔的病因，穿孔部位、大小、时间，腹腔污染程度，患者自身条件等，选择相应的手术方式。对于腹腔污染重，合并肠梗阻，肠管质量差易发生吻合口漏或肿瘤破裂穿孔，原发灶不能切除的患者，可关闭远端肠管，行近端造口术。

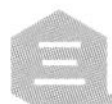 三 肠坏死

(一)概　述

肠坏死是因为肠段血液供应发生障碍后，导致不同程度肠壁局部组织坏死，并引起一系列临床表现的器质性疾病，常因肠系膜动脉栓塞、急性肠套叠、肠扭转、腹内疝及腹股沟斜疝嵌顿等病变所致，起病急、病情重。肠坏死临床病程进展较快，且缺乏特异性的临床表现，早期诊断较为困难，在做出手术决策时往往已发生大量肠坏死，预后较差。

(二)评估与诊断

1. 临床表现

患者多突然出现腹痛，病初常表现为逐渐加剧的脐周或中上腹阵发性绞痛，其后逐渐转为全腹持续性痛并有阵发性加剧，可伴有腹胀、恶心、呕吐。患者多排黏液脓血便、黑便或便血。腹泻、便血可呈间歇发作，或反复多次发作。可伴随发热、无力等全身症状。查体多见腹部压痛、反跳痛、腹肌紧张，听诊肠鸣音减弱或消失。随着疾病进展，患者可出现发热、寒战、呼吸急促、心率加快、尿量减少等全身症状。

2. 病理

肠坏死的病理本质是肠血供不足，肠缺血受损程度与其缺血发生时间的长短以及缺血发生的范围呈正比。肠坏死早期主要累及肠壁黏膜及黏膜下层，主要的病理改变为肠黏膜屏障被破坏，肠道管壁渗出增加。肠坏死病变进一步发展，肠道菌群移位并且过度繁殖，导致菌群毒性代谢产物进入人体内，从而引发全身炎症反应综合征，更进一步加剧血管痉挛和缺血。此外，产气细菌还可以侵入肠黏膜下层和局部静脉。若未及时取得治疗，上述病理变化将会进一步发展到肠道管壁全层，最终导致肠坏死和多器官功能衰竭。

3. 辅助检查

(1)实验室检查：出现血白细胞计数、C 反应蛋白、肌酸激酶、D-二聚体水平升高，粪便隐血试验阳性。

(2)影像学检查：腹部 X 线检查可见肠道管壁积气、腹腔积气等。腹部超声可见肠道管壁增厚、腹腔积液等。CT 对肠坏死具有诊断价值，CT 平扫可见肠腔不同程度地扩张，肠腔内积液、积气及肠间和肠壁、血管积气，CT 检查发现肠系膜信号衰减，肠系膜血管表现出放射状分布，腹腔有腹水产生是发生肠坏死的直接征象。数字减影

血管造影术及CT血管造影对肠系膜缺血有一定的诊断意义。

(3)诊断性腹腔穿刺：若抽得不凝鲜血或获取0.5mL以上的混浊液体，则视为穿刺阳性。

(三)治　疗

手术切除坏死肠管是本病的主要治疗原则，临床上一旦高度怀疑发生了肠坏死，就需要立即进行剖腹探查，切除坏死肠管，行吻合术或造口术。手术原则为彻底去除病变，最大限度地保留正常肠管。术中通过观察肠管色泽、动脉搏动和肠蠕动情况等来判断肠管组织活力，对仅局限在某一段的坏死肠管作切除。若患者结肠完整，残存小肠少于75cm，或残存小肠少于100cm但丧失回盲瓣，可产生严重症状，即可引起短肠综合征，故正确判断受累肠管的范围是手术成功的关键。短肠综合征患者的首选治疗方法之一是小肠移植术，即通过移植一段健康小肠与受者残存消化道进行重建，恢复受者的肠道功能，最终实现营养自主。小肠移植术中通常行回肠造口，以便术后进行频繁的内镜监测和观察排斥反应。具体内容可参见第三章第八节“小肠移植肠造口”。

四　肠损伤

(一)概　述

肠损伤是指由锐器或钝性暴力打击于腹部而引起的肠管损伤，是常见的空腔脏器损伤之一。常见病因包括以下几个方面。①钝性伤：腹部受到碾压或猛烈撞击，如交通事故、高处坠落、拳击、斗殴等，腹部多无伤口，属闭合性损伤。②穿刺伤：刀刺伤或其他尖锐器物所致的穿通伤。③火器伤：多见于战时的枪弹伤。

(二)评估与诊断

1. 临床表现

肠损伤穿孔后，肠腔内粪便等溢入腹腔，患者出现持续性腹痛，以及腹胀、恶心、呕吐表现。查体可见腹部压痛、腹肌紧张及反跳痛，听诊肠鸣音减弱或消失。直肠指检有触痛，可摸到血肿或指套上带血。若组织损伤严重，腹腔重度污染，患者可出现体温升高、心率加快、呼吸急促等全身感染症状，严重者可发生感染性休克。

2. 病理

闭合性肠损伤的病理表现为肠壁挫伤、血肿和破裂。轻微的肠壁挫伤时，受伤的肠管仅有局部充血、水肿，多能自行愈合；严重的挫伤可使受伤的肠黏膜失去应有的完整性，局部缺血的范围超过侧支循环的代偿程度，最终导致肠壁坏死、穿孔，肠内容物和细菌自穿孔处进入腹腔引起腹膜炎。肠壁裂伤后的病理改变因损伤深度和范围的不同而不同。对于没有损害到肌层的单纯性黏膜裂伤和范围不大的单纯性浆膜层裂伤，能依靠机体自身的修复能力愈合；损害到浆肌层的裂伤可有明显渗血和炎症改变，甚至在损伤部位发生肠破裂；若黏膜裂伤累及黏膜下血管，则可在局部出血的基础上造成感染及肠穿孔。

开放性肠损伤时，腹壁肠管均受损伤，小的穿孔仅有少量肠内容物进入腹腔，除局部的腹膜炎以外缺乏其他症状。若损伤破裂较大，可经腹壁开放创口内流出胃肠道内容物或溢出气体，甚至经腹壁创口流出血液或受损的肠管、网膜等组织。

3. 辅助检查

（1）实验室检查：血常规检查可有血细胞比容降低，血红蛋白、红细胞计数下降，白细胞及中性粒细胞计数升高。粪便隐血试验可见阳性。

（2）影像学检查：通过X线腹部平片检查可以发现膈下游离气体或可见肠梗阻表现。对于腹部立位平片无法明确或可能合并多处创伤的患者，可以进行腹部CT检查，通过CT检查可以发现肠壁连续性中断和肠壁内血肿，腹腔或腹膜后气体异位，腹腔内游离气体等。

（3）诊断性腹腔穿刺术或腹腔灌洗术：在抽出的液体或灌洗液中可见血性液体或粪便等肠内容物。

（4）腹腔镜检查：对于难以确诊的患者，可通过腹腔镜检查明确受伤部位和程度等。

（三）治　疗

目前，肠损伤的主要治疗方式为手术治疗，治疗原则是控制合并损伤、修补伤口、减少腹腔感染。对于急性期患者，应及时行腹腔探查，根据探查结果决定手术方式。患者应禁食、禁饮，维持水、电解质平衡，必要时输血。根据患者炎症指标和培养结果选用抗生素，降低肠道菌群紊乱的发生率。对损伤严重患者应用生长抑素等药物，以减少肠道黏液分泌，降低肠腔内压力，减轻肠壁水肿，促进肠管愈合。

肠损伤手术方式有多种，常见的有单纯修补、肠段切除术、肠造口术，如肠修补加近侧造口、肠切除、两端造口、损伤肠外置造口等。医生依据创伤的程度、腹腔污染情况、有无合并损伤、治疗有无延误及全身情况等选取不同手术方式。

第五节　肛周疾病

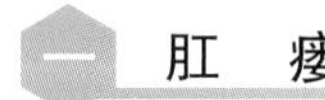

一　肛　瘘

（一）概　述

肛瘘（anal fistula）是指肛管直肠与肛门周围皮肤相通的异常感染性瘘管。瘘管内壁为腺上皮组织或肉芽组织。80%～90%的肛瘘是由肛门的隐窝腺原发性或继发性感染形成肛门直肠周围间隙脓肿，脓肿破溃或切开引流后所遗留的上皮化瘘管或慢性感染性病灶所致的。少部分肛瘘患者无明显的肛门直肠周围脓肿过程，应当注意特殊原因引起的肛瘘，如克罗恩病、特殊感染创伤、恶性肿瘤等。肛瘘可发生于任何年龄，在20～40岁年龄段相对高发，男性发病率高于女性。肛瘘是肛肠科常见疾病之一，发生率仅次于痔疮。在我国，肛瘘的发病率占肛肠疾病的1.67%～3.60%，在国外为8.00%～25.00%。

(二)评估与诊断

1. 临床表现

肛瘘的临床表现有：肛门周围流脓水、潮湿、瘙痒，甚至出现湿疹。外口处有脓性、血性、黏液性分泌物流出，有时有粪便及气体排出。外口因假性愈合或暂时封闭时脓液积存，形成脓肿，可出现肛周肿痛、发热、寒战、乏力等症状。脓肿破溃或切开引流后，脓液排出，症状缓解。上述症状反复发作是肛瘘的特点。

2. 病理

大部分研究者认为肛瘘是由于隐窝感染，炎症反复刺激，使肛隐窝畸形，易受粪便等机械损伤，肛隐窝区上皮反复破损，在细菌毒力较强和人体抵抗力较弱的急性期，细菌暴发繁殖形成脓肿；在细菌毒力不足和人体抵抗力较强的缓解期，炎症轻微，结缔组织形成瘘管壁。此外，也有人认为肛瘘与中央间隙感染等其他感染、免疫学、性激素等有关。

3. 辅助检查

(1)直肠指检：在内口处有轻压痛，瘘管位置表浅时可触及硬结内口和条索样肛瘘。

(2)瘘管探查：有助于确定瘘道位置，用探针自外口插入，沿瘘管轻轻探向肠腔，可找到内口位置。但需注意动作轻柔，避免造成假道。

(3)影像学检查：对于瘘管不明显特别是复杂性肛瘘者，建议采用CT、超声、MRI或瘘管造影等检查，以明确瘘管走向及其与括约肌的关系、有无残余脓腔及内口位置等，有利于指导手术方案的选择。其中，MRI对软组织分辨力高，能较准确显示肛门内外括约肌、肛提肌和耻骨直肠肌的解剖结构，在显示残余脓腔、瘘管及其与肛提肌、内外括约肌及肛门周围组织的解剖关系等方面具有明显优势，可协助进行肛瘘的诊断分类，目前已被列为肛瘘诊断的金标准。

(4)内镜及活组织检查：对于已知或可疑有肠道疾病的患者，合并无痛性肛裂、脓肿、溃疡、皮赘和多发性肛瘘及不断进展的肛周病变患者，建议行结肠镜和小肠镜检查，以协助鉴别克罗恩病引起的肛瘘。

(三)治　疗

肛瘘治疗的主要原则是清除内口及其相关的上皮化管道，并保护肛门括约肌功能。

需要谨记的是，要权衡手术切断括约肌的范围、术后的治愈率以及肛门功能的完整性。

目前，采用非手术治疗方法根治肛瘘尚未获得专家的普遍认同。肛瘘手术方式主要包括：肛瘘挂线术、肛瘘切开术、肛瘘切除术、经肛直肠黏膜肌瓣内口修补术等传统术式，纤维蛋白胶封堵术、生物补片填塞术、肛门括约肌间瘘管结扎（ligation of the intersphincteric fistula tract，LIFT）术等微创手术，视频辅助肛瘘治疗、肛瘘激光消融闭合术、干细胞治疗等新型手术。临床上需要根据肛瘘类型选择适合的手术方式。

在临床上，对部分重度肛门直肠克罗恩病、再次手术的直肠阴道瘘、括约肌外瘘及放射引起肛瘘的患者，可能需要行造口术，以暂时转流粪便，促进瘘管持续性治疗。在明确患者创面感染消失、创面趋于愈合，且近期复查未见明显瘘管和软组织炎症，原肛门功能判定无明显异常后，可考虑行造口回纳术。

肛瘘患者术后伤口管理非常重要，其目的是保持引流通畅，及时去除异物和坏死组织。减少局部污染，促进肉芽组织正常生长，保证创面从深部开始愈合不留残腔，避免浅层创面和皮肤组织提前愈合。肛瘘术后换药在首次排便后或术后 48 小时开始，患者在排便后予以坐浴。术后 4～6 周内，伤口分泌物较多，建议每天检查清洗创面，去除异物及坏死组织，更换引流材料，保持引流通畅。术后 6 周，伤口基本愈合，应该减少对创面的刺激，注意观察伤口有无创缘皮肤内翻、粘连、假性愈合等，及时处理以减少复发。

 二　肛周坏死性筋膜炎

（一）概　述

肛周坏死性筋膜炎（perianal necrotizing fasciitis，PNF）是由多种细菌协同作用导致的，以肛周和会阴三角区皮肤及软组织坏死并蔓延为特征的暴发性感染性疾病，可累及皮肤和软组织，包括真皮、皮下脂肪和筋膜，严重时侵及肌肉及其他组织。肛周坏死性筋膜炎多见于男性，可发病于任何年龄，好发于 32～57 岁。其发病率较低，为 1.6/10 万～3.3/10 万。肛周坏死性筋膜炎早期诊断困难，临床进展迅速，病死率较高，如不早期诊断而延误治疗，毒素被大量吸收，感染极易发展到会阴部、阴囊部、腹部，危及全身，患者因脓毒血症、感染性休克、呼吸衰竭、肾功能衰竭和多器官功能衰竭而死亡。最新文献报道，其病死率为 9%～25%，甚至更高。

（二）评估与诊断

1. 临床表现

（1）局部体征：疾病初期表现为患处皮肤红肿、疼痛。之后，由于局部末梢神经坏死致感觉减退或消失，皮肤似皮革样僵硬，无波动感，并常出现水疱和血疱，周围有广泛的潜行皮缘，皮肤苍白，有恶臭味血性浆液或脓液渗出，压之有捻发音。

（2）全身症状：肛周坏死性筋膜炎初期只损害筋膜和皮下组织，并不累及肌肉组

织，早期无明显特异性临床表现。部分患者反应不明显，可能出现畏寒、高热、神志恍惚、反应迟钝，但病情有时在数小时内急剧恶化，患者出现持续高热、心动过速、容量不足、贫血、电解质紊乱、意识障碍等脓毒性休克症状。若没有及时得到恰当的治疗，最终可导致多脏器功能衰竭甚至死亡。

2. 病理

肛周坏死性筋膜炎是由多种细菌混合感染、需氧菌和厌氧菌协同作用的结果。最常见的有大肠埃希杆菌、链球菌、葡萄球菌、拟杆菌类、克雷伯菌、梭状芽孢杆菌和念珠菌等。在生理情况下，这些病原菌毒性很低，不会对人体造成危害，但存在易感因素，如糖尿病、免疫抑制、营养不良、滥用毒品、周围性血管疾病、肾功能衰竭、恶性肿瘤或肥胖等患者一旦发生皮肤或消化道等的侵袭性损伤，上述细菌就会变成致病菌，产生极强的毒性和破坏力。

肛周坏死性筋膜炎的特征性组织学表现：皮下坏死，多形核细胞浸润，血管内纤维性血栓形成，坏死筋膜和真皮内可见病原微生物；需氧菌诱导血小板聚集和补体沉积，厌氧菌如拟杆菌产生肝素酶和胶原酶，激活血管中血栓形成，皮肤和软组织发生缺血、坏死；链球菌和葡萄球菌产生血浆凝固酶、透明质酸酶、链激酶和链道酶，使坏死和缺血组织部位的吞噬细胞功能严重受损，导致感染坏死迅速发展，组织溶解，局部表现为奇臭的血性渗液、坏死。厌氧菌产生的氢气和氮气在皮下组织内聚集，导致产生捻发音。

3. 辅助检查

(1)实验室检查：血常规示白细胞计数明显增高，常高于 $20\times10^9/L$，血糖升高，红细胞沉降率加快，可有贫血、低蛋白血症、电解质紊乱。深部组织细菌培养或者血培养阳性。

(2)影像学检查：CT、MRI 及超声检查可见肛周组织结构紊乱和气体形成，并可确定健康组织边缘及软组织中的液体，帮助了解病变的进展情况。

(3)病理检查：皮肤、皮下脂肪及浅深筋膜凝固性坏死，周围组织呈非特异性炎症细胞浸润，血管壁呈纤维蛋白样坏死。

(三)治　疗

本病治疗的关键在于早期诊断，及时治疗。治疗的主要原则包括：早期彻底清创引流，使用广谱抗生素，予以营养支持治疗，监测生命体征，反复评估病情。

1. 清创引流术

使用手术刀片和组织剪，从明显坏死皮肤或病灶中心切开，建议采取环形清创模式，从最严重的区域逐渐向外扩展，直至健康的软组织出血。应彻底探查伤口的边缘和深度，以确保完全切除坏死组织。若皮肤没有感染坏死，可行减压引流切口，清除皮下坏死组织，切口之间予以松挂线对口引流，对感染累及深部的腔隙予以置管引流。对于肛周大范围感染甚至累及直肠、盆腔和腹膜后的患者，可考虑行结肠造口术，以降低肠道细菌对继发性伤口污染的风险。肛周伤口炎症控制、创面趋于愈合后，在排除其他禁忌的情况下，可考虑行造口回纳术，恢复患者肛门排便的连续性。

2. 抗生素治疗

坏死性筋膜炎病原菌毒力强，具有很强的侵袭力，部分患者可迅速出现脓毒血症、中毒性休克，应选用对需氧菌和厌氧菌有效的广谱抗生素，并早期、联合、足量静脉用药，之后再根据细菌培养和药敏试验结果及时调整。

3. 全身支持疗法

患者应接受完整的营养评估，以确定所需营养支持的适当途径和类型。对于低蛋白血症的患者，予以静脉补充白蛋白或新鲜血浆。肛周坏死性筋膜炎由于创面涉及肛周部位且创面大，为减少粪便对创面的污染，术后早期行全肠外静脉营养支持治疗。行结肠造口粪便转流的患者，在肠道功能恢复后，可逐渐增加饮食，建议患者高蛋白、高热量、高营养饮食，纠正负氮平衡及提高其抗病能力。

4. 高压氧治疗

高压氧可提高机体组织氧含量，增强机体的免疫功能，增强白细胞的吞噬作用，抑制厌氧菌的感染，还可以加速成纤维细胞增生、胶原蛋白合成释放，促进肉芽及上皮生长，加快伤口愈合。

5. 局部创面处理

使用抗菌敷料为伤口愈合提供最佳的环境，包括0.025%次氯酸钠、聚六亚甲基双胍/甜菜碱、聚维酮碘溶液、醋酸和各种银离子敷料等。此外，可将负压封闭引流技术应用于肛周坏死性筋膜炎清创术后创面的治疗，充分引流，促进肉芽生长，加快创面愈合。

第六节　盆腔相关疾病

最常见的盆腔相关疾病为妇科恶性肿瘤，包括宫颈癌、子宫体癌和卵巢癌等。妇科肿瘤患者行肠造口多因晚期肿瘤侵犯肠道所致。除盆腔脏器切除术（亦称盆腔廓清术）外，妇科肿瘤患者的造口类型多为临时性回肠造口，由于疾病复杂、术前造口类型不能确定、术前造口定位困难、造口手术设计不佳等，术后较常见造口周围皮炎、造口凹陷/回缩等并发症。本节着重介绍宫颈癌和卵巢癌。

一　宫颈癌

（一）概　述

1. 流行病学

2020年，我国宫颈癌新发病例11.0万例，相比2018年增长约3.5%，占我国女性肿瘤总发病数的5.2%，居女性肿瘤发病顺位第6位。其发病率和死亡率在25岁以后开始均呈现明显上升趋势，至45～50岁和80～84岁分别达到高峰。

2. 病因及危险因素

宫颈癌主要危险因素包括以下三类。①生物因素：包括细菌、病毒和衣原体等各种微生物感染。②行为危险因素：如性生活过早、多个性伴侣、多孕多产、社会经济地位低下、营养不良等。③遗传易感性。高危型人乳头状瘤病毒（human papilloma virus，HPV）感染是发生子宫颈癌的主要因素。

（二）评估与诊断

1. 临床表现

患者在早期可无症状，只在普查时被发现。最常见的临床表现为阴道出血（80%～85%）及阴道分泌物增多。出血可表现为接触性出血、绝经后出血或不规则阴道出血，若伴有感染可有臭味。扩散方式多为直接蔓延，侵犯邻近组织器官；可经血管及淋巴系统扩散至远处器官而出现转移器官病灶，如肝、肺及骨转移等。

2. 病理及分期

常见的病理类型有宫颈上皮内肿瘤、鳞状上皮微小浸润性癌、宫颈浸润性癌、宫颈恶性黑色素瘤、宫颈肉瘤、宫颈转移瘤等。2018版（2019修订）国际妇产科联盟（International Federation of Gynercology and Obsterics，FIGO）宫颈癌临床分期见表2-2。

表2-2　子宫颈癌分期表

［国际妇产科联盟（International Federation of Gynercology and Obsterics，FIGO），2018版（2019修订）］

分期	肿瘤特征
Ⅰ期	肿瘤严格局限于宫颈
ⅠA期	仅通过显微镜诊断，最大浸润深度小于5mm
ⅠA1期	浸润深度≤3mm
ⅠA2期	3mm＜浸润深度≤5mm
ⅠB期	最大浸润深度＞5mm，但限于宫颈
ⅠB1期	浸润深度＞5mm，且病灶最大径线≤2cm
ⅠB2期	2cm＜病灶最大径线≤4cm
ⅠB3期	病灶最大径线＞4cm
Ⅱ期	浸润到子宫外，但未达阴道的下1/3或盆腔壁
ⅡA期	侵犯阴道的上2/3，无宫旁浸润
ⅡA1期	病灶最大径线≤4cm

续表

分期	肿瘤特征
ⅡA2 期	病灶最大径线>4cm
ⅡB 期	有宫旁浸润,但未达盆腔壁
Ⅲ期	累及阴道的下 1/3 和(或)延伸至盆腔壁和(或)导致肾积水或肾功能丧失和(或)累及盆腔和(或)腹主动脉旁淋巴结
ⅢA 期	累及阴道的下 1/3,未延伸至盆腔壁
ⅢB 期	延伸至盆腔壁和(或)肾积水或肾功能丧失(除非已知由其他原因引起)
ⅢC 期	不论肿瘤大小和范围,累及盆腔/腹主动脉旁淋巴结
ⅢC1 期	仅有盆腔淋巴结转移
ⅢC2 期	腹主动脉旁淋巴结有转移
Ⅳ期	延伸至真骨盆外或累及膀胱或直肠的黏膜层
ⅣA 期	扩散至邻近盆腔器官
ⅣB 期	扩散至远处的器官

3. 诊断与检查

早期宫颈癌的诊断应采用宫颈细胞学检查和(或)高危型 HPV DNA 监测、阴道镜检查、子宫颈活组织检查的三阶梯程序,诊断依据为组织学诊断。

(三)治　疗

宫颈癌的治疗采用以手术和放疗为主,以化疗为辅的综合治疗。手术是早期宫颈浸润癌首要的治疗手段之一,但对于Ⅰ期及一些Ⅱa 期宫颈浸润癌,广泛性全子宫切除术合并盆腔淋巴结切除术有明显优越性,手术也是处理某些晚期宫颈癌不可缺少的综合治疗手段。手术方式可分为经腹扩大子宫切除术、改良子宫切除术、经阴道根治性子宫切除术、保留生育功能手术等。放疗是宫颈癌治疗的基本手段之一,能获得与手术相同的疗效,对不能耐受手术的患者可以选择放疗。对于复发宫颈癌,通常首选放疗;但由于各种原因不能放疗者,仍然可以考虑选择手术治疗,如盆腔脏器切除术(见图 2-1)。盆腔脏器包括直肠、乙状结肠远侧段、膀胱、远侧输尿管、后尿道、肛门及盆腔内的生殖器官等。盆腔脏器切除术包括前盆腔脏器切除术(需切除膀胱行泌尿造口)、后半盆腔脏器切除术(需切除直肠行肠造口)和全盆腔脏器切除术(以 Miles 手术方式为基础,需同时切除膀胱、直肠,而行泌尿、肠双造口术)。

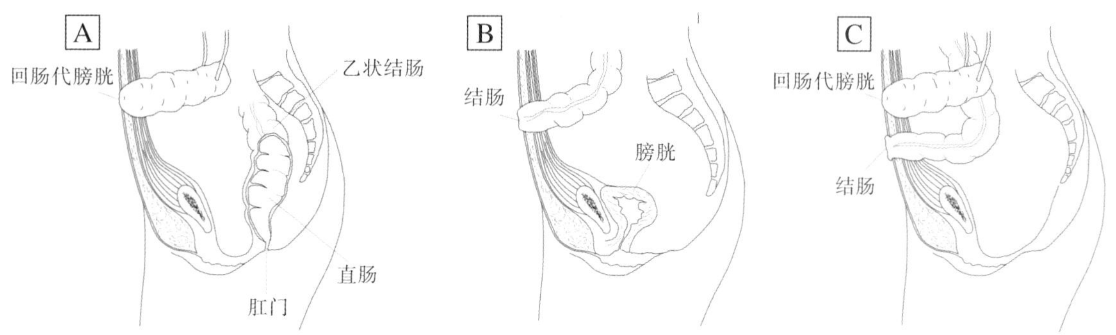

图 2-1　盆腔脏器切除术示意。图 A:前盆腔脏器切除术。图 B:后盆腔脏器切除。图 C:全盆腔脏器切除术

二　卵巢癌

(一)概　述

1. 流行病学

卵巢恶性肿瘤(ovarian carcinoma,OC)的发病率在女性常见恶性肿瘤中的占比为 2.4%～5.6%,是第三大妇科癌症,也称卵巢癌,仅次于宫颈癌和子宫癌。每年约有 29 万例新确诊的卵巢癌病例(占女性癌症新病例的 3.4%)。2019 年,我国卵巢癌发病总例数为 45482 例,表现出持续增长的趋势。

2. 危险因素

已知的危险因素有高龄、家族史、未生育、初潮早及绝经迟。而直系亲属中有卵巢癌病史为最重要的危险因素。

(二)评估与诊断

1. 临床表现

卵巢癌患者早期无特征性表现,晚期主要症状为腹部肿块、腹腔积液及其他消化道症状;部分患者可有消瘦、贫血等恶液质表现。肿瘤向周围组织浸润或压迫,可引起腹痛、腰痛或下肢疼痛等相应症状;功能性肿瘤可出现不规则阴道出血或绝经后出血。卵巢的转移方式多为直接种植,最常见种植部位为腹膜,其中以子宫直肠窝转移最常见。

2. 病理与分期

临床上最常见的种类为卵巢上皮性癌,常见病理类型包括浆液性癌、黏液性癌、子宫内膜样癌、透明细胞癌、移行细胞癌、上皮细胞癌等。2017 年第 8 版卵巢癌 FIGO 临床分期见表 2-3。

表 2-3　卵巢癌分期表

[美国癌症联合会(American Joint Committee on Cancer，AJCC)/国际妇产科联盟(International Federation of Gynecology and Obstetrics，FIGO)2017 年第 8 版 TNM 分期系统]

原发肿瘤(T)		
T 分类	F 分期	肿瘤特征
T_X		原发肿瘤无法评估
T_0		无原发性肿瘤证据
T_1	Ⅰ期	肿瘤局限于卵巢(一侧或双侧)
T_{1a}	ⅠA 期	肿瘤局限于一侧卵巢(未累及包膜)，卵巢表面没有肿瘤，腹水或腹腔冲洗液中没有恶性细胞
T_{1b}	ⅠB 期	肿瘤局限于双侧卵巢(未累及包膜)，卵巢表面没有肿瘤，腹水或腹腔冲洗液中没有恶性细胞
T_{1c}	ⅠC 期	肿瘤局限于一侧或双侧卵巢，有如下情况之一：
T_{1c1}	ⅠC1 期	术中，手术导致肿瘤破裂
T_{1c2}	ⅠC2 期	术前，肿瘤包膜破裂，或者卵巢或输卵管表面出现肿瘤
T_{1c3}	ⅠC3 期	腹水或腹腔冲洗液中出现恶性细胞
T_2	Ⅱ期	肿瘤累及一侧或两侧卵巢或输卵管，盆腔扩展至盆腔入口以下
T_{2a}	ⅡA 期	肿瘤蔓延至和(或)种植于子宫和(或)输卵管和(或)卵巢
T_{2b}	ⅡB 期	肿瘤蔓延至盆腔的其他腹膜内组织
T_3	Ⅲ期	肿瘤累及一侧或双侧卵巢，伴有细胞学或组织学确认的盆腔外腹膜播散和(或)转移至腹膜后淋巴结
T_{3a}	ⅢA2 期	显微镜下盆腔外(盆腔入口以上)腹膜受累伴或不伴阳性腹膜后淋巴结
T_{3b}	ⅢB 期	骨盆缘外累及腹膜的大块转移，最大直径≤2cm，伴有或不伴有后腹膜淋巴结阳性
T_{3c}	ⅢC 期	骨盆缘外累及腹膜的大块转移，最大直径＞2cm，伴有或不伴有后腹膜淋巴结阳性(包括肿瘤扩展至肝、脾包膜而无任何器官实质受累)

局部淋巴结(N)		
N 分类	F 分期	N 标准
N_X		局部淋巴结不能被评估
N_0		无局部淋巴结转移

续表

局部淋巴结(N)		
$N_{0(i+)}$		局部淋巴结分离出的肿瘤细胞小于 0.2mm
N_1	ⅢA1 期	仅腹膜后淋巴结阳性(组织学证实)
N_{1a}	ⅢA1i 期	转移灶最大直径≤10mm
N_{1b}	ⅢA1ii 期	转移灶最大直径>10mm
远处转移(M)		
M 分类	F 分期	M 标准
M_0		无远处转移
M_1	Ⅳ期	远处转移,包括阳性细胞学胸腔积液;肝或脾实质转移;腹外器官转移(包括腹股沟淋巴结和腹腔外淋巴结);肠壁间受累
M_{1a}	ⅣA 期	胸腔积液细胞学阳性
M_{1b}	ⅣB 期	肝或脾实质性转移;转移至腹腔外器官(包括腹股沟淋巴结和腹腔外淋巴结);肠壁间受累

3. 诊断与检查

结合病史和体征,辅以必要的辅助检查,如 B 超、腹部 X 线、MRI、CT、PET/CT 等,来确定盆腔肿块是否来自卵巢、肿块的性质及转移的范围。其中,通过 CT 检查,可判断周围侵犯及远处转移情况;通过 MRI 检查,可较好显示肿块及肿块与周围的关系,对手术方案的制定有较大优势。最终确诊以病理诊断为准。对于以腹水为首发症状者,可通过腹水找脱落细胞进行诊断。

(三)治　疗

卵巢癌治疗的基本原则是在理想的肿瘤细胞减灭术的基础上辅助紫杉醇、铂类为主的联合化疗。因此,手术在卵巢癌的治疗中占有重要地位。

1. 手术治疗

常用的手术方式有以下几种。①一侧附件切除:适用于早期中高分化肿瘤,同时有生育要求者。②全子宫加双附件切除术:是治疗早期上皮性卵巢癌的最基本术式。③肿瘤细胞减灭术:对Ⅱ期有盆腔腹膜种植或累及直肠、乙状结肠者需行肿瘤细胞减灭术;对晚期(Ⅲ、Ⅳ期)卵巢癌患者,首次行肿瘤细胞减灭术能够提高患者生存率。肿瘤细胞减灭术过程中,肠道浆膜层以及子宫直肠陷窝常常会受到损伤甚至需要切除,为确保损伤有足够时间修复,必要时采取回肠或结肠临时性造口,以转流粪便。对部分极晚期或进展较快者肿瘤压迫导致的恶性肠梗阻,通常会行横结肠造口术,以维持其排泄。

2. 化学治疗

化学治疗(简称化疗)是卵巢癌治疗中除手术治疗外的另一种主要方法,常用的方案有顺铂+环磷酰胺(PC)、紫杉醇+顺铂(TP)和紫杉醇+卡铂(TC),目前推荐的一线方案以TC为主。鉴于卵巢癌发生腹腔种植的概率高,腹腔灌注化疗相较于静脉给药存在一定优势。2016年NCCN指南推荐将靶向治疗药物贝伐单抗加入一线化疗方案。

第七节　慢性便秘

(一)概　述

以往,人们认为便秘是一种症状,而不是一种疾病。目前,国外大多数“便秘诊治指南”认为便秘属于功能性胃肠病,为一种基于症状的疾病。我国慢性便秘指南指出,便秘是一种(组)症状,表现为排便困难和(或)排便次数减少、粪便干硬。排便困难包括排便费力、排出困难、排便不尽感、肛门直肠堵塞感、排便费时和需辅助排便。排便次数减少指每周排便少于3次。慢性便秘的病程至少为6个月。

在北美,便秘的患病率估计为10%~15%;亚洲人慢性便秘的患病率报告为女性15%~23%和男性约11%,自我报告的便秘患病率为16.5%;我国成人慢性便秘的患病率为4.0%~10.0%。慢性便秘患病率随年龄的增长而升高,女性患病率高于男性。

除高龄和女性外,便秘的危险因素和诱因还有:低纤维素饮食、水分摄入不足;生活节奏加快,工作环境改变,精神心理因素(如抑郁、焦虑等);滥用或不合理应用泻药;低体重指数(BMI)等。

(二)慢性便秘的分类

1. 按病因分类

便秘按病因主要分为三大类,即器质性疾病、功能性疾病及药物引起的便秘,可进一步分为原发性便秘(也称特发性便秘或功能性便秘)和继发性便秘。

(1)引起便秘的器质性疾病主要包括代谢性疾病、神经源性疾病、结肠原发疾病(如结肠癌)等。

(2)药物性便秘主要由抗胆碱能药物、阿片类药、钙拮抗剂、抗抑郁药、抗组胺药、解痉药、抗惊厥药等诱发。

(3)功能性疾病所致便秘主要由结肠、直肠、肛门的神经平滑肌功能失调所致,包括功能性便秘、功能性排便障碍和便秘型肠易激综合征(constipation-predominant irritable bowel syndrome，IBS-C）等。

因此，在便秘治疗中首先要解决器质性疾病或药物相关因素，所以仔细询问病史，以及行相关实验室检查排除器质性和药物性因素相关的便秘，是十分重要的。常见继发性便秘病因和药物见表 2-4。

表 2-4　常见继发性便秘病因和药物

药物相关因素	器质疾病相关因素
抗胆碱能药物：抗组胺药（苯海拉明），解痉药（双环维林、薄荷油）	机械性梗阻：结肠癌，其他肠内或肠外包块，狭窄，直肠前突
抗精神病药物（氯丙嗪），三环类抗抑郁药（阿米替林），抗帕金森病药物（苯扎托品），镇痛药：阿片类物（吗啡），非甾体抗炎药（布洛芬）	术后异常代谢性疾病：甲状腺功能减退症，糖尿病，高钙血症，低钾血症，低镁血症
抗惊厥药：卡马西平	慢性肾功能不全
抗高血压药：钙离子拮抗剂（维拉帕米），利尿剂（呋塞米） 作用中枢的药物（可乐定），β 受体阻滞剂（阿替洛尔）	妊娠
抗心律失常药：胺碘酮	肌病：淀粉样变性，硬皮病，皮肌炎，强直性肌营养不良
其他抗抑郁药：单胺氧化酶抑制剂	神经病变：帕金森病，脊损伤，脑血管疾病，截瘫，多发性硬化症
5-羟色胺受体拮抗剂：昂丹司琼	肠神经病变：先天性巨结肠病，慢性假性肠梗阻
胆汁酸螯合剂：考来烯胺，考来替泊	肛门直肠疾病：肛裂，肛门狭窄
含阳离子的药物：铝（抗酸剂），钙，铁（硫酸亚铁），铋，锂	
化学治疗药物：长春花生物碱（长春新碱），烷化剂（环磷酰胺）	
拟交感神经药物：麻黄素，特布他林，其他	

2. 按病理生理分类

根据病理生理改变，功能性疾病所致的便秘可分为正常传输型便秘（normal transit constipation，NTC）、慢传输型便秘（slow transit constipation，STC）、排便障碍型便秘和混合型便秘。

慢性功能性便秘是由多种病理生理机制共同作用发生的，包括肠道动力障碍、肠道分泌紊乱、内脏敏感性改变、盆底肌群功能障碍和肠神经系统功能紊乱等。

正常传输型便秘是功能性便秘中较常见的亚型，患者结肠传输功能检测正常，但存在便秘症状，多为直肠顺应性和直肠敏感性异常所致；慢传输型便秘的原因多为结肠推进力不足，与肠神经损伤、Cajal 细胞减少等有关；排便障碍型便秘多为盆底肌协调障碍、排便推进力不足所致。

(二)评估与诊断

1. 临床表现

慢性便秘的主要症状包括排便次数减少、粪便干硬、排便费力、排便时肛门直肠梗阻或堵塞感、需要手法辅助排便、排便不尽感，部分患者缺乏便意、想排便但排不出(空排)、排便量少、排便费时等。在我国，空排和缺乏便意是最常见的困扰功能性便秘患者的症状。

慢性便秘的诊断主要基于症状，可参考功能性便秘罗马Ⅳ标准(自发排便频率＜3 次/周作为诊断指标；粪便干硬是指 Bristol 粪便性状量表中 1 型和 2 型粪便，且发生在 25％以上的排便中)。强调排便次数根据自发排便次数进行计数(自发排便是指在不服用补救性泻剂或手法辅助情况下的自主排便)。

2. 评估有无相关因素

便秘患者的评估较为复杂，第一步是了解患者是否存在继发性病因，评估是否有引起便秘的全身性疾病和药物服用史。常见继发性便秘的病因和药物见表 2-4。除某些疾病的继发症状外，便秘也可以是诸多因素导致的排粪障碍征候群，如结肠动力迟缓、盆底痉挛、直肠与盆底脱垂等。慢性病(如糖尿病等)长期服药也可影响排粪功能；便秘的相关因素还包括更年期、内分泌疾病、精神压力过大、生活规律紊乱、饮食结构不合理及生活环境变化等。

3. 辅助检查

(1)肛门直肠指检：简便、易行，通过指诊可以了解有无肛门直肠肿物等器质性疾病，评估肛门括约肌和耻骨直肠肌功能。肛门直肠指检可以作为不协调性排便或需要肛门直肠压力测定检查的初筛指标。肛门直肠指检时，嘱患者做用力排便的动作，正常情况下肛门口松弛；如手指被夹紧，提示可能存在肛门括约肌不协调收缩。

(2)结肠镜检查：对年龄＞40 岁的慢性便秘初诊患者，特别是伴有警报征象的患者，建议进行结肠镜检查，以明确有无器质性疾病；但便秘患者结肠镜检查的难度和时间往往增加。警报征象包括便血、粪便隐血试验阳性、发热、贫血、乏力、消瘦、明显腹痛、腹部包块、血癌胚抗原升高、有结直肠腺瘤史和结直肠肿瘤家族史等。

(3)结肠传输时间测定：方法包括不透 X 线标志物法、核素法、氢呼气法、胶囊内镜等。其中，不透 X 线标志物法在临床应用最广泛。患者连续 3 天服用不同形状的标志物，于第 4 天拍摄腹部 X 线片，根据标志物在肠道的分布情况，计算其在不同肠段的通过时间。简易法：一次顿服不透 X 线标志物(通常是 20 个)，于 48、72 小时拍摄腹部X线片；若到48小时时，70%的标志物在乙状结肠以上位置，则提示存在结肠慢传输型便秘的可能；若80%标志物存留于乙状结肠和直肠，则提示功能性排便障碍的可能。GITT有助于诊断慢传输型便秘。

(4)球囊逼出试验：可反映肛门直肠对球囊（可用水囊或气囊）的排出能力，健康者可在1～2分钟内排出球囊，该检查作为功能性排便障碍的筛查方法，简单易行，但即使结果正常也不能完全排除盆底肌不协调收缩的可能。

(5)排粪造影：包括钡剂X线排粪造影（barium X-ray defecography，BD）和磁共振排粪造影（MRI defecography，MRD）。钡剂X线排粪造影简单易行，是评估出口梗阻性便秘的首选检查方法，可用于诊断排便障碍型便秘，特别是疑有形态结构改变的慢性便秘。钡剂X线排粪造影结合盆腔、阴道或膀胱造影，可动态显示盆腔组织器官在排粪过程中的异常形态变化。

磁共振排粪造影能实时显示直肠肛门的运动和排空情况，同时能清晰显示耻骨直肠肌、肛提肌、肛门内括约肌，以及直肠和肛门周围的软组织，且无辐射。排粪造影可用于诊断排便障碍型便秘，特别是怀疑有形态结构改变的慢性便秘。

(6)其他检查：肛门直肠测压（anorectal manometry，ARM）一般用于评估肛门动力功能；钡灌肠可以清晰显示成人巨结肠狭窄段与近端扩张肠管的位置与长度等。

(三)治　疗

便秘治疗的主要目的是缓解症状、恢复正常肠道动力和排便生理功能，强调个体化综合治疗。对于器质性便秘患者，主要针对病因进行治疗，也可临时选用泻药以缓解便秘症状，但应避免长期使用刺激性泻药。如对直肠前膨、成人巨结肠症引起便秘的患者，在行外科治疗后，便秘症状可以得到缓解；对神经性便秘患者，可通过顺行灌肠解决排便问题等。对于功能性慢性便秘患者，则考虑基础治疗、药物治疗及心理治疗等综合治疗方法；对疗效欠佳且严重影响生活质量者，考虑手术治疗。

1. 基础治疗

(1)调整生活方式：包括合理膳食、多饮水、适度运动、建立良好的排便习惯等。①合理膳食：增加纤维素（25～35g/d）和水分（1.5～2.0L/d）的摄入。增加膳食纤维（尤其可溶性膳食纤维）可改善便秘症状谱，包括排便频率、粪便性状、排便疼痛和结肠转运时间等。②适度运动：对久病卧床、运动少的老年患者尤其有益。③排便习惯：结肠活动在晨醒和餐后最为活跃，建议患者在晨起或餐后2小时内尝试排便，排便时集中注意力，减少外界因素的干扰；每次排便时间不宜过长（<10分钟/次）。

(2)认知治疗：慢性便秘的危险因素包括高龄、女性、经济状况、文化程度、生活方式、饮食习惯和精神心理因素等。加强患者的自身认知，对慢性便秘的治疗有重要帮助。

2. 药物治疗

慢性便秘的治疗药物包括各类泻剂、促动力剂和促分泌剂等。若4～8周的基础治疗无效，可酌情选用相应药物治疗。便秘的常见治疗药物有聚乙二醇4000散、乳果糖口服溶液、比沙可啶肠溶片、利那洛肽、琥珀酸普芦卡必利片、益生菌/益生元、开塞露以及中药等。各类药物的作用和作用机制不尽相同。对慢性便秘患者，可根据病情轻重程度及便秘类型选择药物。对轻、中度便秘患者，可选用容积性或渗透性泻药，必要时联合使用；重度便秘患者经容积性和渗透性药物治疗无效时，可联合选用促动力药或促分泌药。慢传输型便秘患者表现为大便次数减少、缺乏便意，可选用容积性、渗透性、促动力泻药，必要时可联合用药；排便障碍型便秘患者主要表现为排便费力、粪便干结、排便不尽感，主要应用生物反馈治疗方法，也可适当选用渗透性、容积性泻药；对便秘型肠易激综合征患者应注重心理治疗，可选用渗透性泻药。

3. 手术治疗

若经保守治疗无效或明确有器质性疾病，则可考虑手术治疗，但术后腹泻、慢性腹痛、造口的存在等也会影响患者的生活质量，因此应严格掌握手术适应证，术前应全面评估患者肠道功能及形态学异常。常见的便秘相关手术方式有肠切除吻合术、直肠前突修补术、直肠内套叠（直肠内脱垂）手术、结肠顺行灌洗术，以及骶神经刺激手术和回肠造口术或结肠造口术等。

（1）肠切除吻合术：是难治性结肠慢传输型便秘患者的术式选择，包括全结肠切除回肠直肠吻合术、次全结肠切除盲肠直肠吻合术、次全结肠切除回肠结肠吻合术等。

（2）直肠前突修补术：常用经阴道、经直肠或经会阴3种手术入路。对于直肠前突，在排除功能性病因之后，可以考虑用上述手术方式进行修复。

（3）直肠内套叠（直肠内脱垂）手术：包括各种直肠固定术、Delorme手术和Ripstein手术等。在非手术治疗失败后，可考虑直肠内套叠的手术治疗。

（4）阑尾造口术或盲肠造口术进行结肠顺行灌洗术：顺行结肠灌肠术最多采用的是阑尾造口灌洗，主要用于顽固性、难治性便秘，特别是不能耐受其他手术时。主要缺点是手术并发症发生率高，通道狭窄的发生率可达23%～100%。有限的数据提示有强烈治疗愿望的便秘患者可选择该方法，该方法对神经源性便秘患者的治疗成功率最高。

（5）骶神经刺激手术：已被证明可用于治疗慢传输型便秘和出口梗阻型便秘，并取得了较好的结果。但大多数已发表的研究未设置对照组，对便秘的定义也不一致，也没统一的方法来评价便秘的改善情况。

（6）回肠造口术或结肠造口术：顽固性便秘治疗失败或无法选择现有的其他治疗方法时，应考虑行肠造口术。肠造口术作为一种极端的术式，一般较少选择。回肠造口术的便秘缓解率很高，但须考虑术后发生造口高排量、造口旁疝和造口回缩等相关并发症的可能性。很少有证据支持应用结肠造口术治疗便秘。对于其他治疗方法均失败的患者，可能可以选择永久性肠造口术。但成人先天性巨结肠患者由于术前肠道准备不充分及长期营养不良，为减少术后吻合口相关并发症，建议在手术的同时行预防性末端回肠造口，明确吻合口愈合良好后再行造口还纳。

4. 其他非手术治疗

其他非手术治疗包括以下几个方面。①生物反馈：可作为出口梗阻型便秘（痉挛型）的一线治疗选择，通过直肠和盆底肌再训练，改善排粪过程中的协同失调障碍。②骶神经调节和穴位刺激：可作为替代疗法进行尝试。③相关中医技术：如手法按摩、推拿等，也被报道可以改善便秘的症状，但还需进一步验证。④精神、心理治疗：对于伴有明显抑郁、焦虑障碍和睡眠障碍的患者，需要进行精神、心理治疗，包括健康教育、心理治疗和认知行为治疗等。

第八节　神经源性肠道功能障碍

（一）概　述

神经源性肠道功能障碍（neurogenic bowel dysfunction，NBD）是指因神经损伤或出生缺陷而丧失或缺乏正常的肠道功能，其特点为无法控制粪便从身体排出的情况，可表现为失禁或便秘。其病因有脊髓损伤、多发性硬化、脑卒中、帕金森病以及先天性疾病（如脊柱裂、脑瘫）等。

神经源性肠道功能障碍最常见于脊髓损伤患者，全球范围内脊髓损伤的发生率平均为10/100万～40/100万，神经源性肠道功能障碍几乎困扰着所有慢性脊髓损伤的患者：高达95%的患者出现便秘；高达75%的患者每年至少发生1次大便失禁；5%的患者每日至少发生1次大便失禁。

（二）评估与诊断

1. 临床表现

神经源性肠道功能障碍的临床表现主要有肠道蠕动吸收功能障碍、肛门感觉障碍及丧失对肛门括约肌的自主控制，主要表现为便秘或大便失禁等症状，但患者的症状及其表现程度千变万化。如在脊髓损伤患者，根据损伤水平的不同，可分为上、下运动神经源性肠道功能障碍两类。上运动神经源性肠道功能障碍，又称为反射性肠道功能障碍，其排便反射存在，可通过反射自动排便，但缺乏高级中枢主动控制能力，易出现大便失禁。下运动神经源性肠道功能障碍，又称为弛缓性肠道功能障碍，排便反射弧被破坏、损伤，导致直肠顺应性下降，因此排便反射消失，易发生便秘。

2. 辅助检查

常规的诊断方法包括临床病史、问卷量表、直肠肛管测压、腹部X线检查、结肠通过时间测试等。近年来的一些研究表明，B超、磁共振等亦可为神经源性肠道功能障碍的评估提供更加客观精确的参考价值。

（三）治　疗

在治疗神经源性肠道功能障碍前，应全面了解患者的病史，如脊髓损伤程度、每日液体摄入量、饮食、排便频率和持续时间、大便黏稠度、使用的药物等，然后根据疾病的严重程度和症状确定肠道治疗方案。常见的治疗方法有药物、电刺激、灌洗或手术等。

1. 非手术治疗

（1）药物治疗：常见的治疗药物有栓剂和口服泻药。栓剂的常见成分为比沙可啶或甘油为活性成分、或聚乙二醇等。口服泻药包括蠕动兴奋剂、渗透性泻药、大便软化剂等，能疏通肠道，进而缓解便秘的症状。

（2）注射治疗：静脉或肌肉注射新斯的明和格隆铵，能使患者肠道迅速排空，肌肉注射不良反应最小。

（3）直肠刺激和经肛门灌肠技术：手指直肠刺激技术可增强结直肠的收缩，从而促进肠道排空；经肛门灌洗技术可以改善便秘或大便失禁的情况，但患者的依从性可能会随着时间的推移而降低。

（4）中医药治疗：近年来，不少医者运用中医药治疗神经源性肠道功能障碍且疗效显著，其治疗方法主要包括口服中药、腹部手法治疗、足三里的电针疗法等。

2. 手术治疗

目前，神经源性肠道功能障碍的手术治疗方法有限，手术治疗主要应用于保守治疗失败的患者。手术方式包括骶神经调节术（sacral neuromodulation，SNM）、顺行性灌肠术（antegrade continent enema，ACE）、人造肛门括约肌（artificial anal sphincter，AAS）、造口术以及肛后修复术等。

（1）骶神经调节术：包括骶神经前根刺激术和骶神经根刺激术。这两种刺激术的主要原理为将电极置入骶神经前根，通过发射器发出电刺激产生排便反应。但因刺激器植入人体而有发生感染的风险。

（2）顺行性灌肠术：最早由 Malone 等报道，成功治疗 5 例顽固性粪便失禁患儿，现已成功应用于成人顽固性便秘和失禁的对症治疗。该术式将阑尾远端拖出至脐部或者右下腹壁做一造口，利用阑尾在腹壁与肠管之间建立一通道，并于阑尾盲肠连接处置一个抗反流装置，防止粪便泄漏。术后进行顺行性灌肠时，经腹壁造口处注入灌肠液即可排空结肠，达到排便控制。造口狭窄是其最常见的并发症，发生率为 8%～50%。粪便泄漏或反流虽然较少见，但对生活质量有严重影响。

（3）人造肛门括约肌：于 1987 年被首次报道，系根据尿失禁治疗装置改进而来，主要应用于大便失禁患者。置入人造肛门括约肌后达到大便节制的成功率从 41%至 90%不等，然而大部分相关研究样本量过少，其安全性及有效性尚需大量临床试验证据支持。

(4)造口术:包括回肠造口术、盲肠造口术以及结肠造口术等,通常作为最后的手段,应用于持续存在肠道并发症且其他手术治疗均失效的患者。该术式可显著缩短患者肠道管理的时间,提高患者生活质量。研究表明,对于脊髓损伤患者,乙状结肠是最佳的造口位置。然而,肠造口术可出现很多并发症,包括转移性结肠炎、肠梗阻、造口局部缺血、造口回缩、造口脱垂、造口旁疝等,严重并发症需另行手术矫正。因此,正确的造口护理对于提高神经源性肠道功能障碍患者的生活质量是至关重要的。

(5)肛后修复术:将耻骨直肠肌内侧与肛门外括约肌折叠缝合,以增强外括约肌强度。此术式虽然较其他手段更为经济,但其长期效果不佳,比较适合老年患者或具有严重并发症的患者。

(6)其他手术治疗方法:如将生殖股神经的生殖支移位至盆神经、将 L_5 脊神经前后根移位至 S_1 脊神经等新型手术方式仍处于初始研究阶段,其临床效果有待于进一步验证。

第三章　肠造口常见类型及手术方式

由于疾病具有多样性，所以成人肠造口也有多种类型和手术方式。根据目的和造口肠段位置的不同，肠造口类型主要分为回肠造口和结肠造口；根据造口时间的长短，可分为临时性造口和永久性造口；根据造口功能不同，可分为输出型造口和输入型造口；根据造口方式不同，可分为置管造口和外置造口；根据造口的结构不同，可以分为单腔造口和双腔造口。

不论回肠造口还是结肠造口，单腔造口还是双腔造口，造口手术的基本步骤都是类似的，主要包括造口肠管的充分游离，在造口位置处切开皮肤(可以做圆形切口，临时性造口也可以做线性切口)，依次切开腹直肌前鞘，钝性分离腹直肌，切开腹直肌后鞘，拖出造口肠管并于腹膜内或者腹直肌前鞘处固定拖出肠段，同时注意保护拖出肠段的系膜血管。充分的术前准备和肠造口术前定位，是肠造口手术成功的重要保证。

第一节　回肠单腔造口

一　适应证

回肠单腔造口主要见于急诊或高危的不宜行肠管吻合的右半结肠切除患者，溃疡性结肠炎患者行全结肠切除或部分小肠切除术后。

二　方　法

将选择好的肠襻系膜缘的根部血管离断 2～3cm，保证肠管充分游离，同时必须保证保留拖出肠管边缘的血管弓。切开腹直肌将回肠拖出高于腹壁 4～5cm 的长度。在腹膜外或腹腔内加以固定，将肠管浆肌层与腹直肌前鞘用可吸收线间断缝合固定 4 针，注意在系膜侧固定时勿损伤系膜血管；如考虑该病例短期内行回纳术，则可以不予以缝合，因为缝合会增加下次手术的分离难度，且易造成肠壁损伤。造口肠管的开放一般选择在其他手术完成关腹缝合切口之后，以防止切口及腹腔的污染。肠壁全层与皮肤真皮层缝合，四针固定平面，四个区间每个区间加 2～3 针缝合固定，为了方便术后护理，尽量将造口高出皮肤 1cm 左右，呈菊花形（见图 3-1）。

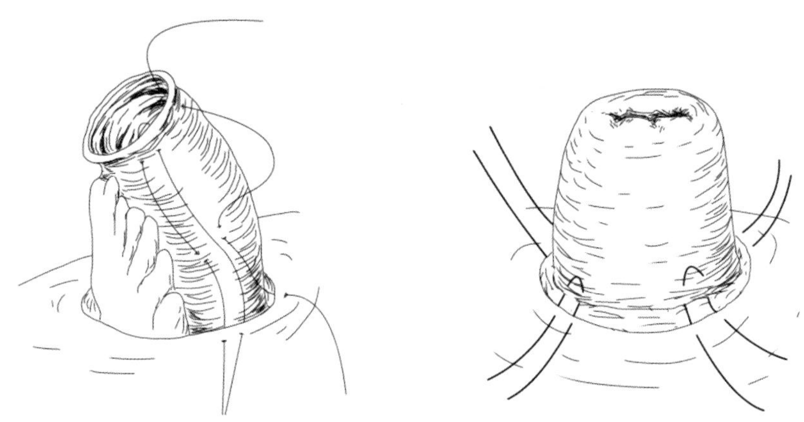

图 3-1　回肠单腔造口术

第二节　袢式回肠造口

一　适应证

由于袢式回肠造口回纳方便，所以所有需要临时转流粪便的肠造口都可以采用袢式回肠造口，如：远端肠管有穿孔行修补，远端有高危吻合口需要临时转流以保证远端吻合口顺利愈合，远端肠管有漏口（如直肠阴道瘘、直肠膀胱瘘）等情况。

二　方　法

袢式回肠造口将回肠肠襻拖出高于腹壁约 2cm，将肠管浆肌层与腹直肌前鞘用可吸收缝线间断缝合固定 4 针，防止肠管回缩；如考虑短期内行回纳术，也可以不予以缝合固定。关腹后袢式回肠造口选择纵行切口，切口选择偏向远端肠管，然后选择肠壁全层-肠壁浆肌层-真皮层缝合法，这样可以保证近端肠管开口高于皮肤平面，方便造口护理。对于腹壁很厚、易发生造口回缩的患者，可以选择从系膜内穿过支撑棒，将肠襻固定于腹壁之上，并且通常在 2 周内拆除支撑棒（见图 3-2）。

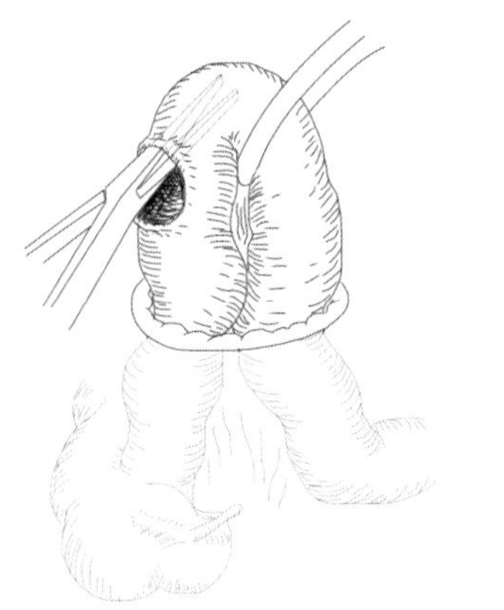

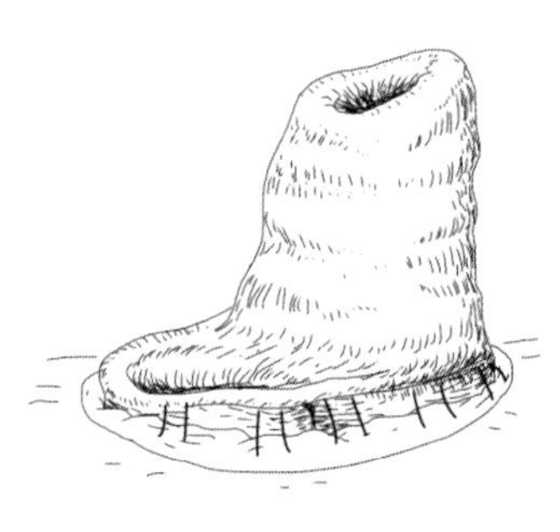

图 3-2 袢式回肠造口术

第三节 自闭性回肠插管造口

一 适应证

对于短期(1 个月之内)临时转流粪便而又不愿意接受二次回纳手术的患者,可以考虑选择自闭性回肠插管造口,如远端肠管有穿孔行修补、远端有高危的吻合口需要临时转流粪便者。

二 方 法

选择合适的游离肠襻(距离回盲部 15cm 左右),做单荷包或同心圆的双荷包,直径 1~2cm 左右,插入转流用的导管(可以选择导尿管、气管导管、腹腔引流管等),将导管头端插向回肠近端,抽紧荷包后,固定导管,往导管气囊(若有)注入气体或水,将肠管撑开,注意防止肠壁缺血。据文献报道,以气管导管为转流导管的手术,转流粪便更完全、更可控。选择合适的造口处腹壁,将导管引出体外,将插管处的肠壁浆肌层与插管周围的腹膜丝线固定 1 周时间,以防止导管拔除后肠瘘的发生。将体外插管套入橡胶管,防止插管滑入体内。术后 3 周左右,指检或直肠造影确定吻合口愈合时,可拔除插管,造口处 2~4 周时间可自行愈合(见图 3-3)。

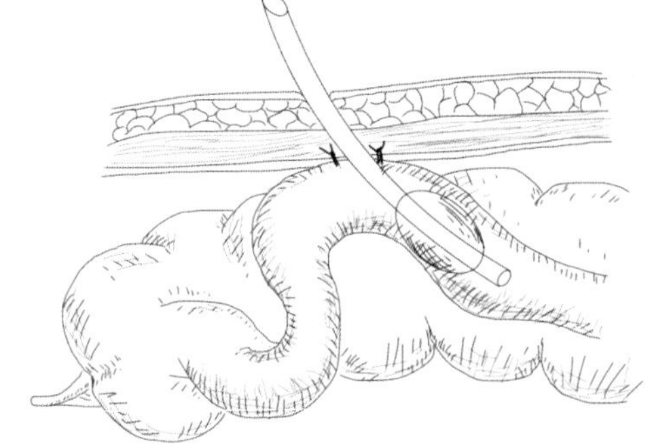

图 3-3 自闭性回肠插管造口术

第四节　结肠单腔造口

一　适应证

结肠单腔造口的适应证包括：①低位直肠癌或肛管癌，做永久性造口；②外伤性结直肠破裂，做临时性造口；③远端结直肠感染、狭窄及梗阻；④急诊的左半结肠梗阻，如肠扭转、乙状结肠癌等，术后做临时造口。

二　方　法

选择结肠造口肠管，离断相应的结肠，如造口需要回纳，应注意保留相应的肠管长度，以方便回纳手术操作。自肠壁侧至系膜根部，分离结肠系膜，注意勿损伤肠系膜血管，封闭远端结肠，近端结肠造口。一般在左下腹直肌外侧，脐下 3～5cm 处，做圆形切口，用手指探查切口的大小，需适合近端结肠通过。对于肠管高度扩张的结肠，切口需要有相应的直径，切口过小可能会引起结肠拖出困难甚至拖出后发生慢性缺血或穿孔。自切口将近端结肠引出切口外 4cm，再用手指探查切口与肠壁间隙，以能容一个手指为合适。结肠拖出部分浆肌层与腹直肌前鞘用丝线缝合固定 4 针，注意勿损伤系膜血管。关腹后打开结肠造口，造口边缘肠壁全层与皮肤全层间断缝合（见图 3-4）。

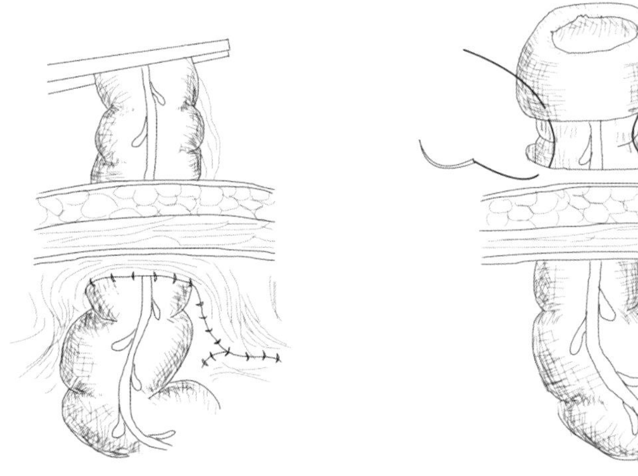

图 3-4　结肠单腔造口术

第五节　袢式结肠造口

一　适应证

袢式结肠造口的适应证包括：①高位直肠肛门闭锁时，常需在术前行乙状结肠造口或横结肠造口术；②对未成熟儿或同时合并其他系统畸形的无肛患儿，应先做结肠造口，待情况好转后，再行直肠肛门成形术；③先天性巨结肠或合并肠炎、重度营养不良，不能耐受根治性手术时，较安全的做法是先行结肠造口术，待 3 个月后再施行根治性手术；④结肠或直肠肛门损伤，为保证修补部位愈合而先行结肠造口术。

二　方　法

将准备造口的结肠充分游离后提出腹壁造瘘处，在所对应的肠系膜选一个无血管区予以切开，然后逐渐扩大，使能容纳支撑棒通过；将支撑棒通过结肠系膜裂孔，然后将造口远端及近端结肠浆膜层与腹膜、筋膜和皮肤间断缝合，以防术后附近肠管疝出。以电刀沿结肠带方向切开，肠黏膜外翻，完成结肠造口（见图 3-5）。2 周内拆除支撑棒。

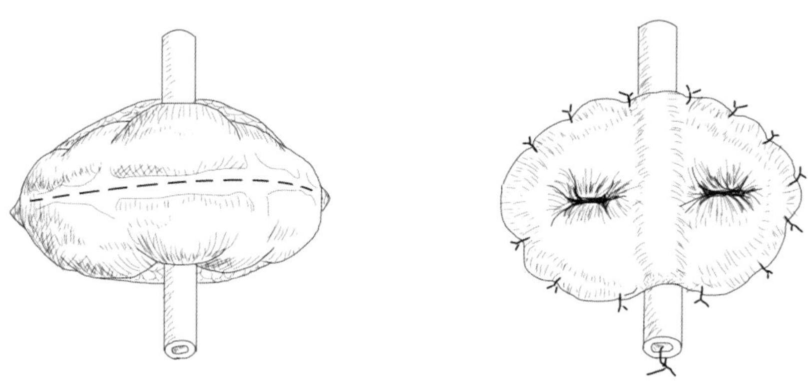

图 3-5　袢式结肠造口

第六节　盲肠造口

一　适应证

盲肠造口的适应证包括：①急性肠梗阻（特别是升结肠癌和横结肠癌所致肠梗阻），情况差，不能一期切除或不能耐受其他经腹减压手术者，可行暂时性盲肠造口术；②在横结肠吻合术中，若吻合欠满意，可同时做盲肠造口，短期减压，以保证吻合口愈合。

二　方　法

进腹后提出盲肠，周围用盐水纱布保护。用不吸收缝线在盲肠前结肠带处做两个同心荷包缝合，彼此相距 1cm。在荷包缝合中央做一小切口。从切口插入双导管吸引管，吸出肠内容物。取出吸引管，插入一个蕈状导管，结扎第 1 个荷包缝线，剪去线尾，结扎第 2 个荷包缝合线，使盲肠壁内翻。再将线尾穿过腹膜后打结，使盲肠壁固定于腹膜上。造口管从腹壁切口或右下腹另一戳口引出，逐层缝合腹壁切口，并将造口管固定于皮肤上（见图 3-6）。

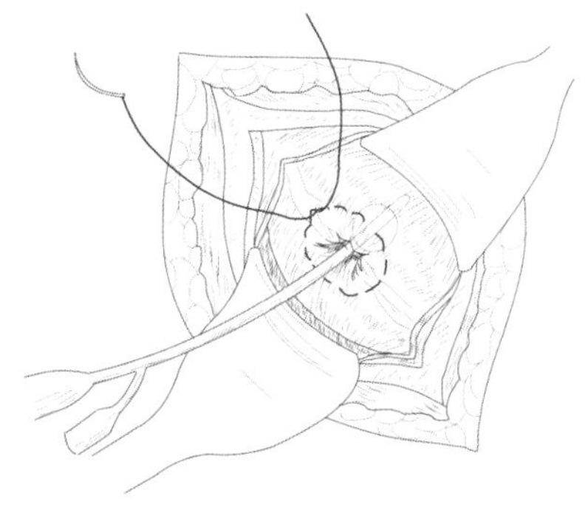

图 3-6　盲肠造口术

第七节　阑尾造口

一　适应证

阑尾造口主要用于顺行性灌肠，治疗顽固性便秘及神经源性肠道功能障碍。

二　方　法

阑尾造口可以选择脐旁或脐孔处。将阑尾和盲肠拖至肚脐附近，充分游离后保证阑尾及盲肠无张力固定。将阑尾根部套入盲肠内作荷包，注意勿将阑尾系膜一并包埋以防止阑尾缺血。将阑尾拖出脐周或脐孔处切口，将盲肠前壁与腹壁固定缝合，切开阑尾末端，将 F8～F12 尿管作为支架管，检查阑尾是否通畅，将阑尾末端缝合固定于腹壁上，导管可以保留或者拔除，术后注意防止残端闭合。

第八节　小肠移植肠造口

小肠移植是各种原因所致短肠综合征及不可逆性肠功能衰竭患者的首选治疗方法之一。该手术方式通过移植一段健康小肠与受者残存消化道重建，恢复受者的肠道功能，最终实现营养自主。小肠移植按供体来源可分为亲缘性活体小肠移植和社会捐献小肠移植；按移植脏器数可分为单独小肠移植、其他脏器联合小肠移植、多脏器联合小肠移植。

近年来，随着移植外科技术、免疫抑制方案等不断优化，小肠移植受者短期预后有了显著改善，术后 1 年的患者生存率和移植物存活率分别为 80％和 72.4％，但长期生存仍受到感染和排斥反应的挑战，30％～40％的小肠移植受者在术后第 1 年内发生急性排斥反应，发生最初排斥反应的中位时间为小肠移植术后 2.5 周。目前，尚缺乏可靠的非侵入性生物标志物来评估与急性排斥反应相关的同种异体移植物功能障碍，频繁的内窥镜监测和组织学评估仍是其及时诊断排斥反应和机会性感染、移植后淋巴增生性疾病等其他移植后并发症的主要手段。为满足移植术后早期频繁内窥镜检查的需要，方便直接进入移植肠道，小肠移植术中行移植肠造口是目前大多数移植中心的常规操作。

小肠移植肠造口是将移植肠末端在腹壁适当位置拉出并翻转，然后缝于腹壁形成的移植肠开口，是观察移植肠存活、排斥反应和移植肠功能恢复的重要窗口，是内窥镜检查行移植肠黏膜活检术的主要途径。按移植肠造口的部位，有回肠造口和结肠造口，其中以回肠造口多见。按移植肠与受者残留结肠/直肠是否吻合以及吻合的方式，分为终末型造口、烟囱型造口和袢型造口。终末型造口常为永久性造口。烟囱型造口和袢型造口常为临时性造口。临时性造口关闭的手术时机：小肠移植术后连续监测 3 个月以上，移植肠功能稳定无排斥迹象；造口高排量明显，经常规治疗措施未能缓解，严重影响受者肠内营养物质吸收，造口关闭手术时间可提前至术后 2 个月内。

一　适应证

1. 终末型造口

终末型造口适用于全结肠缺失、结肠无功能或有发生吻合口漏的高风险受者。

2. 烟囱型造口

烟囱型造口适用于有部分结肠/回肠残存的受者。肠内容物可经造口和经结肠通过原肛排出。在受者残留肠段条件允许的情况下，烟囱型造口是首选的造口技术，因此也是小肠移植术中最常见的造口类型。

3. 袢型造口

袢型造口适用于有部分结肠残存或直肠较短的受者。肠内容物通过造口完全分流，原肛有少量肠腔分泌物排出。

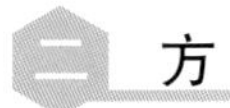

二 方 法

1. 造口肠段准备

(1)终末型造口：终末型造口是直接将移植肠末端修整后备用，移植肠与受者残留肠段不行远端肠吻合(见图 3-7)。

(2)烟囱型造口：是先在距移植回肠末端 10～15cm 处行移植肠和受者结肠/回肠烟囱式吻合(采用端端吻合或端侧吻合)，并修整移植肠末端备用。与袢型造口相比，烟囱型造口具有制作和关闭手术简单等优点(见图 3-8)。

(3)袢型造口：先将移植肠远端与受者结肠行标准双层吻合后备用(见图 3-9)。与烟囱型造口相比，袢型造口制作和关闭手术相对复杂，因此在小肠移植术中较少采用。

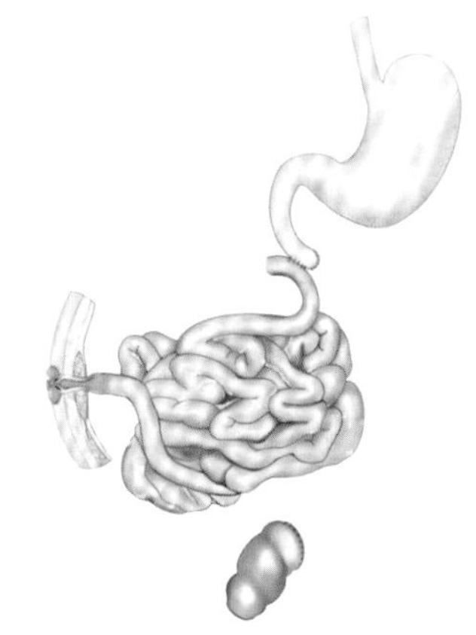

图 3-7 终末型造口

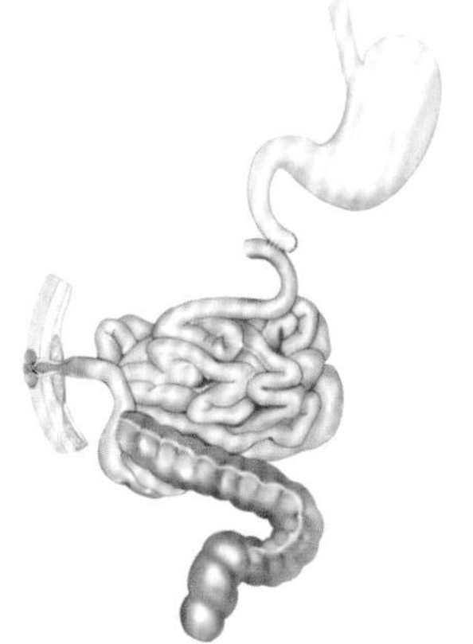

图 3-8 烟囱型造口

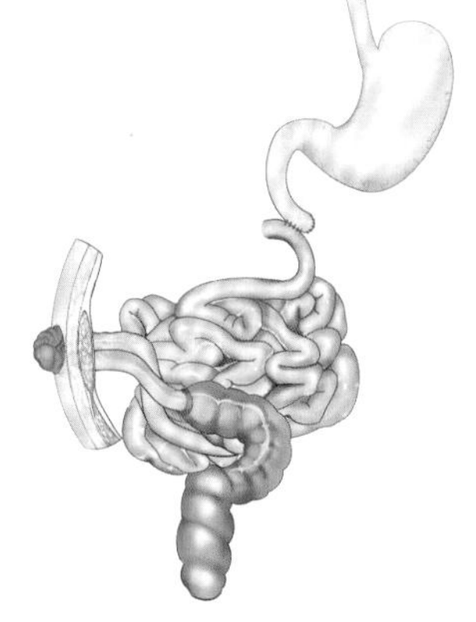

图 3-9 袢型造口

2. 切开皮肤

右或左经腹直肌切口，在标记好的造口部位切去直径约 2.5cm 的圆形皮肤，同样范围切除皮下组织，达腹直肌前鞘。

3. 切开腹直肌

先“十”字形切开腹直肌前鞘，再纵行切开腹直肌，然后“十”字形切开腹直肌后鞘和腹膜。腹壁各层切口等大，切开的通路能轻松容纳二指。

4. 提出移植肠

终末型造口和烟囱型造口是将移植肠末端直接从造口部位切开处拉出，高出皮肤约 2～3cm。袢型造口时，在距移植肠和受者结肠吻合口近端 15cm 处，将移植肠段从造口部位切开处拉出。

5. 缝合固定移植肠袢

将拖出移植肠管浆肌层与腹膜间断缝合固定。

6. 造口肠管与皮肤缝合

终末型造口和烟囱型造口是将拖出的移植肠末端肠壁黏膜外翻，套在移植肠外壁，用可吸收缝线将外翻的肠壁全层与切口皮肤缝合固定。袢型造口是将移植肠外置于腹壁后，在肠系膜对侧横行切开肠腔 2/5 周，然后将肠壁全层与皮肤间断缝合。

第四章 肠造口围手术期护理

肠造口通常主要用于转流粪便。此类手术改变了患者正常排便途径，患者无法随意控制粪便的排出。肠造口的存在对患者的生理、心理、社会等方面均产生深刻的影响，患者生活质量明显下降。因此，需重视专业的造口围手术期护理，以期为患者及其家属提供与造口相关的健康指导，促进造口患者完全康复。

第一节 肠造口术前评估与护理

由于肠造口改变患者的排便方式、患者缺乏肠造口知识等，致使患者在手术前往往存在焦虑、恐惧等不良心理问题，因此有必要在术前对患者进行生理、心理和社会因素评估，并积极进行干预，通过专业人员术前访视、同病者现身说法等，逐步解决患者的生理、心理问题，积极面对即将进行的肠造口手术。

一 术前评估

(一)一般资料

术前评估的一般资料主要包括年龄、性别、文化程度、职业、主要照顾者情况、家庭月收入、医保类型、社会支持和健康行为等。评估既往史，是否有肠道手术史、脑卒中病史、糖尿病病史等。

(二)身体状况

通过病史、体格检查和实验室检查等指标，判断患者身体状况。评估患者进食情况、体重及有无贫血、低蛋白血症等营养问题。评估患者呼吸系统状况，包括有无吸烟史、支气管哮喘病史、肺功能损害等情况。评估有无腹泻或便秘。

(三)皮肤情况

造口袋粘贴的稳固性与造口周围皮肤情况密切相关，术前应评估拟行造口区域的皮肤是否存在手术疤痕、生理性皱褶、畸形等；是否存在银屑病、天疱疮、特发性皮炎等全身性皮肤疾病，必要时咨询皮肤科医生；了解皮肤过敏史，对过敏体质患者应考虑进行皮肤斑贴试验。

（四）职业和生活习惯

职业和生活习惯不同程度地影响造口位置的选择、造口排泄物的状态、造口护理习惯以及造口用品的选择等。例如：电工需在腰间佩戴工具带，司机需长期坐位开车，警察需在腰间佩戴枪带，体育教练常弯腰下蹲等；关注患者的衣着习惯，如系裤腰带的高低、有无穿紧身衣服的习惯等。在选择造口位置时，应针对上述特殊情况给予更多考虑；坐轮椅者，应坐在轮椅上评估腹部的情况。饮食种类的原因，全年素食主义者可能有造口排泄物偏干而致便秘的风险。

（五）沟通能力

沟通能力包括听、说、阅读和理解能力。对于听力丧失者，造口护理教育可选择写或看的形式，如通过看视频、幻灯片、图片、造口护理册等进行信息交流。患者的阅读和理解能力程度不同，接受能力有很大的差别，应根据患者的个体差异制定不同的措施，如可采用反复视频解说、操作演示和实践指导来帮助接受能力弱的群体更快地掌握造口的相关护理知识，同时也请其照顾者一起参与。

（六）视力视觉

针对一般视力受限者，可进行视觉援助，如佩戴眼镜或照看镜子；视力明显降低、年龄大者，建议重复回放演示，可以通过让患者触摸来指导造口用品的使用，术前选择模型和造口袋给患者练习；视力消失者则需请照顾者一同参与造口的健康教育宣教，协助完成术后造口的护理。

（七）手的灵活性

手的灵活性直接影响患者造口自我护理技能，也影响造口用品的选用。可以借与患者握手的机会，评估患者手的力度，了解患者是否患有影响手灵活性的疾病。通过观察患者双手的活动和操作，了解患者手的灵活性和协调性，如能否打开夹闭的锁扣、能否使用剪刀裁剪造口底盘等。手灵活性欠缺的患者较适合使用一件式的造口袋、预开口的造口袋和免裁剪造口袋。对这些患者，在宣教和指导时应给予更多的时间和耐心；对手指残缺不能自理的患者，则在术后由照顾者护理造口。

（八）心理、信仰、经济状况、社会及家庭支持系统

缺乏造口知识、担心预后、担心拖累家人等问题，使患者出现焦虑、抑郁甚至绝望等心理。评估患者信仰、价值观、卫生及饮食习惯等。评估社会及家庭系统能否给予充分支持，如医疗保险状况、家庭成员情况、家庭经济情况、有无照顾者、人际社交关系等。永久性肠造口患者将终生使用造口用品，造口用品的费用会加重患者的经济

负担。因此，要了解患者的经济状况以及医疗保险情况，以便更好地指导患者选择合适的造口用品。良好的家庭支持可以影响患者的行为。当家庭成员提供照护时，可以增强患者的自尊、自信，让家庭成员共同面对疾病。良好的社会支持对于疾病期间满足情感需要、保持生活能力也是非常重要的。

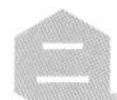 术前护理

（一）全身干预

根据术前身体检查结果，积极治疗基础疾病，包括呼吸道疾病、糖尿病等，积极改善患者营养状况。

（二）肠道准备

传统的肠道准备包括口服肠道不吸收抗生素、饮食控制（一般术前 1 天流质饮食）、机械性肠道准备，如口服泻药、对不全梗阻的患者给予灌肠等。在加速康复外科理念下，无胃肠道动力障碍者在麻醉 6 小时前允许进食固体饮食，麻醉 2 小时前允许进食清流质。

（三）术前访视

术前访视指由专业的医护人员在相对隐蔽的场所，有针对性地评估和干预患者造口相关的身体、心理情况，讲解造口知识、造口定位，进行造口护理演示、试戴造口袋等，其目的主要在于让患者了解造口手术的必要性和重要性，消除患者的顾虑，使其平稳、安全地接受造口手术。必要时，可以邀请造口探访者一起进行术前访视。

1. 心理干预

不同患者对肠造口的认知和接受程度存在差异。年轻患者对形象要求较高，抵抗情绪明显；中年患者在家庭和社会中承担多种角色，要承受事业、家庭、社会等多方面的压力而焦虑不安；老年患者则担心无法自理，遭家人嫌弃，表现为悲观甚至绝望。干预过程中要耐心倾听，鼓励患者倾诉内心的不安，根据患者的不同心理问题，个性化地给予心理疏导。向患者介绍经历相同的成功例子，告知患者造口手术虽然改变排便方式，但若造口袋佩戴合适，护理妥当，不会对生活造成太大的影响。必要时安排造口探访者进行现身说法。对一些抵触心理比较强的患者，可以请心理咨询师会诊，进行心理疏导。

2. 造口知识教育

造口知识教育包括以视频、书籍、图片、造口模型及造口用品等为道具，向患者讲解即将进行的肠造口手术的方法、造口类型、造口位置、造口功能、造口袋的使用等，让患者了解造口术后的日常生活，使患者及其家属充满信心，能以良好的心理状态迎接手术。注意患者的理解和接受程度，避免信息量过多、复杂而使患者难以理解，影响教育效果。制订围手术期教育计划，分阶段给予教育。

3. 造口定位

造口定位是指在术前预留标记好理想的造口位置。良好的造口位置有利于患者术后更好地进行造口护理，是患者顺利适应造口生活的重要前提之一，具体相关内容见本节“三、造口定位”。

4. 了解和试戴造口用品

介绍常见的造口袋种类和造口辅助用品及其使用方法，在造口模具上演示粘贴造口袋。根据需要让患者在术前试戴造口袋数小时，体验造口袋的隐蔽性、造口位置是否合适，调整造口位置，消除对造口袋佩戴的恐惧感，进一步增强患者接受造口手术的信心。

三 造口定位

术前造口定位即在术前根据患者的疾病、治疗方案、手术方式、造口类型及生活习惯等因素，在腹壁确定一个或多个预设的造口位置，并做上标记，作为外科医生术中做造口时的位置参考。手术体位、麻醉、切口等因素可能导致造口解剖位置与理想位置有较大偏离，不理想的造口位置可能导致造口护理困难而影响患者的生活质量。因此，术前进行准确的造口定位对医生在术中参考的意义重大。造口定位可提高患者的造口自我护理能力，减少因造口位置选择不佳而导致造口术后的并发症发生，减轻经济负担，减轻患者和照顾者的压力，提高造口患者的生活质量。

(一)定位的目的

1. 便于日后患者自我护理

造口定位的重要作用之一是使患者能方便看清自己的造口，便于出院后的自我护理，在很大程度上提高患者造口自我护理能力。

2. 减少造口相关并发症

在平卧时，人体腹部大多较平坦；而在坐位和弯腰等其他体位时，人体皮肤可出现皱褶。因此，理想的造口位置不仅需要避开腹壁皱褶、凹陷等处，还需要考虑患者不同体位的造口周围平坦性，使造口底盘有足够的有效粘贴面积，降低造口渗漏的发生率，降低造口护理难度，减少造口相关并发症的发生。

3. 提高患者生活质量

造口患者生活质量与患者造口自我护理能力、造口相关并发症的发生息息相关。如渗漏引起的造口周围皮肤炎症、疼痛、感染，以及社交尴尬，导致生理、心理及社交问题的发生，严重降低造口患者的生活质量。良好的造口位置可以提高患者造口自我护理能力，减少造口并发症的发生，增强患者正常生活的信心，从而促进患者康复、提高患者生活质量。

4. 减少造口用品开支

造口位置不当增加造口并发症的发生风险，使得患者需要更加频繁地更换造口

用品，消耗造口附件产品，增加就诊次数，严重者甚至需要手术来缓解并发症。因此，合理的造口位置可以减少以上相关问题，减轻患者及其家属的经济负担。

(二)定位基本原则

1. 患者在不同体位下均可见到造口

患者在躺、坐、站、弯腰等体位时能看清自己的造口。造口是持续伴随着患者的，因此建议有自理能力者进行自我护理。如患者无法看清自己的造口，则很难进行自我护理，增加造口护理难度，且如果需要照顾者的帮助，将增加患者和照顾者的负担。

2. 选择平坦部位

造口定位时避开瘢痕、皱褶、骨突处、肚脐、皮肤病变、腰线等处。造口周围皮肤需要留有一定平整面积，用于粘贴底盘。若周围皮肤不平整，将导致造口底盘与皮肤的密闭性降低，易引起排泄物渗出，缩短造口底盘寿命，增加皮肤相关并发症的发生，增加经济负担。造口如位于腰部，将影响患者的穿戴，造成生活不便。

3. 造口定位于腹直肌上

术后随着时间的延长，患者用力、下蹲、咳嗽、举重物等增加腹压的动作，易使腹腔内小肠、大网膜等通过造口的腹壁薄弱处疝出，引起造口旁疝。造口位于腹直肌上，可以起到稳固作用，减少造口旁疝的发生。已有多项研究显示，造口位置如果偏外、偏低、偏离腹直肌，不仅可能造成患者自我评估和护理困难，也会增加后期造口旁疝的发生率。

(三)定位的步骤

1. 整体评估

造口定位前，应先充分了解患者的一般信息、现病史、既往史、过敏史、拟行的手术名称；提前了解患者对自己疾病的认知程度和对造口的接受程度；了解患者的文化程度和沟通能力，必要时请家属在旁。

2. 用物准备

用物准备包括手术记号笔、圆形不干胶贴纸(直径约为 2.5～3.0cm)、透明敷料。

3. 环境准备

房间温暖、私密，光线充足，注意保暖。

4. 解释和配合

由经过相关培训的医护人员进行术前造口定位，必要时邀请主管医生参与；向患者及其家属解释造口定位的目的及重要性，取得配合，松腹带，暴露腹部。

5. 定位方法

在不同体位下观察腹部轮廓和皮肤情况，注意避开陈旧疤痕、皱褶、腰围线和骨突部位等。常见肠造口手术的造口类型和位置见表 4-1，操作者可根据拟行造口的类型和位置，站在患者的左侧或右侧，以方便操作。

表 4-1　常见肠造口手术的造口类型和位置

手术方式	造口类型	造口位置
腹会阴联合切除术	永久性乙状结肠末端造口	左下腹
Hartmann 术	临时性或永久性结肠造口	左下腹
回肠肛管储袋吻合术	预防性回肠造口	右下腹
全大肠切除术	回肠末端造口	右下腹
低位前切除术	临时性回肠袢式造口	右下腹
次全大肠切除术	预防性回肠造口	右下腹

(1)寻找腹直肌：嘱患者去枕平卧，双手十指交叉放在枕部(类似仰卧起坐的姿势)，头部抬头 30°左右看脚尖位置，嘱患者做咳嗽动作，此时在患者脐部两侧较易触摸到腹直肌外侧边缘，以虚线做标记。造口开口于腹直肌上，可减少造口旁疝及造口脱垂等并发症的发生。如果因患者肥胖等而找不到腹直肌外缘，则可将乳头垂直线作为腹直肌的外缘。

(2)拟定造口位置：在脐与髂前上棘连线的内上 1/3 交界点，或脐部向左、右做一长约 5cm 的水平线，脐部向下做一长约 5cm 的垂直线，形成在腹直肌内的正方形区域，选择平坦造口位置。拟行乙状结肠造口者造口位置在左下腹腹直肌内；回肠造口在右下腹腹直肌内；横结肠造口在左或右上腹以脐部和肋缘分别做一水平线，在两线之间在腹直肌内的区域(见图 4-1)。

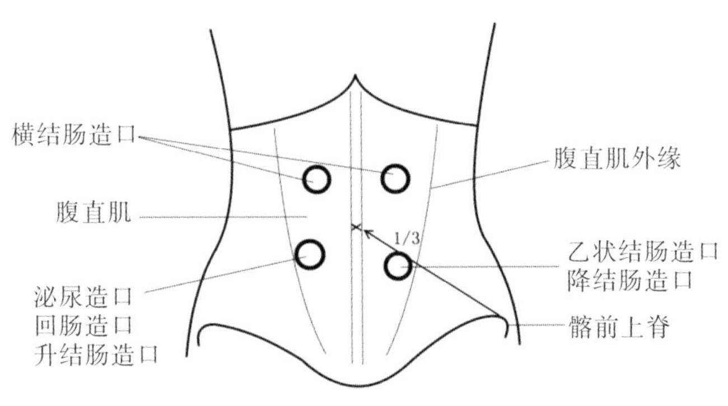

图 4-1　造口定位示意

(3)标记方法：在预设的造口位置上粘贴圆形不干胶贴纸，观察更换体位后预设的位置是否在腹壁的皱褶处，不同体位下患者能否看到自己的造口，询问患者是否同意预设的造口位置等。如无异议，则用酒精(酒精过敏者，可用生理盐水)清洁预设位置，待干，用手术记号笔标记造口位置，必要时使用透明敷料覆盖。告知患者及照顾者术前勿擦洗标记；如标记颜色变淡，及时通知医护人员。

(4)试戴造口袋：情况允许者，以标记处的实心圆为造口位置，粘贴造口袋。躺、坐、站、弯腰等体位观察造口及造口袋。

(四)特殊情况下的定位考虑及注意事项

1. 体质指数(BMI)30kg/m^2以上者,造口位置宜定在腹部隆起的最高处,以免隆起的腹部挡住患者的视线而影响日后造口的自我护理。

2. 坐轮椅者,需让患者坐在轮椅上来评估造口位置,造口位置可以略高一些,方便患者日后自我护理。

3. 肠梗阻、腹胀等腹直肌难以辨别或其他复杂的情况下,可由医生在术中确定造口位置。手术方式及造口类型不能确定者,与医生充分沟通后,可预设多个造口位置,供医生在术中选择。即使急诊手术,也建议进行术前造口定位。急诊手术术中造口定位由主刀医师完成,位置选择与术前造口定位原则一致,但只能在平卧位时进行,因此建议医师进行相关知识的培训,医护密切协作。

4. 计划行两个以上造口的手术患者,定位不宜在同一条水平线上,以免在使用造口腰带时压迫另一个造口,造口之间相距 5～7cm。如需同时行泌尿造口和乙状结肠造口,一般将泌尿造口定在右下腹、将乙状结肠造口定在左下腹,泌尿造口略高于乙状结肠造口,两个造口高度相差约 2～3cm,方便日后造口袋的粘贴和造口腰带的使用。回肠和结肠双造口时,回肠造口一般在右侧偏上,结肠造口在左侧偏下。

第二节　肠造口术后评估与护理

肠造口手术后常规护理同普外科常规护理,早期需监测生命体征,观察腹部症状和体征,记录伤口、引流、尿量、疼痛等情况。加速康复外科在结直肠手术中的应用已较为成功,如不常规放置胃管、注重多模式镇痛、早期下床活动和进食、术后早期拔除导尿管和腹腔引流管等。本节主要阐述造口及其相关的评估与护理。

一　术后评估

(一)心理评估

了解患者及其家属对造口的认知、态度。手术后尽早让患者触摸、观察自己的造口,评估患者和主要照顾者对造口的接受情况,及参与造口护理的意愿。

(二)切口评估

评估切口的缝合情况和包扎情况,切口与造口的距离;如果切口非一期愈合,评估伤口的大小、深度、组织的类型、敷料,以及渗出液的颜色、量、性状和气味等。

(三)活动能力

评估每日下床活动的次数和时间,能自行排放造口袋内气体和排泄物或更换造口袋的操作能力等。

(四)造口评估

首次应全面评估造口手术的过程是否顺利、造口的类型、造口的活力(观察黏膜颜色)等,每班一次评估造口排气排便情况、造口黏膜颜色并做好记录,如存在造口黏膜颜色异常等特殊情况,则需根据具体情况缩短评估时间。

1. 类型和模式

查看手术记录或与手术医生沟通,确认手术方式和造口类型,如结肠造口、回肠造口、阑尾造口等。造口模式是根据造口的形成结构来描述的,如单腔造口、袢式造口、双腔造口、自闭性回肠插管造口。单腔造口是在术中把肠道切断,近端拉出腹腔,在腹壁上缝合形成的,远端肠管可能切除或闭合留在腹腔;袢式造口是在术中把整段肠襻拉出腹腔,用支撑棒在腹腔外作支撑预防肠管回缩,切开肠管,近端开口有排泄功能,远端为没有排泄功能的黏液瘘管,造口外观仍为一个肠造口;双腔造口是在术中把肠道完全切断后,将近末端及远端起始端拉出腹壁,紧靠一起固定于皮肤表面,形成"肩并肩"式的造口;自闭性回肠插管造口是在术中把粪便转流管插入回肠,插管经右下腹壁戳孔引出并固定,用于暂时转流粪便(见图 4-2 至图 4-5)。

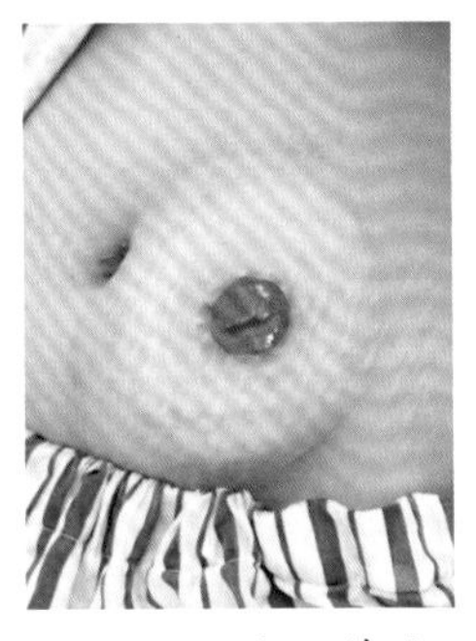
图 4-2 结肠单腔造口

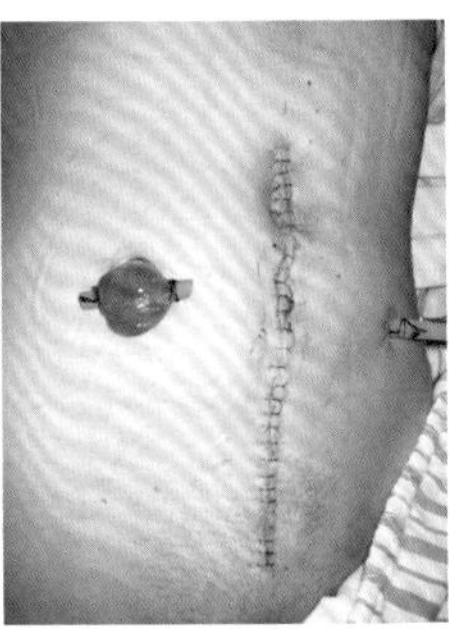
图 4-3 回肠袢式造口

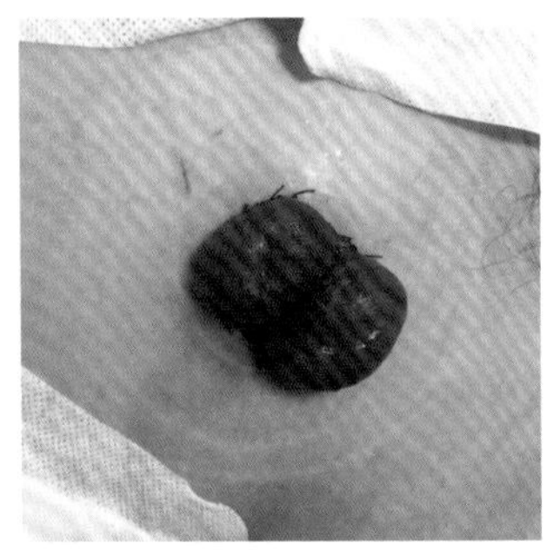
图 4-4 双腔造口

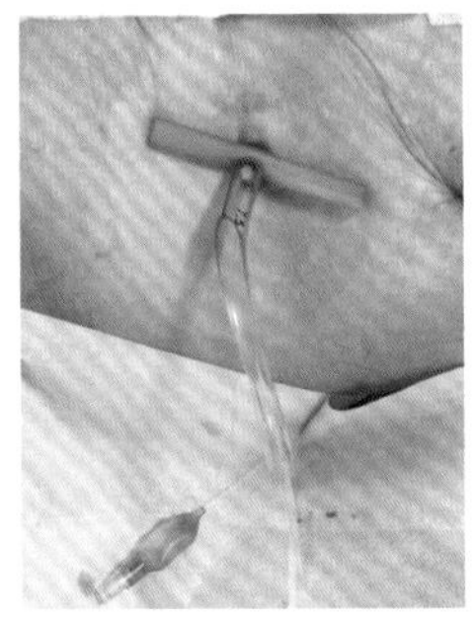
图 4-5 自闭性回肠插管造口

2. 位置

乙状结肠或降结肠造口一般在左下腹,横结肠造口在上腹部,升结肠造口在右上腹,盲肠造口、回肠造口和阑尾造口在右下腹,也有将阑尾造口做在脐孔部使外观隐蔽。

3. 造口的活力

根据造口黏膜颜色判断造口的活力,正常的造口呈牛肉红或粉红色,表面平滑、湿润、有光泽。如果造口呈苍白或紫红、深暗红色,甚至灰色及黑色,提示有缺血或坏死的情况,应严密观察。术后早期,肠造口水肿是正常现象,表现为造口肿胀、发亮、水润饱满,无须特殊处理,一般在术后 3~6 周能自行消退;若水肿明显且不消退,需查明原因,评估是否有低蛋白血症、心功能不全等,根据原因予以积极纠正。

4. 造口的高度

肠造口的理想高度为高出腹壁 1～2cm，便于粘贴造口袋，方便收集造口排泄物。对于黏膜高度不一致者，以排泄物出口端的黏膜高度为该造口的高度。当肠造口过于平坦甚至低于腹壁皮肤时，排泄物易渗漏至皮肤与造口底盘的间隙，造成皮肤损伤及缩短造口袋的使用寿命。若造口位置过高，造口黏膜易受到摩擦损伤，高于 5cm 者，可考虑为造口脱垂，严重的造口脱垂甚至可脱出腹部几十厘米，除感官不适外，也易发生肠段缺血坏死等更严重的并发症。阑尾造口一般平坦或微凸于皮肤，位于脐部的阑尾造口则往往低于腹壁皮肤表面。自闭性回肠插管造口的插管以高出腹壁 2～3cm 为宜，若插管过短，外固定的胶管易滑脱导致插管进入体内；若插管外置过长，则增加其被碰撞的风险，且不便于穿衣、社交等日常生活。

5. 形状和大小

造口形状可记录为圆形、椭圆形、不规则形等。单腔造口一般呈圆形或椭圆形，袢式、双腔造口呈椭圆形。规则的圆形造口可降低造口底盘裁剪的难度。造口的大小是指外露肠黏膜的大小，可用量度板或尺子测量。对于黏膜圆形造口，以直径为标准；对于椭圆形和不规则形状造口，分别测量最宽和最窄处。不同患者肠造口的大小略有不同，结肠造口一般大于回肠造口。同一患者在不同时期的造口大小也会发生变化，如手术初期造口水肿，造口略偏大；康复期水肿消退后，造口较前变小。因此，不建议患者一次性裁剪多个造口底盘，以免底盘下次不适用而造成浪费。当造口明显变大或变小时，需考虑是否发生造口水肿、脱垂或者回缩等并发症，需及时入院复诊。

6. 黏膜与皮肤连接处

观察造口黏膜与皮肤缝合处是否有感染、缝线是否松脱，及是否有出现造口皮肤黏膜分离或局部出血等情况。连接处缝线过早脱落、感染等，可引起造口渗漏而导致并发症，同时粪便污染连接处，造成创面不愈甚至造口回缩等。

7. 造口支撑棒

支撑棒通常用于袢式造口，一般 2 周左右可拔除，术后需观察支撑棒是否松动或固定太紧而损伤造口黏膜及皮肤，观察有无因支撑棒引起的肉芽增生、压力性损伤等。支撑棒应选择光滑圆润、易于取出的材质。

8. 造口功能恢复情况

造口手术后初期建议使用透明、无碳片、无排气功能的造口袋。听诊腹部四个象限的肠鸣音恢复情况，观察造口袋内是否有气体排出，此为肠蠕动恢复的信号。回肠造口术后 24～48 小时即开始排气和排便，最初排出深绿色水样便，接着可进入高排出量阶段，每日排出量可超过 2000mL，当造口持续高排量时需关注患者水、电解质平衡情况、尿量情况等。结肠造口开始排泄的时间较回肠造口晚 1～2 天，越远端的结肠造口，其排泄出的粪便性状就越接近正常。

9. 造口周围皮肤情况

造口周围皮肤状况直接影响造口袋的粘贴。理想的造口周围皮肤是健康、完整和平坦的。观察造口周围皮肤有无红斑、糜烂、皮疹、水疱等。评估切口与造口的关系，切口内置造口、切口端置造口、切口旁置造口都会影响造口袋的粘贴和切口的愈合，注意观察切口渗出、愈合情况，避免感染。

二 术后护理

（一）心理护理

鼓励患者倾诉对造口的感受、担心、不安和疑虑，给予耐心指导和安慰，鼓励其参与造口自我护理。做好照顾者的心理指导，关心体贴患者。术后同伴教育可以作为专科护士指导的补充，根据需要安排造口探访者进行床边探访。

（二）饮食指导

随着快速康复理念在外科领域的应用，择期腹部手术后早期恢复经口进食、饮水可促进肠道功能恢复，有助于维护肠黏膜屏障，防止菌群失调和移位，从而降低术后感染发生率及缩短术后住院时间。肠造口术在术后 4 小时就可以鼓励患者饮水。术后 1 天，开始尝试无渣流质饮食，饮食以清流质为主，逐渐过渡到米汤、菜汤、果汁、蛋羹等，进食量根据胃肠耐受量逐渐增加。术后 1 周，通常可进半流质饮食，如米粥、面条、小馄饨等。无特殊情况者，术后 1 个月可进普食。自闭性回肠插管造口患者的食物需要切碎剁细，以保证排泄物顺利从插管造口排出，也可口服肠内营养液补充必需的营养素，避免粪渣堵塞插管而引起堵管性肠梗阻。进食期间同时关注造口排气排泄情况和腹部症状及体征。

（三）活动和休息

长期卧床将影响胃肠功能的恢复、增加下肢静脉血栓形成的风险等，因此术后积极鼓励患者活动，计划患者的活动量并落实，设定每日活动目标，记录活动日记，逐日增加活动量。有效镇痛是早期活动的重要保障，术后清醒即可取半卧位或适量床上活动，术后 1 天即可开始下床活动。插管造口患者休息时可取侧卧位，仰卧位时注意被服不宜过重、过紧，以免压迫插管而引起不适。

（四）造口护理

患者的自我护理能力是肠造口患者适应水平的重要影响因素，对于身体条件较差的患者来讲，主要照顾者在患者的适应过程中承担着重要的角色。因此，对患者和主要照顾者的造口护理指导是保障造口患者生活质量的前提。随着加速康复外科理念在结直肠手术的广泛应用，造口患者的平均住院日明显缩短。护理人员需在有限的住院时间内有计划、不间断地对患者和主要照顾者进行造口护理的示范和教育，使患者在出院前基本能自理，掌握常见并发症的预防和护理规范。造口术后护理指导程序见表4-2。

表4-2　造口术后护理指导程序

时间	护理和指导内容
手术当天	使用透明造口袋收集排泄物；让患者触摸自己的造口；指导排放和清洁造口袋；有条件者提供自制的《造口护理手册》或告知造口知识获取方式
术后1～2天（第1次换袋）	指导患者和（或）主要照顾者观察造口；向患者和（或）主要照顾者示范换袋方法（使用一件式造口袋）；指导饮食种类和进食注意事项；提供相关操作学习视频
术后3～4天（第2次换袋）	在患者和（或）主要照顾者共同参与下更换造口袋（使用二件式造口袋）；介绍造口袋及附件用品的种类、特点和使用方法；提供相关操作学习视频
术后5～6天（第3次换袋）	帮助患者选择合适造口用品；在护士指导下，患者和（或）主要照顾者完成造口袋更换，评估其技能并纠错；指导造口周围皮肤护理和皮炎的防治
出院前（第4次换袋）	患者和（或）主要照顾者独立完成造口袋更换；指导常见并发症的防治；日常生活指导；出院后延续护理介绍

1.造口袋的排放和清洁

造口袋的排放和清洁是造口护理的日常内容，造口袋内的气体或粪便超过1/3或超过1/2袋体容量时需要排放，含有碳片的造口袋可以自动过滤气体。排放方法如下。

（1）一件式开口造口袋：造口袋开口处接便盆，打开封口夹，从上向下轻轻挤压袋体，将粪便和气体排出，可用装有温水的造口专用冲洗壶（或小口的塑料瓶）冲洗造口袋的下1/3部分，冲净后擦干造口袋开口处，夹闭。

（2）二件式造口袋：排放方法如下。①底盘袋子分离法：松开锁扣（若有），一手按住底盘，一手捏住造口袋卡环上的蝶翼向上提起分离袋子和底盘，用柔软纸巾或纯水湿巾等轻轻去除底盘和造口黏膜上的排泄物，装上备用造口袋，再排放和清洗所取下的造口袋，阴凉处晾干，避免用热水清洗和太阳下暴晒，以免影响造口袋使用寿命，有条件者可直接弃用。该方法开口袋、闭口袋均适用。②尾部开口倾倒法：开口的二件式造口袋清洗方式也可以同一件式开口袋操作，不分离袋子和底盘，造口袋尾部开口松开后直接进行排泄物排放和清洁工作。

在住院期间和术后早期，造口袋清洁工作主要由照顾者承担，患者可采取卧位或斜坐位。康复期，鼓励有能力的患者自行处理造口袋内排泄物。患者可选择坐在马桶上排放。准备好物品，预先将可融化的纸巾放在马桶水面上，以免倒入排泄物时飞溅。处理时，患者尽可能靠后坐在马桶上，向上握住袋子的底部，打开袋子封口夹，手上备好纸巾，小心地倒出袋内排泄物，尽量保持造口袋外部清洁，倾泻尽后用卫生纸擦拭袋子尾部的内部和外部，用封口夹重新夹紧。

2. 造口袋及造口附件用品的选择和使用

住院期间示范、指导造口袋的更换和造口附件用品的使用。根据造口类型、造口特点、造口术后的时间、排泄物特点、造口并发症情况、自我护理能力、经济状况及对生活质量的期望等因素，帮助患者选择适合的造口袋。一般情况下造口袋的选择见表 4-3。造口附件用品的使用可有效预防和治疗造口及其周围并发症，如造口护肤粉、皮肤保护膜和防漏膏（或环、条）、造口腰带和造口旁疝腹带等，具体可见第五章"肠造口护理用品及选择"。

表 4-3　造口袋的选择

时间		造口袋的选择
根据手术后时间	术后早期	一件式或二件式透明、不含碳片开口袋
	胃肠功能恢复后	半透明或不透明的一件式或二件式带碳片开口袋或闭口袋
根据造口类型	乙状结肠造口	一件式或二件式开口袋/闭口袋
	回肠造口	一件式或二件式开口袋
	横结肠造口	一件式或二件式底盘较大开口袋
根据造口高度	造口高度 2cm 及以上	平面底盘造口袋
	造口低平或凹陷	凸面底盘造口袋

3. 造口底盘及造口袋的更换

由于排泄物的侵蚀和受造口底盘黏胶寿命的限制等，需要定期更换造口底盘及造口袋，这也是造口护理的主要内容，具体可见第五章"肠造口护理用品及选择"。

4. 健康指导

(1)衣着：肠造口患者的着装无明显变化。总体原则建议宽松和舒适，不推荐穿紧身衣，以避免挤压和摩擦造口，减少肠排气排便后衣物鼓起的尴尬。男士使用皮带者，建议调整皮带位置，使其勿直接置于造口处；也可考虑改穿高腰裤或背带裤等。

(2)饮食：术后初期少食多餐。对于肠造口患者来说，造口只是改变了粪便排出的通道；对于咀嚼和吞咽功能正常的患者来说，除需适当限制一些富含粗纤维的食物外，饮食应基本与普通肠道手术患者无异。肠造口患者术后康复期饮食总体原则为营养均衡，以无腹痛腹胀、造口排气排便无特殊改变为宜。大部分肠造口患者有肠切除史。为适应造口袋的使用，患者在饮食上需注意以下几点。①高蛋白饮食，如新鲜鱼类、肉、蛋、奶等含优质蛋白的食物，在烹煮时宜清淡易消化；肾病综合征等不宜高蛋白饮食者除外。②补充适量新鲜的蔬菜水果（自闭性回肠插管造口带管期除外），补充维生素，但少食含过多粗纤维的不易消化的食物，如笋干、玉米等，以免堵塞造口引起排便困难（如回肠造口及口径较小的结肠造口）。进食时细嚼慢咽。③忌辛辣刺激饮食和不易消化饮食。辛辣刺激的食物包括油炸、烟熏、含过多辣椒、冰镇等刺激性强且易腹泻的食物，不易消化的食物如爆米花、坚果、黑木耳等。④少食大蒜、洋葱等产气食物，忌饮或少饮含碳酸饮料，多饮水。碳水化合物棉子糖难以消化且可被结肠细菌发酵产气。含棉子糖的常见食物包括豆类、卷心菜、花椰菜、球芽甘蓝、西兰花和芦笋等。淀粉和可溶性膳食纤维也是促进产气的碳水化合物。土豆、玉米、面条和小麦可产生气体，而大米则不会。可溶性膳食纤维（存在于燕麦麸、豆类和大多数水果中）也可产生气体。因此，为避免造口袋鼓气过多的尴尬和经常放气的麻烦，建议需社交时尽量少食用产气食物。饮食后存在一个“滞后时间”：对于回肠造口患者，从摄入产气食物到实际气胀的时间为 2～4 小时；对于远端结肠造口患者，该时间为 6～8 小时。除膳食调整外，回肠造口患者应避免饮用碳酸饮料、用吸管喝饮料、嚼口香糖和吸烟等易增加气体吸入的行为。⑤在尝试一种新食物时要逐渐增加进食量，且每次只尝试一种。从未食用过的食物有引起腹泻的可能，因此初期需少量进食。建议避免同时尝试两种新食物，以免发生肠道问题时无法辨别，影响判断。⑥对于自闭性回肠插管造口者（带管期），建议摄入水蒸蛋、鱼肉等易消化高蛋白无渣类食物，同时饮用营养粉等补充营养，拒绝有渣食物，包括猕猴桃、火龙果等有籽排出的食物，以避免发生堵管性肠梗阻。插管拔除后，即可改为半流质饮食至普食。⑦防止便秘。结肠造口患者没有绝对的膳食限制，鼓励摄取适当的纤维（20～35g/d）和液体（1.5～2L/d）来防止便秘。如果出现便秘，可使用轻泻药或灌洗处理。对于重度便秘，可能需要用手指解除结肠造口嵌塞，但这需要入院由经验丰富的医生或造口专科护士进行。

（3）服用药物注意事项：小肠是药物吸收最重要的部位，由于回肠造口患者有发生药物吸收欠佳的风险，所以患者每次就诊需告知医生自己有回肠造口手术史，建议使用可快速溶解的药物剂型，如液体剂、胶囊剂和非包衣片剂，并避免使用控释型和肠溶型药物以及非常大的片剂，因为这些剂型的药物可能会吸收不完全。应向药剂师咨询哪些药物可能不会溶解或适当吸收；还必须避免使用轻泻药，因为使用轻泻药存在急性脱水的风险。

（4）沐浴：切口愈合后无其他禁忌即可恢复沐浴，建议选择淋浴，忌盆浴。对于结肠造口等排便有规律者，可去除造口袋及造口底盘进行淋浴，切忌用力擦洗造口及造口周围皮肤；使用中性沐浴液，不建议使用肥皂等碱性沐浴产品，因其易引起造口周围皮肤干燥，影响造口底盘的粘贴。回肠造口者因排泄无规律，建议佩戴造口袋进行淋浴,必要时在造口袋底盘周边使用防水胶布。结肠造口等确定短时间内不排泄者,可在淋浴结束后暂不粘贴新底盘,用纱布或柔软纸巾保护造口,暴露造口周围皮肤若干时间后再佩戴新造口袋。

(5)活动、运动和工作:适当的活动和运动有利于造口患者身心康复。术后康复期可进行轻体力活动和运动,包括扫地、洗碗、擦桌,但不建议抱娃等需使用腹部力量的家庭事务;体育类运动可以选择桌球、慢跑、散步等节奏不快的项目。忌重体力劳动和激烈运动,避免增加腹压的动作,以预防造口脱垂和造口旁疝的发生。重体力活动包括搬运重物、举重、举哑铃等需要腹部力量强的活动;激烈运动包括篮球、足球、拳击等。造口患者在术后康复后可回归正常的生活和重返工作,但需考虑工作性质、强度及工作姿势。

(6)旅游:身体和体力恢复、无造口并发症发生的患者可以旅游。旅游地点可尝试由近到远过渡。出门前带齐足够的造口护理用品、止泻药、缓泻剂等。排便有规律者可以选择闭口袋,方便更换。勿将所有造口护理用品放入行李托运,随身携带一套备用的。坐飞机前建议排空造口袋内气体和排泄物,或选用有排气功能的造口袋。旅游活动根据自身体力等情况选择,提早了解当地公共卫生设施情况。注意卫生健康饮食,以防腹泻引起造口护理不便。

(7)性生活:注重对患者及其配偶的教育。身体恢复,在充分准备后可以进行性生活,比如排空造口袋、使用迷你造口袋等。如术后存在性功能障碍,可以进一步寻求医疗帮助。告知患者寻求医疗帮助的途径。具体内容可见第十四章“其他肠造口相关并发症解析与护理”。

(8)如何获得造口用品:出院前指导其配备一定数量的造口用品,并告知出院后获取造口袋及造口附件产品的具体方式;常见的护理用品可在医院、医疗器械商店及线上商店获得。告知患者规范购买的重要性,告知患者了解当地有关造口护理用品的医疗保险报销政策。

(9)随访:造口需要终生随访,随访方式有电话、互联网、造口门诊、居家护理等。根据患者具体情况,告知随访的时间、频率,随访的内容包括造口的情况、渗漏、皮肤问题、造口用品的调整等。告知互联网平台咨询方式、造口门诊开诊时间及具体地点等。告知须来院就诊的时机,除常规就诊时间外,出现以下情况需及时到院就诊:造口问题(疼痛、渗漏、出血、脱垂等),造口排气排便明显减少,有腹痛腹胀或恶心,有脱水迹象(造口排量明显增多、口渴、恶心、虚弱、尿量少等)。

(10)提供造口相关社会资源信息:如造口联谊会、各地造口人协会等,以及出现问题可以寻求帮助的途径,鼓励患者参加社交活动。

(11)指导其他康复措施:必要时指导扩肛的方法、会阴部伤口处理的方法,术后康复期根据患者情况介绍结肠造口灌洗相关知识、造口旁疝预防操等。

(五)肠造口患者出院准备

在加速康复外科理念下,肠造口患者住院时间明显缩短,术后约 5～7 天即可出院。多项研究显示,肠造口患者的出院准备度处于中低水平,患者出院时仍处于康复初期甚至还未正视造口护理便已出院,出院准备不佳,出院后难以应对造口的自我护理,增加并发症的发生,不利于其回归家庭与社会。良好的出院准备有助于降低患者非计划性再入院率、降低并发症发生率、节约医疗费用、提高医疗资源利用率和床位周转率等。因此,医护人员需根据一定的规范化内容对肠造口患者进行专科教育,提高肠造口患者的出院准备度,加强其延续性适应能力。

肠造口患者出院准备的基本指标包括以下内容。

1. 造口相关知识

(1)能够识别造口正常状态:描述造口类型;描述造口排泄物特征;识别造口外观的正常状态;识别造口周围皮肤的正常状态。

(2)能够知晓居家日常管理:知晓与造口类型相适应的饮食;知晓衣着、运动、工作、沐浴等相关知识。

(3)能够知晓需要紧急就医的异常情况:知晓造口、造口周围皮肤和造口排泄物异常时需要紧急就医的时机。

2. 造口护理技能

(1)能够正确处理造口袋的排放与更换:知晓造口袋的排放时机、更换时机,正确操作处理。

(2)掌握造口周围皮肤管理。

(3)正确使用造口附件产品。

3. 造口延续护理信息

(1)知晓就诊流程和复查时间。

(2)知晓紧急异常情况就医的途径。

(3)知晓造口用品的获取途径。

(4)知晓多元化随访形式的参与路径(线上随访、线下随访)。

第三节　小肠移植术后造口的评估与护理

小肠移植术后移植肠造口需要多学科团队来共同评估和管理,护士作为多学科团队的重要成员,在移植肠造口管理中发挥重要作用,加强移植肠造口评估和护理,对早期正确识别和治疗移植肠相关并发症、促进移植肠康复具有重要的意义。

一 术后评估

(一)评估频率

相较于普通肠造口,移植肠造口术后早期需要增加评估频率。小肠移植术后急性排斥反应和血管并发症是影响移植肠存活的严重并发症,通过严密评估移植肠造口血供和造口排泄物等变化,有助于早期正确识别并积极干预,避免不可逆的肠道损伤。建议术后24小时内每隔30分钟评估1次;24～72小时,每2小时评估1次;72小时后,每班评估。一旦发现移植肠造口黏膜色泽改变和造口排泄量、色、性状改变,应缩短评估间隔时间,并及时向医生汇报。

(二)评估内容

除常规肠造口评估内容外,重点评估和监测移植肠血运情况、移植肠功能及排斥反应。

1.常规肠造口评估内容

(1)移植肠造口类型:评估移植肠造口类型,若是烟囱型造口和袢型造口,还需要注意评估原肛排泄情况及会阴部皮肤情况。

(2)移植肠造口形状及大小:与常规肠造口评估类似。

(3)移植肠造口高度:不同供体来源的小肠移植,移植肠段的长度不同。社会捐献小肠移植从供体获取小肠长度可达300～500cm,若受者回盲瓣缺失,那么在获取供体小肠时会一并获取供体小肠回盲部。但亲缘性活体小肠移植为了最大限度地降低对供体肠道功能的损害,又能满足受体正常的消化吸收功能,在获取移植肠段时保留供体回盲瓣,从距回盲瓣20cm处截取中远端回肠150～220cm。受移植肠段长度的影响,移植肠造口的高度也不同。社会捐献小肠移植因移植肠段足够长,移植肠造口高度可达理想的造口高度,一般为1～2cm;若移植肠含回盲瓣且未能与远端肠段吻合,则行回盲部终末型造口,此类移植肠造口体形往往较大。亲缘性活体小肠移植中,为充分发挥有限移植肠段的消化吸收功能,移植肠造口高度普遍偏低:术后早期,造口高度一般在0.5～1.0cm;造口水肿期过后,其造口高度更低。

(4)移植肠造口位置:以右下腹部多见,理想的造口位置在腹直肌区域内,但接受小肠移植术患者在移植前往往已经历过多次腹部手术,术前造口定位需尽量避开皱褶、疤痕等部位,选择相对较广的平坦区域。若是小肠联合全层血管化腹壁移植,则造口位于移植腹壁外的侧腹壁。

(5)皮肤黏膜缝线:评估是否存在造口皮肤黏膜分离、切口感染以及缝线反应等情况。

(6)移植肠造口周围皮肤:由于组织水肿、营养不良及激素使用等因素影响,造口周围皮肤变薄,造口底盘撕脱时易发生皮肤损伤,一旦观察到造口周围皮肤有发红、刺痛、皮疹或破溃,应及时对症处理。

2. 移植肠血运评估

移植肠的植入需重建动、静脉血管通路，以恢复移植肠血运。在供体肠系膜血管长度和大小的影响下，血管重建通常采用两种方法，即血管直接吻合法和以同种异体或自体髂内血管为血管架桥的血管重建吻合法。血管重建是小肠移植的关键技术之一。术后血管吻合的并发症包括动脉血栓形成、静脉血栓形成、血管吻合口出血、动脉狭窄等，多见于术后72小时内，且同一受者可先后发生各种血管并发症或同时存在两种以上血管并发症。一旦发生血管并发症，可直接影响移植肠血运，导致移植肠缺血坏死而危及移植肠存活。不同血管并发症的临床表现不同。①动脉血栓形成和动脉狭窄：均可导致移植肠动脉供血不足，早期表现为移植肠造口黏膜颜色变白、有少量血性分泌物流出，随着移植肠动脉供血不足进一步加重，移植肠缺血坏死，造口黏膜颜色变黑、失去光泽、无弹性，同时伴有造口处疼痛、腹部疼痛等不适，腹腔引流管引出血性液体。②静脉血栓形成：导致移植肠静脉回流障碍，早期表现为移植肠造口黏膜瘀血、张力高、呈青紫色，造口排出大量血性渗出液，随着移植肠静脉回流障碍进一步加重，移植肠发生缺血坏死。③血管吻合口出血：表现为移植肠造口排出鲜血性液体，腹腔引流管引出大量鲜血性液体，同时伴有造口黏膜颜色变白、血流动力学不稳定和血红蛋白进行性下降等失血性休克表现，危及受者生命。

移植肠血运障碍多见于术后72小时内，因此需加强观察，若出现移植肠造口黏膜苍白、花斑、暗红或发紫变黑，黏膜水肿加重，造口排出血性液体等，应立即向医生汇报，查找原因并紧急处理，注意与排斥反应相鉴别。同时，可通过多普勒超声检查和移植肠管温度监测，来了解移植肠血供情况，在疑有血管并发症时应及时行肠系膜动静脉CT血管成像检查。

3. 移植肠功能评估

移植肠段经历离体后再次植入，去神经和缺血再灌注损伤使移植肠功能的恢复变得缓慢；再次植入的小肠并非全小肠，因而移植肠有效吸收面积减小；加上术后大量抗生素、激素等免疫抑制剂的使用，使移植肠功能恢复变得敏感而复杂。移植肠功能的评估内容包括造口排泄、造口黏膜外观，及肠蠕动、肠内喂养的耐受性及腹痛腹胀情况等。当造口开始排出气体和液体时，表示移植肠功能开始恢复，移植肠造口一般在术后12小时有淡黄色肠液流出，量约30～300mL，以后逐日增加；术后24小时内，移植肠造口排泄量一般不超过1500mL；术后2周左右，移植肠造口排泄物的颜色、性状、量逐渐恢复正常，由最初的水样便逐渐到糊状便，最后到黄色成形软便。

4. 排斥反应的评估

移植肠具有高抗原性，如果免疫抑制不充分，会产生强烈的排斥反应。排斥反应发作的临床变化是多种多样和非特异性的，临床敏锐严密的观察对早期识别和治疗排斥反应是至关重要的。严密观察造口黏膜色泽、排泄量及排泄物的性状，若造口排泄量突然减少或增加1200mL/d以上，排泄物颜色变深且血腥味变浓甚至有组织块，造口黏膜颜色由红润变为苍白、充血或青紫变黑，或伴有发热、腹痛、梗阻性影像学变化，提示可能存在排斥反应，应及时向医生汇报，积极查找原因并及时干预。

二 术后护理

移植肠造口护理与常规造口护理的主要不同之处在于严密的评估，具体评估内容在前面已述及。术后初期注意无菌操作。移植肠造口护理操作方法，如排泄物的倾倒、造口袋更换方法、更换频率，与普通造口无明显区别，操作时需尽量减少对肠黏膜的损伤和摩擦。强调术前造口专科护士早期全程介入，根据受者腹壁皮肤情况和手术方案，与移植外科医生共同确定造口部位，动态评估移植肠造口情况，实施个体化的移植肠造口管理方案。指导受者和家属掌握正确的造口护理方法和自我监测内容，为出院做好准备。确保移植肠造口按计划顺利实施回纳术，对无造口回纳计划的患者做好长期造口随访。

(一)造口袋选择和使用

由于小肠移植术后早期需保护性隔离，机体处于易感染状态，所以在保护性隔离期间应选择无菌造口袋，待受者病情稳定，移植肠造口黏膜与皮肤缝合处切口愈合，解除保护性隔离期后，可考虑使用常规清洁造口袋。小肠移植术后需频繁进行造口评估、大量排泄物转运和经常内窥镜检查，因此术后早期建议选择经环氧乙烷消毒的二件式透明造口袋。若造口排泄物为稀薄粪水且量多，可选用灭菌可塑底盘加旋塞式尿路造口袋，方便排泄物引流和倾倒，且可避免粪水逆流。造口低平者术后早期即开始选用灭菌凸面或微凸造口底盘，以利于排泄物的收集。若造口体形巨大，可选用灭菌一件式带观察窗的大容量造口袋，观察窗可随时打开且造口底盘柔软，患者舒适感较好。

(二)经移植肠造口内窥镜检查护理

术后按监测方案做好常规内窥镜检查。目前可参考的监测方案为术后第1个月，1次/周；第2个月，1次/2周；第4～6个月，1次/月；第7～12个月，1次/2月。若出现临床指征，则增加监测频率。若受者出现疑似排斥反应、消化道出血、腹痛腹胀，或造口排泄物突然增加1200mL/d以上，持续时间72～96小时等临床表现，做好急诊内窥镜检查。对移植回肠造口术者行内窥镜检查通常不需要肠道准备，但对有结肠移植物且末端结肠造口术者，可能需要基于复方聚乙二醇电解质散的肠道准备。检查中注意评估腹痛、腹胀情况；检查后密切观察受者生命体征变化、腹痛、腹胀，及造口排泄物的色、量、性状变化，关注出血、肠穿孔等内窥镜检查相关并发症。

(三)移植肠造口高排量期护理

在小肠移植肠造口患者，高排量发生普遍，同一患者可以反复发生，持续时间可达5～91天，其影响因素复杂多变。移植肠有效吸收面积减小、移植肠管吸收和运动能力恢复缓慢、排斥反应、肠道感染等，均可表现为移植肠造口排泄量增加。因此，应正确鉴别，早期实施正确干预。①评估移植肠造口每日排泄物的量、色、性状变化，注意与前期排泄量比较。若造口排泄量突发增加1200mL/d以上，及时向医生汇报并分析原因，采取相应的干预措施。②若移植肠造口高排量与排斥反应、肠道感染相关，按排斥反应、感染给予相应处理。③若考虑与肠内营养不耐受相关，应予以减缓肠内营养输注速度和减少肠内营养液总量，增加静脉补液量和洛哌丁胺止泻治疗。④若考虑与移植肠吸收功能恢复相关，则在加强营养支持治疗的基础上，遵医嘱给予生长抑素、洛哌丁胺治疗，根据血电解质水平补充钠、钾、镁等电解质，并做好移植肠造口封堵护理。⑤针对移植肠造口高排量的发生特点，要加强出院宣教和随访。指导其进食高蛋白、高能量、低纤维素饮食，限制进食茶、咖啡、果汁、水等高渗性及低渗性饮料，可将每日的饮水量加入食物中，使食物呈食糜状，以增加食糜在肠道的停留时间，减少造口排泄量。若在最大限度地增加肠内喂养量后仍未能满足体液平衡，则需短期静脉补充液体，并注意补充碳酸氢盐，避免慢性代谢性酸中毒的发生。出院前指导受者和主要照顾者学会每日出入量的评估方法，正确测量尿量、造口排泄量，出院后为其提供“小肠移植术后自我管理监测日志”记录模版，指导其每日做好自我监测记录，记录内容包括饮食种类及量、服药种类和剂量、血药浓度、造口黏膜色泽、造口排泄量及性状、尿量、体重等指标，以识别造口高排量和其他相关并发症。定期门诊复查血电解质、血白蛋白等营养指标，及时干预。

(四)移植肠造口及周围皮肤并发症的观察及处理

移植肠造口并发症发生率较高，发生率为23%，高于一般人群。以移植肠造口脱垂、造口旁疝和造口缺血多见，术后早期以造口出血、造口周围皮炎和造口缺血坏死为常见。

1. 造口缺血坏死

移植肠造口缺血坏死通常在术后24小时内发生，病情严重且发展快速，通常与移植肠血管痉挛或血管吻合口血栓形成相关，可导致移植肠部分切除甚至全部丢失。因此，移植术后应严密观察移植肠造口黏膜颜色及排泄物量、色、性状等的变化，同时评估有无造口处疼痛及腹痛腹胀情况，若出现缺血症状，及时向医生汇报并协助查找原因，监测血常规、血乳酸、血浆D-二聚体变化，及行腹壁大血管和门静脉系血管CT检查，排除肠系膜血管及门静脉血管有无动、静脉血栓形成，一旦发生，应在积极抗凝和改善肠道灌注的情况下，做好急诊手术准备，以尽快恢复移植肠血运，挽救移植肠。

2. 造口出血

移植肠造口出血原因复杂多样，往往与移植术后大量激素使用、抗凝剂使用、凝血功能障碍及反复多次的移植肠黏膜活检相关。早期预防和正确识别出血原因及部位是造口出血的护理重点。对不同原因出血的处理方法不同。①移植肠黏膜出血：对造口黏膜表面少量出血者，在找到出血点后，按压止血，将造口护肤粉喷洒于黏膜表面；活检术后的黏膜出血，创面一般较小，表现为造口排出少量淡血性液体，造口出血通常在24～48小时后自行停止，无须特殊处理。②移植肠吻合口出血引起的造口出血通常发生在术后5～30天，可见造口排出暗血性或咖啡色液，量较多，24小时可达300～700mL。应急诊行肠镜检查明确出血部位，并在肠镜下对吻合口出血部位行8%去甲肾上腺素喷洒或钛夹夹闭止血术，术后予以8%去甲肾上腺素溶液生理盐水（每4小时40mL）经造口灌注止血，若上述保守治疗无效，则需急诊剖腹探查行吻合口出血缝扎止血术。③激素类药物引起移植肠黏膜损伤溃疡及凝血功能障碍所致的造口出血，表现为移植术后1～10天，移植肠造口排出淡血性或暗红色液体，排泄量随移植肠功能的恢复而增加，从100mL至2000mL不等。按医嘱予以维生素K_1静脉滴注，暂停肝素等抗凝剂，根据凝血功能指标调整抗凝药物剂量，将凝血酶原时间控制在12～18秒，活化部分凝血酶原时间在32～38秒，并予以输注血浆、红细胞等支持治疗。同时，加强病情观察，若患者反复出血，且伴有腹痛、体温升高，及血常规和超敏C反应蛋白等炎症指标升高，应及时行腹部CT检查，排除有无吻合口漏的情况，若考虑存在吻合口漏，则应行急诊吻合口修补术。

3.造口周围皮炎

移植肠造口易发生皮炎的原因：①因营养不良、组织水肿、激素、免疫抑制剂使用等影响，易发生皮肤破溃感染和造口周围皮肤缝合处切口愈合延迟；②多数肠移植患者术前接受多次腹壁大手术而导致腹壁皮肤有疤痕和皱褶等，造口底盘粘贴密闭性不足而引起渗漏；③移植肠造口高排量发生普遍且易反复，一旦排泄物渗漏，更易发生造口周围皮炎。因此，实施造口护理时应加强评估，针对移植肠造口特点早期实施预防措施，包括加强全身营养支持、选择合适的造口用品、实施移植肠造口周围皮肤的结构化保护等。造口低平者早期选用凸面造口袋联合腰带固定；造口高排期，选用大容量抗反流的造口袋，并及时倾倒排泄物。

4.其他并发症

除观察和处理上述并发症外，还需注意观察造口水肿、造口皮肤黏膜分离、肠梗阻、造口脱垂及造口旁疝的发生，并做好相应处理。①造口水肿：常见受者全身营养状态等因素影响移植肠造口水肿且易反复发生，但重度水肿少见，造口水肿处理方法基本同普通肠造口。同时，每周监测患者血白蛋白、血红蛋白等营养指标，加强营养管理。②造口皮肤黏膜分离：按常规造口皮肤黏膜分离处理方案实施。③肠梗阻：移植肠造口发生梗阻往往与移植肠粘连、肠系膜-腹膜后固定缺失等相关，表现为移植肠造口无液体引出，胃管引流出大量消化液，行经造口肠镜和原肛肠镜均未能进入移植肠段，腹部CT示肠梗阻。保守治疗无效时，应行肠粘连松解术。④造口脱垂和造口旁疝：鉴于小肠移植受者的特点，移植肠造口脱垂和造口旁疝多见于术后早期。因此，早期做好预防措施，加强全身营养，改善营养状态，术后选用合适的造口袋和腹带包扎，在下床活动和咳嗽等增加腹压动作时用双手保护腹部切口和造口部位，对已发生造口脱垂和造口旁疝者按常规护理措施落实相应护理。

(五)移植肠造口封堵护理

移植肠造口封堵适用于烟囱型造口,用于造口关闭术前评估远端肠段运动功能,避免关闭术后因远端肠段运动功能不足而导致发生腹胀、肠梗阻或其他的风险;也可用于造口高排量期,通过暂时封堵造口流出道,使原经造口排出的消化液改经原肛排出,延长消化液在远端肠道的停留时间,延长肠黏膜对水、电解质、微量元素的重吸收量,减少排泄量,改善受者营养状态。临床常用无菌凡士林纱布、球囊导尿管等行造口封堵。凡士林纱布封堵操作方法:造口清洁后,粘贴二件式造口底盘,取 2 片 20cm×20cm 无菌凡士林纱布,卷成 2cm×5cm 圆柱状后,一端插入移植肠造口 2cm 行造口封堵,另一端以丝线固定牵引住尾端,将丝线固定在二件式造口底盘突耳上,避免凡士林纱布卷向肠腔内移动,最后安装透明二件式造口袋。造口封堵期间,注意倾听患者主诉,观察造口黏膜色泽和有无肠梗阻表现。

(六)移植肠造口的饮食管理

小肠移植受者在术后早期需要肠外营养支持,当移植肠造口开始排出气体和排液时,表示移植肠蠕动功能恢复,即可以开启肠内营养,通常在术后 1～3 天,包括经口少量饮水和经鼻肠管(或胃造瘘管、空肠造瘘管等)管饲喂养,管饲主要成分为生理盐水或 5%葡萄糖液,以促进肠功能的恢复;术后 3～21 天,随着移植肠功能逐渐恢复,给予短肽类肠内营养制剂,首次管饲喂养速率从 15～50mL/h 开始,每 4～24 小时增加 10～50mL/h,根据受者肠内营养耐受性逐级增加到目标喂养速度,同时减少静脉营养量,并在推进管饲的同时经口进食流质到低脂半流质、普通饮食。当经口进食能达到 60%目标热量时,停止肠外营养,停止肠外营养的时间通常在移植术后 21～49 天。

移植肠造口的饮食管理与普通肠造口不同的是:①术后早期,移植肠造口的喂养途径主要是经幽门后喂养(如经鼻肠管、胃造瘘管、空肠造瘘管管饲),可避免胃排空延迟的影响。②饮食调整过程复杂而缓慢,从移植到完全自主营养需要一个复杂的肠外营养→肠内营养→自主营养的过程,平均时间为 57 天。饮食调整过程要加强评估受者肠内营养耐受性、造口排泄变化,关注营养指标和其他临床症状(注意鉴别肠梗阻、排斥反应、感染等并发症),及时调整营养支持方案。③由于移植肠的淋巴引流在移植 2 周内开始再生重建,建议早期肠内营养中的脂质配方以中链甘油三酯为基础,并采用低脂饮食,可降低乳糜性腹水的发生风险。④康复期注意食物对造口排泄量的影响,做好相应的经口饮食指导及造口高排期护理。⑤重视长期饮食管理措施的教育和实施,不仅要提供足够的能量和营养素,还要关注食源性感染的预防和教育,识别常见食物中可能存在的相关病原体,加强食品安全和尽量降低食源性感染风险的做法,包括食物采购、加工、存储等,避免食用生的、未煮熟的、未清洗的食品及未经高温消毒的奶制品等,避免食用外卖餐和自助餐。

(七)出院指导和随访

维持和提高小肠移植受者的健康状态,需依赖于个人、家庭、医生的共同努力,建立电子化个案管理档案,医护共同制订并实施周密、详细的出院计划,开展长期规范的延续性照护,有助于受者获得最佳的健康状态,从而提高其生活质量和获得良好的长期结果。出院计划始于移植评估,做好出院准备,出院后随访护士实施专人随访管理。

1.肠内营养和体液管理

移植肠功能的恢复是一个缓慢、复杂的过程,小肠移植受者出院后的液体和营养管理较为复杂,需要重点关注。出院前,向受者及其家属讲解移植肠功能恢复特点、营养支持及维持理想体重的重要性,指导其居家多途径肠内营养摄入原则和带胃肠营养管出院者的管饲护理技能。出院后,饮食从管饲+经口低脂流质、半流质饮食逐渐恢复到完全经口普通饮食,并评估有无肠内喂养不耐受情况,如恶心、呕吐、脱水等。每日监测出入量和体重,并根据造口排泄量及时调整进食量和种类。当造口排泄量>50mL/(kg·d)时,应减慢肠内喂养速度并调整肠内营养配方,必要时暂停肠内营养或静脉补充液体,注意少量多餐,增加蛋白质摄入和维生素、碳酸氢盐的补充,避免高脂、高碳水化合物饮食,避免任何生肉和不洁食物,以防腹泻和食源性疾病。定期监测血清电解质、白蛋白、肾功能、维生素和微量元素等指标变化,及时发现并纠正各种营养不良状况。

2.移植肠造口护理和皮肤护理

移植肠造口护理和皮肤护理包括以下几个方面。①指导受者正确实施移植肠造口的自我护理技能,每日监测移植肠造口黏膜、造口排泄量及性状变化。②关注移植肠造口周围皮肤完整性及移植肠造口相关并发症的发生情况,如造口水肿、造口出血、造口脱垂、造口皮肤黏膜分离等,根据并发症发生特点和受者情况早期实施预防措施,及时给予护理指导。③烟囱型造口由于术后肠液可经造口和经结肠从原肛排出,所以对该类患者应告知受者要关注原肛排泄情况,尤其是造口高排期,还需额外关注会阴部皮肤护理。④烟囱型造口和袢型造口受者一旦纳入造口回纳计划,就要在造口回纳手术前2周到造口专科门诊复诊,以便早期识别并干预造口周围皮肤问题,确保造口关闭手术的顺利实施和促进术后切口愈合。

3.移植后药物使用和监测

出院前,向受者和主要照顾者讲解免疫抑制剂治疗和血药浓度监测对受者移植后免疫状态维持的重要性,指导其按医嘱和随访计划规范执行。①免疫抑制剂的使用:告知服药间隔时间对血药浓度的影响,服药间隔时间过短会使血药浓度升高,易使受者药物不良反应症状增加;服药间隔时间过长,则会使受者的血药浓度水平低于治疗水平,增加发生移植物排斥反应的风险。告诫受者及其主要照顾者出院后应保证受者按时、按量服用免疫抑制剂,服药最佳间隔时间为12小时,不得短于8小时。

如每天口服 2 次，可将服药时间定在 7 时和 19 时，或 8 时和 20 时，服药前后禁食半小时以上。若出现服药延迟或漏服，即刻按当日常规服药剂量服用，并注意下次服药时间。普及移植相关药物知识，了解影响免疫抑制剂血药浓度的相关因素，包括药物和饮食。②血药浓度监测：出院后，按随访计划监测血药浓度，维持其理想的目标值，如果目标值未达标或免疫状态有变化，应及时到移植门诊复查或联系主管医生，不可自行增减、停药或更改药物。

4. 移植随访和自我监测

小肠移植受者需终身随访，且随访频次与受者并发症的发生风险相关，因此出院前应对受者及其主要照顾者做好按期随访工作，对受者维持稳定的免疫状态、早期发现并干预并发症的重要性进行健康教育。指导其做好自我管理监测报告记录。出院后，移植随访护士按照个案管理档案，督促受者按小肠移植随访计划完成随访，评估其移植肠功能恢复、药物使用、营养状况、伤口/造口及社会适应等情况，为及时调整治疗和护理决策提供依据。强调受者及时就健康状况的任何变化进行沟通，为受者提供专业指导和就诊绿色服务通道。

第五章　肠造口护理用品及选择

造口护理用品是伴随造口的出现而产生的。经历几个世纪后，造口护理用品从最初的简易自制产品，发展到现代品种齐全、质量保证的造口护理系列用品，主要包括造口袋、灌洗套具、造口栓及造口附件用品。

第一节　肠造口袋

由于肠造口无括约肌功能，所以腹部排泄口需要粘贴造口袋用于收集随时可能流出的排泄物。历史上最早的肠造口袋是用橡皮袋和绳子组成的，但橡胶袋的缺点很大，如体积大、无黏性、密封差、异味明显，患者佩戴后易发生粪便渗漏，导致造口周围皮肤破溃，严重影响生活质量。随着科学技术的进步、高分子化工材料的不断发展，对皮肤生理进行深入研究并且充分了解造口患者需求后，新型黏胶底盘联合薄膜袋的造口用品在造口患者中逐渐得到推广和应用。本节主要阐述目前常见的成人粘贴型肠造口袋。

一　分　类

按造口袋本身的结构特点分类

1. 根据造口袋子和底盘能否分开，分为一件式和二件式造口袋。

(1)一件式造口袋：袋子与底盘合为一体，底盘由自黏性养护胶组成，顺应性好，造口袋剪裁后直接贴于腹壁，有的型号有预开口，使用更加方便，特别适合老人、视力差或使用剪刀有困难的人。由于一件式造口袋底盘与袋子合为一体，所以在粘贴裁剪底盘前，要先确定好造口袋朝向。

(2)二件式造口袋：袋子与底盘是分开的，底盘粘贴于腹壁，袋子可以随时取下清洗，袋口方向可以随意改变。二件式造口袋依据底盘与袋子的扣合方式不同，又可分为粘贴式、卡扣式和嵌压式。①粘贴式造口袋无卡扣环，底盘如一件式造口袋般柔软，术后早期使用不增加患者的疼痛，但袋体清洗后，粘贴力逐渐减小。②卡扣式造口袋无须很大的压力即可扣合袋子与底盘，适合术后早期使用。③嵌压式造口袋需要一定的压力才能扣合袋子与底盘，术后早期增加患者的疼痛。

一件式与二件式造口袋主要有如下区别。①造口袋方向可否调整：一件式造口袋粘贴于腹部后，方向不可调整；二件式造口袋可随时取下，随意改变方向。②底盘与袋子可否分离：一件式造口袋底盘与袋子不可分离，更换时需一起取下；二件式造口袋可以分离底盘和袋子。③能否与造口腰带适配：常见的一件式造口袋较少含有使用造口腰带的扣环；二件式造口袋一般可以配合造口腰带使用，不同厂家将扣环设计在底盘或者造口袋上。④舒适度：常见的造口袋中，一件式造口袋底盘较柔软，舒适度高。⑤价格：同款系列的造口袋中，二件式一般较一件式贵。

2.根据造口袋颜色是否透明，可以分为透明、半透明、不透明造口袋。透明造口袋便于观察造口黏膜和排泄物，适用于术后早期。半透明和不透明造口袋可避免患者直接看到造口排泄物，减少视觉刺激，适用于术后康复期。造口术后康复期仍有患者喜欢透明造口袋带来的安全感，部分型号外观为不透明袋，有开窗式透明可视设计，方便随时观察造口和排泄物情况。

3.根据袋体尾端有无开口，可分为开口袋和闭口袋。开口袋尾端有一开口，联合便袋夹或袋体自身配有的封口魔术贴使用。开口袋便于及时排出气体和排泄物，患者可从袋体开口处倾倒和清洗，适用于排便次数多或量大的造口者。闭口袋尾端无开口设计，有排泄物时直接取下丢弃，一次性使用，与除臭碳片合用可免于排气，适用于大便成型、次数少且规律的患者，尤其适用于旅行等外出时，减少清洗带来的不便。

4.根据造口底盘凸起的程度，可以分为平面底盘、微凸底盘和凸面底盘。平面底盘适用于造口高于皮肤且造口周边皮肤平坦者。微凸底盘和凸面底盘适用于造口低平、造口凹陷、回缩等情况，凸面底盘的凸面部靠近造口根部可增强压力，与造口腰带配合使用，可有效收集排泄物，预防渗漏。

5.根据造口袋袋身有无包含碳片，可分为含碳片造口袋和无碳片造口袋。碳片有过滤气体并除臭的功能，装有碳片的造口袋无须手动排放袋内的气体。无碳片造口袋也可在造口袋顶部戳若干小洞，外贴额外购买的碳片，以达到除臭排气的功效。但部分碳片无法遇水，遇水后过滤气体功能减弱。

6.根据造口底盘是否需要裁剪后使用，可分为可裁剪底盘和免裁剪底盘。不同造口的大小和形状不一，底盘需做裁剪后才可使用。正确的造口底盘裁剪是造口护理的重要部分。免裁剪的可塑底盘可以根据患者的造口大小，选择预开孔相当的底盘型号，使用时用手指水平掰开底盘预开口至足够套入造口的大小，粘贴后底盘回弹至造口根部。对于手脚灵活度欠佳或造口形态不规则的患者，可选用可塑底盘更便捷。

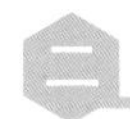

二 造口袋的使用选择

（一）根据手术时间

手术初期，宜使用透明且无自动排气功能的开口造口袋，以便观察造口的血供、排气、排便情况等，当肠功能恢复时，方便及时排放排泄物。若选用自带排气孔造口袋，可将配套的贴片贴于气孔处，起到暂时封固的作用。术后恢复期，可根据自身情况选择半透明或不透明的一件式或二件式造口袋，以减少视觉刺激。

（二）根据造口和周围腹壁情况

依据造口的大小，选择底盘大小合适的造口袋；依据造口的位置和造口所在位置身体的活动度，选择方形、圆形、菱形且柔韧度合适的造口底盘；造口齐平、凹陷或回缩者，选用微凸或凸面底盘配合造口腰带使用，以更好地收集排泄物。使用凸面底盘者，可根据腹部形态及腹部状态，选择不同材质的造口底盘。对于腹部较坚实者，使用较软的凸面底盘；对于腹部柔软者，建议使用略为硬质的凸面底盘。

（三）根据是否为皮肤过敏体质者

选用以梧桐胶或柑橘胶等天然成分为主的底盘，该类新型胶底亲肤性更好，减少过敏的发生。对过敏体质者，建议在使用前做斑贴试验，判断是否可用。若发生过敏，建议改用另一种材质的造口用品。若无合适的造口用品，对符合条件的结肠造口患者可考虑结肠灌洗。

（四）根据排泄物性状

回肠造口或右半结肠造口的排泄物较稀薄、量多，建议使用开口袋，便于排放，同时配用防漏膏（或环、条），减少底盘与皮肤间隙的渗漏，以保护皮肤和延长造口袋的使用寿命。术后初期为稀水便者，可先使用专用大容量造口袋，袋口下方接引流袋，便于及时引流排泄物，减少护理和造口并发症的发生。左半结肠、降结肠和乙状结肠造口的粪便相对成形，根据个人喜好可选择的范围较大。

（五）根据经济条件

造口护理用品是长期消耗品，尤其对于永久性造口者。造口人士可以根据自己的经济承受能力，选择合适价位的造口袋。通常，造口袋功能越多，价格越高。若采用结肠造口灌洗法管理排便，可以相对节省造口袋的费用。在部分地区，造口袋已被纳入医疗保险范围，这样可以减轻患者的经济负担。

（六）根据自我护理能力

对年老或手动作不灵活者，可以考虑使用一件式预开孔造口袋或可塑底盘，减少因底盘裁剪不当而引起的造口并发症。一件式造口袋通常较二件式造口袋操作简单。

第二节 结肠造口灌洗套具

结肠造口灌洗套具是一套专门为结肠造口患者进行灌洗而设计的装置。该套具一般由几个部分组成，包括集水袋及流量控制器、锥形灌洗头和管道、灌洗袖（或称引流袖）、腰带及扣板、润滑剂、迷你型造口袋等。根据患者的经验介绍，用后用温水轻柔清洗，避免阳光暴晒，妥善保管，生产厂家通常建议每年更换新的灌洗套具。

第三节 造口栓

造口栓如蕈伞形，栓子由特殊泡沫压缩制成，带有碳滤过器。在轻柔地插入造口后，造口栓吸收水分后膨胀阻塞造口，阻止粪便排出，且可过滤粪便中的气味，从而节制排便，无须使用造口袋，轻便舒适，外形隐蔽，常与结肠灌洗法合用。但其价格较高，在国内尚未普及使用。

第四节 辅助护理用品

造口辅助用品是指除造口袋及造口底盘之外的造口护理用品，常见的有造口护肤粉、皮肤保护膜、防漏膏（或环、条）、造口腰带以及造口旁疝腹带等。正确合理使用造口辅助护理用品有助于患者更好地进行造口护理，并且可以预防、减少或治疗造口相关并发症。

一 造口护肤粉

造口护肤粉的主要成分之一为羧甲基纤维素钠，具有一定的吸水能力，使用后有助于造口周围皮肤形成皮肤屏障，保护其免受排泄物等浸泡、侵蚀，减轻对周围皮肤的刺激。其适用于造口根部、造口周围皮肤炎症、瘙痒、溃烂渗出时，可用于解决皮肤问题，也可用于预防性保护皮肤。使用方法：清洁造口周围皮肤后拭干，洒少量皮肤保护粉于患处及造口周围皮肤，用干棉签抹去多余的造口护肤粉。若搭配皮肤保护膜使用，效果更好。

二 皮肤保护膜

皮肤保护膜为液体状，不同厂家的保护膜成分较为不同，使用后短时间内可在皮肤表面形成一层保护膜，起到保护皮肤、隔离排泄物刺激的作用。皮肤保护膜有擦拭型和喷洒型两种。少部分擦拭型皮肤保护膜为灭菌型。使用方法：清洁造口周围皮肤后拭干，擦拭或喷洒皮肤保护膜到患处或造口周围皮肤，30 秒钟待干形成保护膜。如有需要，结合造口护肤粉使用，使用顺序为先喷洒造口护肤粉再使用皮肤保护膜。这两种造口附件产品联合使用尤为适用于大便较稀的回肠造口周围皮肤。皮肤保护膜又可分为含酒精和不含酒精两种类型，含酒精型接触皮肤破损处会引起短暂疼痛，因此建议已发生皮肤破损或酒精过敏者，使用无酒精成分的皮肤保护膜，减少疼痛的发生。

三 防漏膏(或环、条)

防漏膏(或环、条)以聚异丁烯、明胶/果胶等为主要材质，为可随意塑形产品，用于填平造口周围凹凸不平的皮肤和皱褶部位，也可用于造口根部，抵御和减少排泄物渗漏及对底盘黏胶的腐蚀，延长造口底盘使用寿命、保护皮肤。防漏条硬度大于防漏膏，支撑作用更强。防漏贴环呈环形设计，硬度介于防漏膏与防漏条之间，使用更为方便。部分防漏膏含有酒精成分，对酒精过敏者、造口周围皮肤破溃者应尽量避免使用。

防漏膏(或条)使用方法：清洁造口周围皮肤后拭干，把适量的防漏膏(或条)填在造口周围皮肤凹凸不平和皱褶部位，或围绕于造口根部，使用湿棉签塑形，再粘贴造口袋。防漏膏使用后要随即拧好盖，预防其变硬。

防漏贴环使用方法：除去防漏环的两层保护贴膜，将防漏环轻轻拉伸至所需形状，轻轻套入造口根部。当使用于造口根部时，也可把该类防漏产品先涂于已裁剪且揭除保护纸的底盘黏胶面上，然后粘贴造口底盘。该类方法适用于护理时段造口排泄物量多者。

四 造口腰带

造口腰带为一带状可调节的柔软松紧带，用于固定造口底盘，增加底盘的牢固性和安全性，减少外力对底盘的影响，延长造口袋使用寿命。造口腰带长度可随患者的腹围调节。使用方法：按照患者腹围调节造口腰带长度，佩戴好有扣环的造口袋，将腰带扣套入底盘的扣环内，检查腰带松紧度，再调整长度。造口腰带的卡扣一般结合二件式造口底盘；一件式造口袋大多因为无挂钩而无法联合腰带使用。使用微凸或凸面底盘者建议使用腰带才能达到治疗效果。凸面底盘联合腰带使用时需有一定的压力，腰带与腹部的间隙以能容纳两手指宽度为宜。为避免疼痛和引起器械压力性损伤，建议在造口腰带扣环与皮肤之间放置填充物品，如纱布、手绢、柔软纸巾等，起到缓冲作用。

五　黏胶去除剂(或擦纸)

常见的黏胶去除产品包含烷基硅氧烷混合物，用于协助去除造口底盘黏胶和造口周围皮肤残胶，避免揭除时的疼痛，预防黏胶相关性皮炎，有效保护皮肤。其有喷剂和擦纸两种类型。

使用方法：使用时将造口底盘边缘微翘起，持喷剂喷在边缘处或用擦纸从边缘处开始擦拭。擦纸也能轻松协助去除防漏贴膏(或环、条)残留在皮肤的残胶，减少过度擦洗引起的机械性损伤。

六　造口旁疝腹带

常见的造口旁疝腹带由尼龙、棉布、弹力网布、魔术贴(或搭扣)等材料组成，用于造口患者腹部，为其提供束缚力，起到包扎、固定的作用。该类腹带也有被称为弹力腹带，可以包裹住疝口的位置，同时防止造口旁疝凸出体外，以达到预防和缓解造口旁疝、减轻造口旁疝的严重程度、减慢其进展的效果。有造口支撑作用的服装类产品统称为支撑服装，包括支撑内衣、支撑裤、支撑背心、旁疝腹带和锻炼疝气带等。以下介绍国内最常见的一款类型——造口旁疝腹带。

造口旁疝腹带分有孔和无孔两种。与普通腹带最大的区别是造口腹带腹部处有更为坚固的支撑设计。部分腹带可根据情况自行裁剪腹带洞口。

使用方法：①患者平躺休息，并放松腹部。肠造口脱垂和旁疝者在使用前，先将脱垂或造口膨出的肠管通过手法回纳。②将腹带置于身下，调整腹带位置。③调整好造口底盘位置。④把造口袋从腹带的开孔处拖出来(无孔腹带忽略该步骤)。⑤调整腹带，根据腹围调节腹带松紧度。

注意事项：

1. 腹带型号的选择：根据腹围选择腹带大小，根据造口底盘卡扣处的大小选择开口直径。开孔直径过大，将导致造口周围一圈疝气未被保护，反而加重该处疝气的发生。

2. 腹带需保持一定的紧度才具有支撑效果，以不影响呼吸为最低原则。

3. 如果患有急腹症、存在腹水积液或腹部出现任何不适或疼痛，不建议使用造口旁疝腹带。

4. 建议先考虑使用无孔腹带，对伴造口外脱垂者不建议使用带开口的腹带。需注意保持大便通畅，避免便秘或体内粪便过多而导致腹内压增加。定时松放腹带，以利于排泄物顺利排出。

5. 已有造口旁疝者，使用前需平躺，使疝气复位后再包扎。

6. 日常活动都可以用造口腹带，尤其在弯腰、运动等腹部加压的情况下，建议使用腹带。

7. 平躺或夜间休息时，无须佩戴腹带。

8. 保持造口腹带的清洁、功能完好和有弹性。如果弹性完全丧失，将影响舒适度和固定性能。可备两件，轮流使用和清洗。

9. 造口旁疝腹带可以用于造口旁疝的预防和保护，但不能治愈。如造口旁疝逐渐严重，需及时就诊。

七 造口清香剂

造口清香剂是一种浓缩的造口袋除臭液，能分解造口袋内异味，起到预防和去除造口袋异味的作用，增强造口人的自信，保护隐私。

使用方法：使用前充分摇匀；更换新的造口袋和清洗时，向袋内滴入6～10滴清香剂，轻揉造口袋使其在袋内均匀分布；冲洗造口袋，清除异味。

八 过滤碳片

造口过滤碳片主要成分为活性炭，用于过滤并排出造口袋内的气体，防止异味溢出，避免造口袋胀气鼓起而引起社交尴尬。

使用方法：将碳片粘贴于造口袋顶端，戳若干小洞，气体可从此处排放，并且异味被过滤。注意碳片不能浸水，否则会失去过滤除臭的功能。术后初期不建议使用，以免影响对肠功能恢复情况的观察。现市面有自带碳片的造口袋，无须额外购买碳片，且配备贴纸，以供无须排气功能时使用。

九 凝胶除味剂

凝胶除味剂由聚丙烯酸钠和活性炭混合而成，通过聚丙烯酸钠吸收排泄物中部分水分使其固化，通过活性炭吸收排泄物中的异味，为近几年新出的造口附件产品。其适用于回肠造口排泄量较多者。

使用方法：直接将一个完好的除味袋放入造口袋中即可。清空造口袋后，更换新的除味袋。

注意事项：适用凝胶除味剂后，排泄物会发暗发黑为正常现象。如果需要观察排泄物的颜色，需暂停止使用凝胶除味剂。

 造口底盘弹力胶贴

常见的造口底盘弹力胶贴的材质为羧甲基纤维素、羟类树脂，用于加固底盘，可以顺应不同身体类型和不同体位，确保底盘牢固粘贴，预防底盘翘边和移位。尤其适用于腹壁形态膨隆或造口旁疝患者；也可用于沐浴时的底盘周围加固。

使用方法：①造口底盘粘贴结束后，握住弹力胶贴小片保护贴纸一端，撕去大片的保护贴纸；②将弹力胶贴宽度的一半覆盖住底盘边缘，粘贴在底盘及皮肤上，揭去剩余的小片保护纸，用手将弹力胶贴抚平以紧密贴合皮肤。

第二篇

肠造口专科护理技术

第六章　肠造口换袋技术

在外科医生为患者实施各类造口手术后，护理人员在术后护理中需要执行造口相关的各项专科护理技术。本章所阐述的造口相关护理技术是在遵循护理常规和护理技术规范的基础上，针对各类肠造口本身的特点而实施的常用的专科护理技术，旨在规范临床操作，为临床护士规范地指导患者掌握各类肠造口基本护理技术、减少相关并发症提供依据。更换造口袋操作是造口术后的基本护理技术，其基本流程：佩戴→揭除→检查。临床上造口及造口周围皮肤状态千变万化，本章主要介绍四种造口换袋技术，包括常规肠造口、带支撑棒造口、切口内置/切口旁置造口、自闭性回肠插管造口换袋技术。

第一节　常规肠造口换袋技术

造口换袋技术是指揭除造口者身上旧的造口袋，进行皮肤及黏膜清理和评估后，粘贴新的造口底盘和袋的过程和操作。造口底盘黏胶长期地受到排泄物的刺激会被腐蚀。目前，任何一款粘贴型造口袋均需定期更换，才能更好地保护造口周围皮肤。更换的频率取决于多方面因素，包括造口类型，排泄物的性状和量，造口及其周围皮肤是否有并发症，以及造口者的个人习惯和经济情况等。常见的肠造口换袋频率：回肠造口，每3～5天一次；结肠造口，每5～7天一次。当出现渗漏时，需及时更换。

本节所指的常规造口是指常见回肠和结肠造口，不包括带支撑棒造口、自闭性回肠插管造口及发生明显并发症的肠造口。

一　目　的

1. 正确使用造口护理用品，有效收集造口排泄物，防止渗漏，保护皮肤，提高患者舒适度。

2. 观察并评估造口、周围皮肤状况及排泄物情况，预防造口并发症的发生。

3. 指导患者选择造口袋更换的最佳频次。

二 操作步骤

(一)操作前准备

1. 自身准备

洗手,戴口罩、一次性手套。

2. 用物准备

需准备的用物包括:一件式/二件式造口袋(底盘+造口袋)、造口袋封口夹(必要时)、造口测量尺、造口剪刀、生理盐水或温水/纯水湿巾、柔软纸巾、小毛巾、棉签、一次性手套、垫单、医疗垃圾袋,必要时准备造口护肤粉、皮肤保护膜、防漏膏、造口腰带、黏胶去除剂等。备齐所有用物至床旁。

3. 环境准备

环境隐蔽,能保护患者隐私,光线充足,温度适宜。

4. 患者准备

向患者及其主要照顾者做好解释,讲解换袋目的,评估患者自我护理参与愿望,取得配合。协助患者取舒适低半卧位、平卧位,最好能让患者看见自己的造口。

(二)操作方法

1. 揭除

戴手套,暴露造口部位,同侧床上垫垫单。一手轻轻按压皮肤,一手自上而下轻轻揭起造口底盘的边缘,轻柔揭除造口袋底盘,如底盘黏性过强导致揭除困难,则可使用黏胶去除剂,切勿强行撕脱而引起皮肤机械性损伤。揭除底盘后检查其粘贴面及造口周围皮肤有无渗漏、腐蚀及其位置和范围,与患者探讨是否需要调整更换的频率。若底盘已经被腐蚀,黏胶和皮肤上有排泄物渗漏,说明佩戴时间过长,需要增加更换频率。一件式造口袋揭除后,对折后丢入医疗垃圾袋;二件式造口袋袋子可重复使用,若患方需要分离袋子和底盘,揭下的底盘弃置医疗垃圾袋,袋子清洗后可重复使用。

2. 清洁

用柔软的纸巾轻柔去除造口及周围皮肤的排泄物,用小毛巾蘸温水/生理盐水或纯水湿巾由外到内清洁造口及周围皮肤,皮肤待干或用纸巾拭干。

3. 评估

评估造口、皮肤黏膜连接处及周围皮肤情况。评估造口用品的选择是否合适,根据具体情况重新选择合适的造口袋。

4. 测量和剪裁

使用测量尺测量造口大小,不规则造口分别测量其最宽处和最窄处,底盘开口大小应以造口的大小和形状为标准,不规则造口剪裁困难者可使用透明膜辅助,将透明膜轻轻置于造口上描出大小和形状,再在底盘上用笔描摹。底盘开口一般比造口大

1～2mm 为宜；造口水肿者，建议根据水肿情况适当放宽 3～6mm。有研究报道，底盘修剪大小不当和支撑管干扰占回肠造口粪水性皮炎发生原因的 10.8%。因此，正确测量和裁剪直接关乎患者造口周围皮肤的健康状态。

使用造口腰带者应注意在裁剪造口底盘时需确保扣环在左右两侧，裁剪后用手指将底盘开口捋平，以防毛边损伤造口黏膜。

5. 佩戴

根据造口情况使用造口辅助护理用品，如：术后早期可在造口周围皮肤及皮肤与黏膜连接处使用护肤粉，以保持局部干燥；造口低平或周围皮肤不平整的，可以在造口周围使用防漏膏（或环、条）；对回肠造口者，建议使用结构化皮肤保护方案，即在造口根部和造口周围洒少量护肤粉，再使用皮肤保护膜，待干后使用防漏膏（或环、条）。揭去造口底盘黏胶上的保护纸，手勿触及黏胶面，将底盘对准造口自下而上粘贴，轻压造口底盘内侧周围，用手轻轻捂住造口底盘处 10～15 分钟，使黏胶与皮肤有效贴合。使用造口腰带者，调节合适长度，将腰带扣钩住造口底盘扣环。一件式造口袋注意选择合适的开口方向，夹闭造口袋下端开口。二件式造口袋底盘粘贴后，安装造口袋并夹闭封口夹。

（三）整理和记录清理用物

整理和记录清理用物。记录造口及周围皮肤情况、造口用品的使用情况及排泄物情况；记录有无存在造口并发症及相应处理方法；记录患者或主要照顾者的参与情况、学习愿望、接受程度等。

三 注意事项

1. 用物应一次性准备齐全，注意保暖和隐私保护。

2. 操作、示范和讲解同步，确保患者掌握每一个步骤，争取在与患者或主要照顾者的互动中完成造口袋的更换。

3. 告知患者避免用刺激性液体清洁造口周围皮肤，在确保皮肤清洁干燥后再粘贴造口袋。

4. 根据造口和排泄物情况调整更换频次，当发生渗漏时应立即更换。告知患者不能因为没有明显的渗漏而长时间不更换造口袋。

5. 造口离切口较近者，裁剪造口底盘时可偏向一侧裁剪，以免粘贴时粘到切口上；对于口大底小的蘑菇状造口，裁剪时需要以黏膜最大口径为准，以免磨损黏膜，造口根部建议使用防漏产品或者根部皮肤使用水胶体敷料保护，以减少造口周围皮肤的暴露。

6. 更换时间建议在晨起未进食和未饮水前，因为此时排泄较少，可以降低更换难度。

第二节　带支撑棒造口换袋技术

袢式造口术中在近端与远端肠管之间放置支撑棒支撑固定肠管。支撑棒的主要作用为支撑造口，防止其内陷和回缩，一般2周左右拆除，常用于临时性肠造口。袢式造口患者占总肠造口人数的20%～25%，支撑棒放置形式包括体内支撑和体表支撑，以后者更为常见。目前，国内暂无统一规范的支撑棒产品，常用的体表支撑材料有橡胶软管、注射器帽、玻璃管、引流管等。国内支撑棒固定方法主要有环套法和缝合法。体表支撑棒的存在增加了造口护理操作的难度，在护理细节上也有别于常规造口护理，若操作不当，会增加造口渗漏的风险，引发造口周围皮肤相关的并发症等，严重者导致切口感染、脓肿等。因此，正确掌握带支撑棒造口换袋技术具有重要的意义。

本节将详细介绍体表缝合固定法支撑棒的造口换袋技术。

一　目　的

1. 有效收集带支撑棒造口排泄物，防止渗漏，保护皮肤，提高患者舒适度。
2. 观察造口和支撑棒及其下的皮肤情况。
3. 指导患者及其家属正确掌握带支撑棒的造口换袋技术。

二　操作步骤

(一)操作前准备

同常规造口袋换袋技术，必要时准备一次性换药包1套。

(二)操作方法

1. 揭除

戴好手套，基本方法同常规肠造口换袋技术。因为支撑棒外露的两端一般左右横贯于造口底盘之上，所以在揭除底盘时动作宜轻柔，勿直接快速扯下整个底盘，以免支撑棒的外移及用力牵扯致患者疼痛。造口底盘揭起一半后，轻轻分离一端支撑棒与底盘，再从另一端揭除整个底盘。在揭除过程中，注意减少支撑棒的移位，减轻患者疼痛。

2. 清洁

方法同常规肠造口换袋技术，增加清洁支撑棒及其下的皮肤。

3. 评估

方法同常规肠造口换袋技术，增加观察支撑棒材质类型，评估支撑棒是否有松脱、移位或压迫黏膜和皮肤，询问患者有无疼痛等不适主诉。了解支撑棒的留置时间。

4.测量和剪裁

测量方法同常规造口换袋技术。裁剪时沿支撑管方向剪开造口底盘，不留镂空，尽可能减少造口周围皮肤的暴露。预先对半剪开造口底盘背衬纸，但不撕除。有报道由于支撑棒的干扰占回肠造口粪水性皮炎发生原因的15.4%，所以支撑棒处的正确裁剪有利于减少造口周围皮肤并发症的发生。

5.佩戴

含有支撑棒的造口多为回肠造口或横结肠造口，建议使用造口护肤粉联合皮肤保护膜，对造口周围皮肤加强保护。周围皮肤待干后，不揭除造口底盘保护纸，把底盘先套入造口，从底盘剪开处将一侧外露支撑棒套入底盘上方，再套另一侧。有困难者，可借助镊子轻轻抬高支撑棒套入底盘，将支撑棒外露的两侧均置于底盘上方。轻轻揭除一侧底盘保护纸，轻轻按压底盘黏胶，使其与皮肤良好接触；再揭除另一半底盘保护纸，用手指抚平按压底盘，使其与皮肤完美贴合。其余操作同常规肠造口换袋技术。

(三)整理和记录清理用物

记录造口及周围皮肤情况，支撑棒是否有松脱、移位或压迫黏膜和皮肤，造口用品的使用情况，排泄物情况，以及患者/主要照顾者的参与情况、学习意愿和能力等。

三　注意事项

1.注意事项同常规肠造口袋更换技术。

2.需将支撑棒置于造口底盘上，以减少底盘渗漏和器械压力性损伤的发生。

3.支撑棒两端缝合未紧靠造口黏膜者，需裁剪出一定的空隙才能套入，注意加强对暴露皮肤的保护。

4.若支撑棒下方皮肤有压力性损伤，则可以套入防漏贴环减压，但套入底盘时注意防止被带出。

5.造口术后如已超过两周，可联系医生确定是否能拆除支撑棒，在无必要情况下建议及早拆除，尤其是使用硬质材料者，以降低皮肤发生器械压力性损伤的概率。

第三节 切口内置/切口旁置造口换袋技术

一 目 的

1. 有效收集造口排泄物，保护造口周围切口免受排泄物污染。

2. 观察造口和切口情况，帮助患者确定合适的造口袋更换频次。

二 操作步骤

（一）操作前准备

同常规肠造口换袋技术。但需准备切口换药用品：换药包、水胶体敷料、生理盐水、聚维酮碘溶液、无菌棉球、无菌纱布，必要时备藻酸盐等填充性敷料。

（二）操作方法

1. 揭除

切口内置造口者，自上而下揭除底盘；造口位于切口旁者，则最后揭开切口侧。检查造口渗漏、底盘腐蚀情况，观察是否存在切口渗液腐蚀底盘和浸渍皮肤，切口有无被排泄物污染，有无切口感染迹象。根据情况调整造口底盘更换频次。

2. 清洗

用柔软的纸巾轻柔地去除造口及造口周围皮肤、切口上的排泄物，用生理盐水清洁切口和造口及周围皮肤。按照无菌原则，用聚维酮碘溶液消毒切口后；用无菌纱布拭干切口和周围皮肤，见图 6-1A。

3. 评估

评估切口是否存在脂肪液化、感染、裂开等情况，如有，按照伤口处理原则处理。评估有无造口并发症发生，评估所使用的造口、伤口用品是否合适，选择合适的造口、伤口用品。

4. 剪裁

根据造口、切口、造口周围皮肤情况，评估是否需选择凸面底盘，以有效收集排泄物，避免造口渗漏导致污染切口。使用测量尺测量造口大小，底盘开口大于造口 1～2mm。

5. 切口处理

使用水胶体敷料覆盖切口，大小至少超过切口周围 2cm，近造口侧裁剪出能贴合造口的圆弧形边缘，将裁剪好的水胶体敷料粘贴于切口上，见图 6-1B。造口周围涂防漏膏一圈，并填平造口及切口周围不平整处。当存在切口感染时，切口需清创，必要时使用藻酸盐、银离子等内层敷料后再贴水胶体敷料。

6. 佩戴

揭去底盘保护纸，底盘洞口对准造口位置，将底盘粘贴在水胶体敷料上。用手轻压造口底盘10～15分钟使黏胶与皮肤充分贴合，见图6-1C。

（三）整理和记录

清理用物，记录造口、周围皮肤及切口情况，造口及切口护理用品的使用情况，排泄物情况，以及患者或主要照顾者的参与情况、学习愿望等。

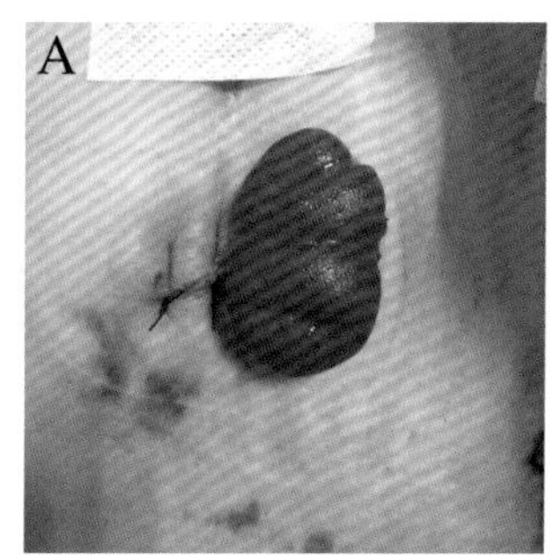

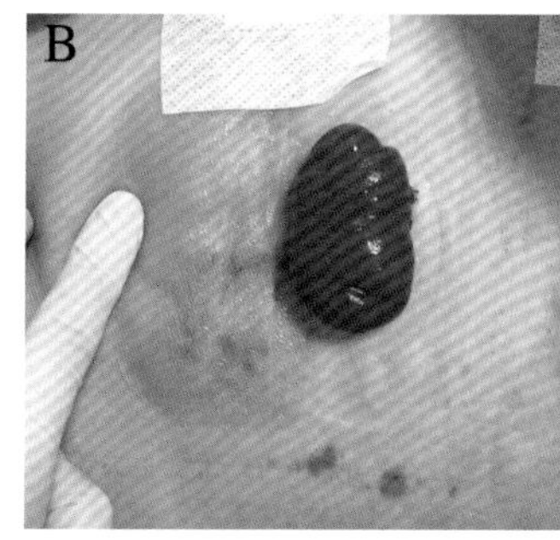

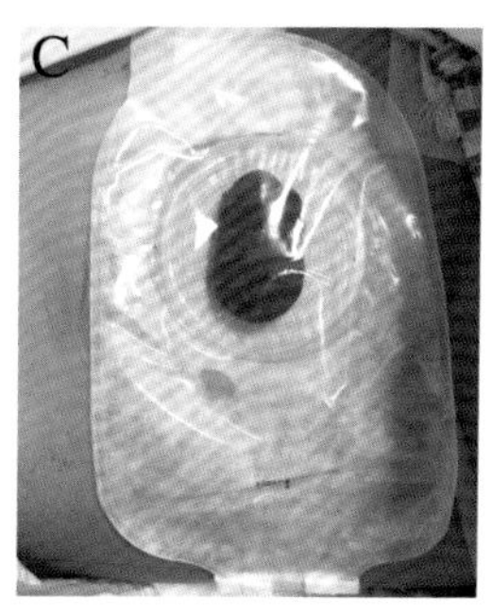

图6-1　切口旁/上造口换袋方法。图A：清洁。图B：使用水胶体敷料。图C：粘贴造口袋

三　注意事项

1. 按照无菌原则处理切口，必要时清创，视切口情况拟定换药和换袋间隔时间，发生渗漏时随时更换。

2. 告知定期至造口门诊随访，直至切口及造口并发症愈合。

第四节　自闭性回肠插管造口换袋技术

一　目　的

观察自闭性回肠插管造口情况，保护粪便转流管，预防并发症。其余同常规肠造口换袋技术。

二 操作步骤

(一)操作前准备

同常规肠造口换袋技术。

(二)操作方法(见图6-2)

1. 揭除

先揭松造口底盘周围黏胶,再轻柔揭起底盘,将固定插管用的橡胶管拨出至底盘下,动作轻柔,防止用力过猛使插管滑脱,沿插管自下而上套出造口袋底盘。如揭除困难,可使用黏胶去除剂,防止撕脱伤。揭除底盘后,检查同常规肠造口换袋技术。

2. 清洗

用柔软的纸巾或纱布轻柔地去除插管及周围皮肤上的排泄物,用小毛巾蘸温水/生理盐水或使用纯水湿巾由外到内清洁造口及周围皮肤,待干或用纸巾拭干皮肤上的水分。

3. 评估

评估插管是否妥善固定,评估造口周围皮肤情况。

4. 剪裁

使用裁剪式底盘者,剪裁造口袋底盘开口大于插管直径1～2mm;使用可塑底盘者,用双手拇指掰大底盘孔径。

5. 佩戴

预先剪开造口袋底盘黏胶保护纸,沿插管套入底盘,外固定橡胶管的一侧先轻轻拨至底盘之上,调整好底盘位置后,再将外固定橡胶管的另一侧轻轻拨至底盘之上,揭去底盘保护纸,粘贴造口袋底盘。一件式造口袋注意选择合适的开口方向,夹闭造口袋下端开口。二件式造口袋底盘粘贴后,扣合造口袋并夹闭下端开口。用手轻压捂住造口底盘处10～15分钟,使黏胶与皮肤有效贴合。

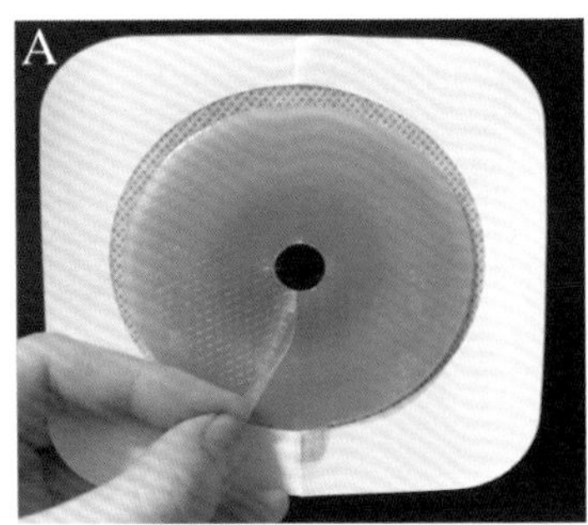

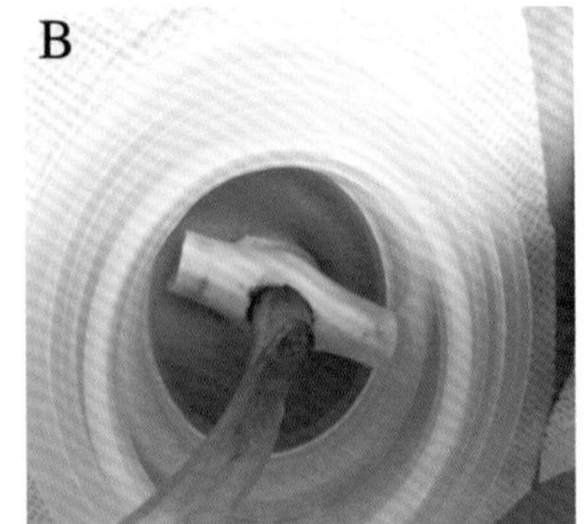

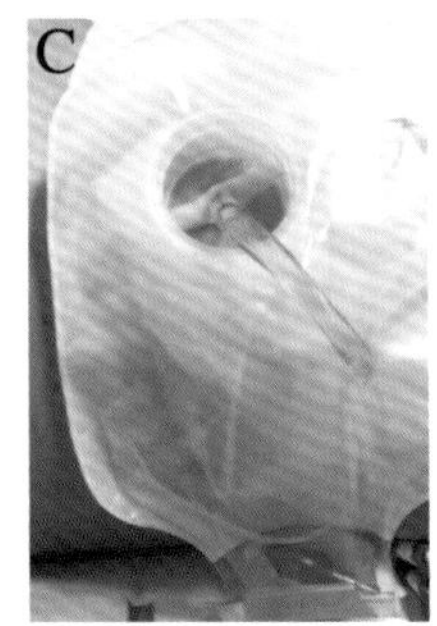

图6-2 自闭性回肠回肠插管造口换袋方法。图A:剪开底盘黏胶保护纸。图B:套入底盘。图C:扣合造口袋

（三）整理和记录清理用物

整理和记录清理用物。记录造口及周围皮肤情况，插管内固定和外固定情况，造口用品的使用情况，排泄物情况，以及患者或主要照顾者的参与情况、学习愿望等。

三　注意事项

1. 注意动作轻柔，保护气囊充气管，以免弄断气囊充气管而导致插管滑脱。

2. 有拔管指征时方可拔除自闭造口的插管。拔管后一段时间内仍需粘贴造口袋收集粪便，告知患者按时至造口门诊随访，直至插管口完全闭合。

3. 其余注意事项同常规肠造口换袋技术。

第七章　结肠造口灌洗技术

结肠造口灌洗是指定时将定量的温水经结肠造口注入结肠，结肠得到扩张后反射性收缩，可以在较短时间内较彻底排出液体和粪便的过程。定时进行结肠灌洗可以训练造口患者规律排便，其两次灌洗之间无粪便排出，养成类似于正常人的排便行为，以提高永久性结肠造口患者的生活质量。

一　目　的

1.养成类似于正常人的定时排便行为，减少肠道积气，消除异味，提高生活质量。

2.减少造口周围皮肤问题。

二　适应证

1.永久性乙状结肠造口或降结肠造口患者。

2.既往无慢性肠道疾病、大便较成形者。

3.造口低平、内陷、造口袋过敏或造口位置不当等导致粪便收集困难的患者。

4.身体康复、精神及情绪稳定，有造口灌洗的意愿，能独立完成操作者。

5.有隐蔽的场所和足够时间完成灌洗，家庭成员支持者。

三　禁忌证

1.暂时性结肠造口、升结肠或横结肠造口、回肠造口者。

2.患有憩室病、应激性肠综合征及各种肠道炎性疾病者，比如克罗恩病、溃疡性结肠炎、放射性肠炎等患者。肠内有残余的恶性肿瘤者，行放化疗者。

3.已发生造口脱垂、造口旁疝等并发症者。

4.有心脏或肾脏疾病者(为相对禁忌，因灌洗后有发生高血容量的风险)。

5.有严重关节炎或类风湿关节炎，动作欠灵活者。

6.生活不能自理者、高龄者、婴儿及12岁以下的儿童、精神不健全者。

四　操作步骤

(一)操作前准备

1. 用物准备

造口灌洗用品(包括灌洗袋、流量控制器、锥形灌洗头、集粪袖袋、腰带、固定环、润滑剂、迷你型造口袋等),纱布或造口栓,36～38℃温水500～1000mL,纸巾,水温计,一次性手套或指套。

2. 环境准备

单独卫生间(墙上装挂钩),光线充足,温度适宜。

3. 患者准备

协助患者取舒适半卧位或坐位,向患者讲解结肠造口灌洗的目的,评估患者的学习能力,在与患者互动中完成造口灌洗。

(二)操作方法

1. 灌洗液的准备

准备好36～38℃温水500～1000mL,关闭流量控制器,将灌洗液倒入灌洗袋,连接锥形灌洗头,排尽连接管内的空气。灌洗袋悬挂高度以离肠造口45～60cm为宜,患者坐位时,灌洗袋底部与肩部平齐即可。

2. 安装集粪袖袋

清洁造口及造口周围皮肤,用腰带固定集粪袖袋于造口上,将集粪袖袋末端放入马桶中。

3. 灌洗

①操作者右手示指戴指套后涂润滑剂,缓慢插入造口内,探明造口内肠管走向;②润滑剂涂抹锥形灌洗头,轻轻插入造口,插入方向按肠管走向,用一手轻压固定灌洗头(见图7-1);③另一手打开流量控制器,以每分钟60～100mL的速率灌入造口,成人灌洗量一般为500～1000mL,在6～10分钟内灌完,患者感到腹胀表明灌入的量已足够;④灌完所需水量后,关闭流量控制器,灌洗头继续停留在肠造口3～5分钟后取出,关闭灌洗袋上方的封口条。

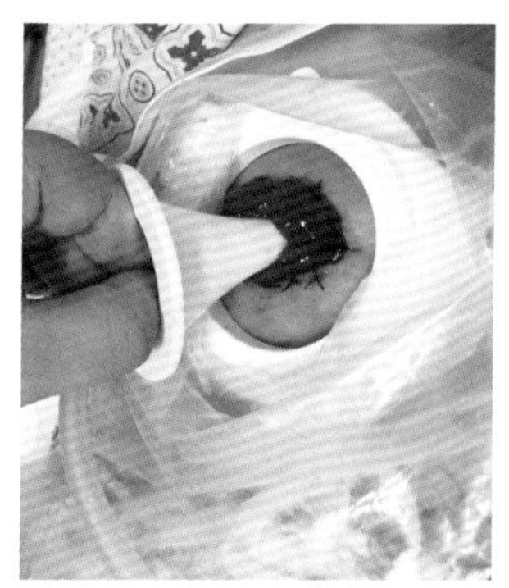

图7-1　结肠造口灌洗

4. 排便

结肠内的粪便和液体陆续排出,15分钟后可将袖袋尾端夹住,站起来活动;约30～40分钟后,无粪便排出即可取下袖袋。

(三)整理和记录

清洁造口及造口周围皮肤,可以覆盖纱布、纸巾或粘贴造口迷你袋、使用造口栓(后两种价格较贵,国内尚未推广使用)。清洗灌洗用品,在阴凉处晾干备用。嘱患者适当休息。指导记录造口灌洗日记。

五 注意事项

1.经专业人员评估符合条件者方可尝试结肠造口灌洗。首次灌洗必须由专业人员指导,患者独立操作前需知晓出现异常情况时获得帮助的途径。后期在自家卫生间独立操作时,建议于可触及的位置安装呼叫系统。

2.结肠造口术后无须放疗、化疗且肠道功能正常者,根据身体恢复情况,术后1～3个月可以开始灌洗。如需放疗、化疗,则在化疗结束后3个月或放疗结束后6个月,无肿瘤复发和转移情况,身体良好,肠道功能正常的情况下,可以开始灌洗,并以24～48小时间隔灌洗为宜,定时灌洗。

3.记录灌洗日记,内容包括灌洗液量、灌入时间、排便总时间、排便情况、两次灌洗间隔是否有排便等。

4.灌洗液超量、灌入速度过快或压力过大,可使回盲瓣打开,灌洗液进入小肠,使小肠内未消化吸收的内容物进入结肠随粪便排出,从而影响灌洗的效果,也可造成营养物质的丢失。因此,需确保患者掌握后才能让患者自己操作。

5.灌洗过程中异常情况处理。灌洗过程中若出现腹痛、腹胀等不适,可减慢或暂停液体灌入,嘱患者深呼吸放松,缓解后继续,必要时终止灌洗;如无腹痛、腹胀等不适,可尝试适量增加灌洗液量或延长时间,若伴有不适症状,应及时就医,进一步评估和处理;灌洗不畅时,排除灌洗袋悬挂高度是否过低、肠痉挛、粪块堵塞灌洗头或灌洗头紧贴肠管内壁等原因,可指导深呼吸并轻轻调整锥形灌洗头的方向。

第八章　造口顺行灌肠技术

造口顺行灌洗技术是指经阑尾、盲肠等腹壁造口，或经预防性回肠/结肠袢式造口的远端造口灌肠，顺行冲洗结肠，引发较强肠蠕动，把结肠内粪便由原肛门排出体外的技术。其清洗肠道彻底，更注重隐私，独立性和自主性强，顽固性便秘、神经源性失禁等患者便于自行操作，也是临时性造口回纳手术前及肠镜检查前的肠道清洁方法，被广泛应用。

一　目　的

1.排空结肠内粪便，治疗顽固性便秘。

2.帮助失禁患者排空粪便，避免污染。

3.在预防性回肠/结肠袢式造口患者，清洁远端肠道。

二　适应证

1.慢传输性便秘、直肠排空障碍等，经内科治疗效果不佳者。

2.脊髓损伤引起神经性失禁，先天性肛门直肠畸形术后大便失禁，或其他因素导致失禁者。

3.临时性回肠/结肠袢式造口患者造口回纳手术前或肠镜、CT 等检查前的远端肠道准备。

4.钡灌肠检查后造口远端肠道钡剂残留。

三　禁忌证

1.憩室病、应激性肠综合征、各种肠道炎性疾病，比如克罗恩病、溃疡性结肠炎、放射性肠炎等患者。

2.结直肠恶性肿瘤放疗、化疗期间不宜大剂量灌肠。

3.不能耐受大量不保留灌肠的疾病，如心脏或肾脏疾病等患者。

四 操作步骤

(一)操作前准备

1. 用物准备

一次性灌肠袋、肛管或气囊导尿管、润滑剂、温度计、37～39℃温水1000～2000mL(成人)或生理盐水、液状石蜡、纸巾、一次性垫单、一次性手套、剪刀、便盆。

2. 环境准备

环境隐蔽,能保护患者隐私。

3. 患者准备

衣着宽松,坐于马桶上;也可取仰卧位,臀下置便盆或可吸收尿布。

(二)操作方法

1. 准备灌洗液

关闭流量控制器,将37～39℃温水或生理盐水1000mL倒入灌洗袋,连接肛管或导尿管,打开调节器,排尽空气后关闭调节器。灌肠袋液面距造口50cm。

2. 灌水

(1)阑尾或盲肠造口:肛管前端涂润滑剂,将肛管轻轻插入造口10～15cm,打开调节器,固定肛管,使溶液缓缓流入。

(2)保护性回肠/结肠袢式造口:气囊导尿管前端涂润滑剂,插入远端造口10～15cm,气囊内注入空气或水15～20mL,打开调节器,固定导尿管,使溶液缓缓流入。

灌入的液体量和灌肠的次数根据原肛门排泄物的性状和病情而定。以肠道准备为目的的,应灌洗至排泄物中无明显粪便为止。一般以40～50mL/min的速度灌入800～1000mL,一次灌入量不宜超过1000mL。灌水过程中嘱患者深呼吸。

3. 结束灌洗

灌完后关闭调节器,继续保留肛管或气囊导尿管在造口内3～5分钟。抽尽导尿管气囊内气体或液体,用卫生纸包住肛管/导尿管后拔出,清洁造口及造口周围皮肤。

4. 排便

尽可能保留5～10分钟,以利于粪便软化;不能保留者可直接排泄。查看排泄物,若粪渣较多,患者耐受,可重复灌肠,直至排尽粪渣。

(三)整理和记录

清理用物,记录排便情况。

五 注意事项

1. 灌肠过程中若出现腹痛、出冷汗等不适,可减慢或暂停灌水,缓解后继续,必要时终止灌肠。

2.用于治疗便秘或失禁的顺行灌肠，可能需要患者自行操作。首次必须由专业人员指导，患者完全掌握后才能独立操作，且独立操作前需知道当出现异常情况时获得帮助的途径。

3.治疗便秘或失禁的顺行灌肠可每24～48小时进行一次，记录排便日记，掌握排便规律。应在每天固定的时间进行灌肠，最好在早餐或晚餐后1～2小时进行，可以利用进食刺激产生肠蠕动，缩短灌洗时间。用于失禁治疗时，排粪后查看排泄物，若粪渣较多，患者耐受，可重复灌肠，以排尽粪渣为度。

4.告知便秘或失禁患者，顺行灌肠法成功的关键是通过反复地调整，找到最佳灌洗液的配方、用量和间隔时间，保证患者灌肠间隔期内肛周清洁，提高生活质量。

5.如出现灌入困难、有感染迹象（如发红、疼痛、肿胀等）、液体排出困难等情况，需及时入院就诊。

第九章 自闭性回肠插管造口插管拔除技术

自闭性回肠插管造口为临时造口，其优点为在术后一定时间后，即可拔除插管，拔除处腹壁伤口可自行闭合，免除了传统临时造口需第二次手术才能回纳的缺点。吻合口愈合良好的患者，凭医嘱可于造口专科门诊就诊拔除插管。

一 目的

拔除插管，恢复患者肠道的连续性。

二 适应人群

术后 3～4 周，医生指检或直肠造影下确定吻合口愈合的自闭性回肠插管造口患者。

三 禁忌证

1. 术后 2 周内。
2. 未指检或未行造影明确吻合口愈合者。
3. 检查后吻合口未愈合或其他未达到拔管指征者。

四 操作步骤

(一)操作前准备

1. 用物准备

造口袋、20/30mL 注射器、一次性垫单、一次性手套、一次性手术刀片、医疗垃圾袋。

2. 环境准备

环境隐蔽，能保护患者隐私。

3. 患者准备

患者平卧于诊疗床，暴露造口部分。

（二）操作方法

1. 抽空气囊

操作者戴好手套，安置好患者后，在造口同侧身下垫一次性垫单，造口袋底部套入垃圾袋做准备。使用一次性手术刀片在造口袋中下部划开 2～3cm 的口子，从划口处取出插管指示气囊（若确定无排便，也可选择直接取下造口袋及底盘），使用针筒的乳头对准指示气囊进行抽吸，抽瘪为止（常见的套囊处生理盐水注射 10～15mL）。若指示气囊抽吸困难，可割断或剪断连接管，等待套囊内水完全漏出即可。

2. 拔出插管

确定气囊被抽瘪后，轻轻揭起造口底盘的边缘，揭除造口底盘，一手握住插管靠近腹部的部分，另一手按压造口周围腹壁，轻柔拔出插管，将插管连同造口袋丢入医疗垃圾袋。

3. 清洁及消毒周围皮肤

使用柔软纱布轻柔地去除插管拔除处周围皮肤的排泄物，拔除插管后的腹壁可见一伤口。使用聚维酮碘溶液消毒腹壁伤口，用生理盐水清洁伤口及周围皮肤，纱布拭干（见图 9-1）。

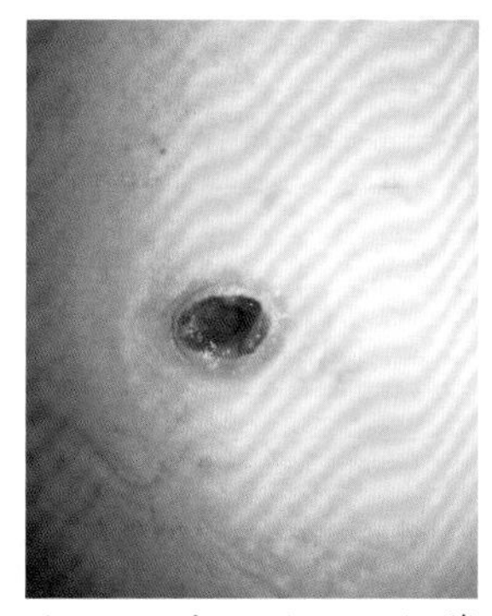

图 9-1　自闭性回肠插管造口插管拔除后

4. 贴造口袋

拔除后，插管拔除处短时间内仍有排泄物流出，因此仍需粘贴造口袋。根据需要裁剪造口底盘，大小略大于腹壁伤口 1～2mm，揭除底盘保护纸，对准洞口贴于腹部。嘱患者用手轻压捂住造口底盘处 10～15 分钟，使黏胶与皮肤有效贴合。

（三）整理和记录

清理用物，评估拔除处腹壁伤口有无渗血，及患者腹痛、腹胀等情况，记录拔除和护理过程。

五　注意事项

1. 在拔除过程中及拔除后评估患者状况；有腹痛、腹胀等情况者，需暂停，必要时联系医生。拔除后袋内有少量血性液体为正常现象；若持续有出血，需及时就诊。

2. 插管被拔除后建议患者进软食，并逐步恢复到普食，加强营养，忌辛辣刺激饮食，预防腹泻；避免进食较易产气的食物，如牛奶、大豆等；少食多餐；饮食以温和易消化食物为主。在腹壁伤口未愈合前，尽量减少不必要的液体摄入。

3. 护理腹壁伤口。在伤口未完全闭合前，仍有粪性液体流出，因此仍需继续粘贴造口袋，直至无粪液流出，以保护造口周围皮肤，预防粪水性皮炎。清洗造口袋时，避免水倒灌入伤口。在伤口愈合过程中，要保持创面引流，预防死腔残留，建议造口门诊定期复查。

4. 做好肛周皮肤护理。自闭回肠插管患者多数为低位直肠癌保肛患者，术后发生低位直肠癌前切除综合征的概率高。因此，应关注患者原肛排气排便等情况。宣教保持肛周皮肤的清洁干燥，及时清洗并更换内裤，必要时选用合适的卫生巾。肛周皮肤如出现红肿、糜烂及湿疹样变，可使用造口护肤粉联合皮肤保护膜，必要时温水坐浴。严重者建议到医生及造口专科处就诊。

5. 观察腹壁伤口排泄物的量。正常情况下，排泄物逐渐减少。没有插管支撑的腹壁伤口会逐渐自行愈合。排泄物量少者，可揭除造口袋，改用纱布。若超过4周仍有排泄物排出，须及时到医院复诊。

第十章 支撑棒拆除技术

造口支撑棒通常用于袢式回肠或结肠造口，以防止术后造口内陷/回缩，一般放置2周左右，具体时间根据外科医生要求和造口情况而定。支撑棒的存在不但增加了造口护理的难度，而且持续加压还易引起患者疼痛及造口相关并发症的发生，包括造口坏死、造口周围皮炎、压力性损伤、造口周围脓肿、造口皮肤黏膜分离等。因此，无特殊情况下，建议及早拆除。患者一般可于造口专科门诊就诊拆除支撑棒。

一 目的

拆除支撑棒，降低造口护理难度，减少支撑棒引起的相关并发症的发生。

二 适应人群

术后2周左右，医嘱予以拆除支撑棒的造口患者。

三 禁忌证

1. 术后1周内(特殊情况除外)。
2. 医生要求的需要延期拆除的造口患者。

四 操作步骤

(一)操作前准备

1. 用物准备

造口护理用品及造口附件产品、生理盐水、聚维酮碘溶液、无菌棉球/纱布、纯水湿巾纸、柔软纸巾、一次性垫单、一次性手套、一次性垃圾袋、剪刀。必要时准备伤口处理用品。

2. 环境准备

环境隐蔽，能保护患者隐私。

3. 患者准备

患者平卧于诊疗床，暴露造口部分，将一次性垫单垫于造口处身下。

（二）操作方法

1. 揭除底盘

揭除方法见第六章第二节“带支撑棒造口换袋技术”。

2. 清洁

清洁方法见第六章第二节“带支撑棒造口换袋技术”。

3. 评估

评估支撑棒留置时间、材质、固定的方式；评估造口黏膜、出口高度、皮肤黏膜连接处及造口周围皮肤情况。

4. 拆除

消毒造口支撑棒缝合处及附近造口黏膜和皮肤，使用剪刀剪除支撑棒两端缝线（环形支撑棒者找到环形交接处缝线，剪除缝线，即变为条形）；用镊子拉住支撑棒一侧往外轻拉即可完整拉出支撑棒。取出后评估支撑棒的完整性（见图 10-1）。

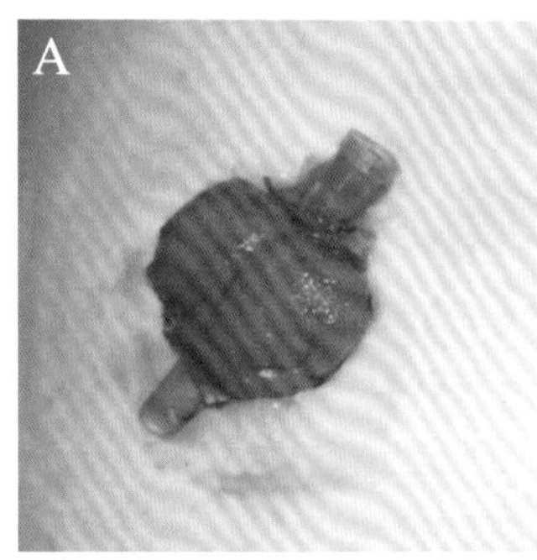

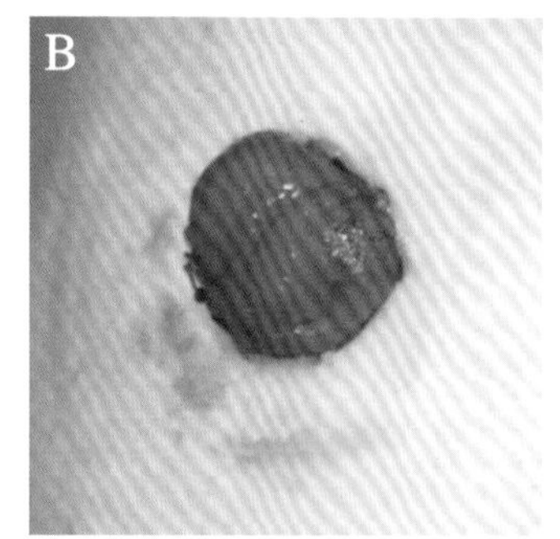

图 10-1　支撑棒拆除前后。图 A：拆除前。图 B：拆除后

5. 消毒止血

拆除后黏膜/皮肤上若有少量渗血，使用聚维酮碘棉球消毒后，用无菌纱布/棉球按压止血。

6. 支撑棒下的皮肤处理

评估支撑棒下的皮肤状况，评估患者有无疼痛等主诉。若有轻度损伤，使用造口护肤粉联合皮肤保护膜，造口根部建议使用防漏膏（或贴环、条）保护。若压力性损伤较深、面积较大，根据评估结果，参照切口旁置造口换袋技术处理。

7. 测量、剪裁底盘和佩戴造口袋

方法同常规肠造口袋更换技术。

（三）整理和记录

清理用物，记录支撑棒拔除情况、造口及周围皮肤情况、造口用品的使用情况、排泄物情况；对有造口并发症者，记录并发症处理情况。

四　注意事项

1.用物应一次性准备齐全，注意保暖和隐私保护。

2.造口水肿明显、造口支撑棒较短者，支撑棒缝线易被隐藏，尤其需仔细查看，确保两端已无缝线，避免患者牵拉引起的疼痛。

3.评估造口出口。若造口出口较低，评估患者现使用的造口用品是否适合，必要者改用凸面底盘联合造口腰带。

第三篇

成人肠造口常见并发症解析与护理

第十一章　肠造口常见并发症概述

各种类型的肠造口都有可能发生造口并发症、造口周围并发症和其他并发症。一旦发生并发症，将导致造口护理困难，影响患者的生活质量。由于研究设计时纳入人群、研究时间等存在不一致性，测量和评价周期不统一等，文献报道的造口并发症总体发生率数据范围比较宽泛，国外文献报道造口并发症发生率为21%～71%，国内相关报道为16.3%～53.8%。其发生率还因造口类型而异，如端式结肠造口的并发症发生率较低，袢式回肠造口的并发症发生率相对高。本章将对常见并发症逐一进行阐述。

造口相关并发症虽然难以避免，但积极预防可减少其发生。专科护士在预防和处理造口并发症过程中发挥了重要作用。造口专科护士在围手术期对患者进行充分评估，术后积极预防、早期发现、正确处理，可有效减少、减轻或治愈造口及其相关并发症。美国学者皮特曼提出造口并发症概念模型（见图11-1），提供了造口与造口周围并发症及其相关危险因素的框架。

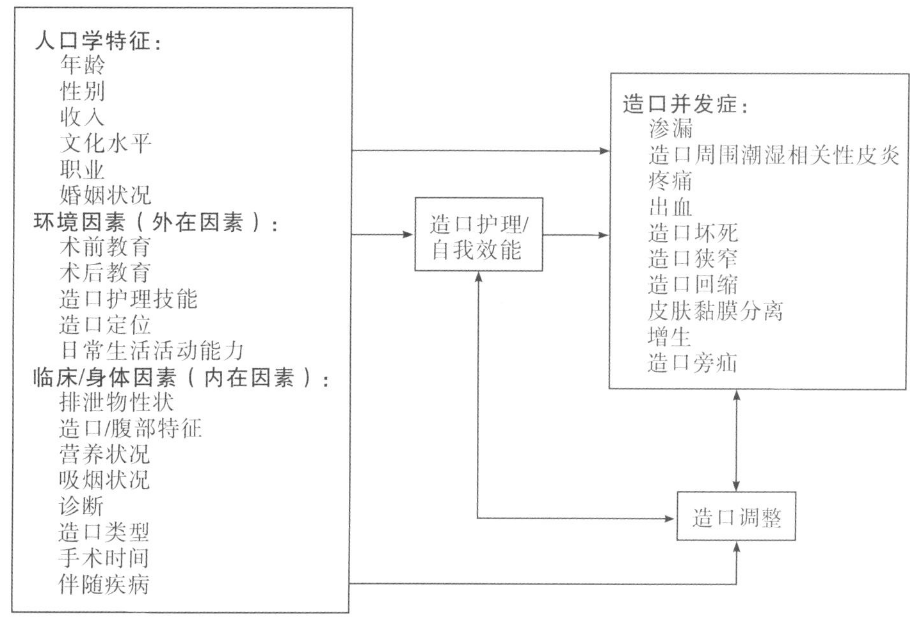

图11-1　皮特曼造口并发症概念模型

第一节　预防原则

一　术前加强合并疾病的防治

术前纠正水、电解质紊乱，改善患者营养状况，控制基础疾病，如糖尿病患者应控制好血糖。

二　术前执行造口定位

术前应与医生、患者进行充分沟通，了解手术方式和可能的造口类型，遵循造口位于腹直肌上的原则，与患者共同预设一个合理的造口位置，供医生术中参考。术后评估外科医生是否选择了预设的造口位置；如果没有，了解原因，并评估既定的造口位置是否合理，根据情况与医生进一步沟通。

三　术中重视并精心设计造口

外科医生应重视造口手术，树立"造口无小事"的意识，把造口看作保证患者生活质量的"终生艺术品"，谨慎、细致地操作。腹壁开口直径要据肠管粗细和患者胖瘦而定，单腔造口的腹壁开孔一般要可容 2 指，双腔造口要可容 3 指，造口过大或过小都易发生并发症。拉出肠管时应不松不紧。若腹壁不厚（皮下脂肪少），可将腹膜翻至皮下缝合，然后将肠壁与皮下缝合，再将肠管黏膜外翻与皮肤缝合；若腹壁厚（皮下脂肪多），可以分别将腹膜、肌筋膜、皮下与肠管壁缝合，最后将肠造口黏膜外翻与皮肤缝合。为了防止造口旁疝、回缩和脱垂，应将腹内肠管与侧腹膜间断缝合 8～10 针，然后用荷包缝合关闭侧沟。如果一开始就用荷包缝合关闭侧沟，那么虽然手术快，但术后发生内疝或脱垂的机会也会增加。当然，亦可以通过侧腹膜外将乙状结肠引出腹壁，这样可以消除结肠旁沟，防止造口旁疝、回缩和脱垂，但因为该操作后留有一定角度，所以患者易发生术后肠梗阻。

四　术后正确选择和使用造口器具

根据造口本身的条件、造口周围皮肤状态、生活习惯及社会、文化、经济等因素，选择并正确使用合适的造口护理用品。当造口及周围皮肤形态有所改变时，及时调整合适的造口用品。

五　健康教育贯穿全程

实施常见成人肠造口并发症教育，使患者能预防、识别和处理常见的造口并发症。健康教育的内容和方式等见本书相关章节。

第二节　处理原则

一　对因处理

采取以问题为导向的病史回顾，明确引起造口与造口周围并发症的原因、发生时间、症状和体征以及已经进行的处理等，治疗潜在的问题。

二　保守治疗优先

根据并发症的类型、严重程度、可能给患者带来的不良后果以及对生活质量的影响等，综合考虑处理的方法和时机。造口专科护士在并发症的处理方面应有主导地位，利用专业知识辨证思考，结合使用有效的造口护理用品，兼顾卫生经济学，积极处理造口并发症。而当专业的护理干预收效不佳时，手术治疗造口并发症为最后的选择。

三　多学科合作

对于严重的并发症，多学科合作处理是非常重要的，多学科团队包括结直肠外科、皮肤科、胃肠科、全科、肿瘤科、疼痛科、放射科、营养科医生及其他与造口并发症处理相关的人员。

第十二章　肠造口常见并发症解析与护理

并发症可能发生在术后早期或多年后，根据造口手术后时间的长短，以造口术后30天为界限，分为造口早期并发症和造口远期并发症，其中发生于造口手术后数日内的并发症也称为造口极早期并发症。常见的造口早期并发症有造口水肿、造口出血、造口缺血、皮肤黏膜分离等。常见的造口远期并发症有造口脱垂、造口狭窄、造口旁疝等。有些并发症既可发生于早期，也可发生于远期，比如造口回缩，其发生的原因是不一致的。

第一节　造口水肿

造口水肿(stomal edema)常发生于术后早期，表现为造口肿大隆起、绷紧、黏膜发亮等(见图12-1)。正常情况下，肠造口术后早期会有不同程度的水肿，这是由血液回流障碍所致的。随着侧支循环的建立，水肿常于3～6周左右自行消退。因肠梗阻行急诊肠造口手术的患者，由于术前存在肠管扩张、炎症、水肿甚至坏死，所以术后造口水肿的发生率增高，严重程度增加。肠造口黏膜的正常颜色为鲜红色，表面平滑且湿润，肉眼能清楚可见肠皱襞，有弹性。根据造口黏膜的状态，水肿明显时造口黏膜呈半透明、发亮状态；随着水肿减轻，造口黏膜变得不透明；水肿消退时，能清楚地看见肠皱襞。因此，有学者根据肠造口黏膜的状态，对造口水肿严重程度进行分级：半透明、发亮——明显水肿；不透明——水肿减退；出现皱襞——水肿消失。

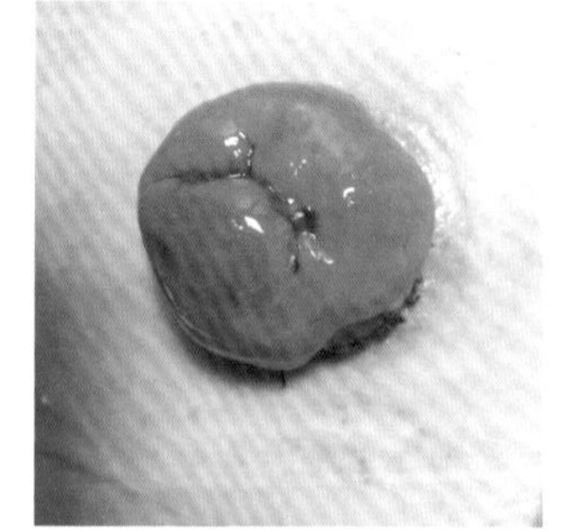

图12-1　造口水肿

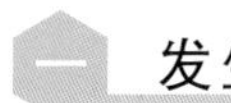

一　发生原因

(一)营养不良

手术前、后白蛋白指标偏低，贫血等。

(二)手术原因

手术时腹壁及皮肤开口过小而挤压造口肠管，或腹壁没有按层次缝合，影响造口的静脉血液回流。

(三)造口支撑棒

支撑棒过于坚硬或缝合过紧，对肠造口产生压力而引起水肿。

(四)护理不当

造口底盘内圈剪裁过小或腹带包扎过紧而引起水肿。

二　评估与处理

(一)护理评估

评估患者的全身情况，如营养状况指标、血糖水平等；评估是否存在影响造口血液回流的局部因素；评估造口水肿的严重程度。造口水肿严重时，需注意是否伴有动脉血供问题，是否有影响动脉血供的因素。评估造口用品的使用是否正确。

(二)处　理

1. 术后定期复查白蛋白等指标并积极纠正，以提高血浆胶体渗透压，使外渗入组织的液体回吸收，促进造口水肿消退。鼓励患者早期进食，造口排气后可以进食水蒸蛋、鱼、瘦肉等富含优质蛋白的食物。

2. 因缝合过密、过紧而影响造口血液回流时，可间断拆除造口周围缝线，促进静脉回流。

3. 袢式造口者术中建议选择材质和大小合适的支撑棒，妥善固定，并尽早拔除。

4. 术后使用口径较大的底盘和透明造口袋，方便观察造口情况。早期造口袋底板孔径裁剪可适当偏大(大 2～3mm)，避免造口底盘紧箍肿胀的造口而进一步阻碍血液循环。对于口大底小的造口，裁剪孔径应是造口的最大直径，必要时在造口底部周围使用水胶体敷料或防漏膏(或环、条)保护造口周围皮肤。因初期造口大小会发生变化，所以需指导患者每次裁剪造口底盘前均要重新测量造口大小。

5. 术后使用腹带时不宜过紧，以免加重肠造口水肿的程度。

6. 轻度的造口水肿无须特殊处理，重度水肿的肠造口需警惕是否存在动脉血供的问题，中重度水肿可用高渗盐水(如 3% NaCl)或 50% 硫酸镁溶液湿敷。尽量选择在空腹或者餐后2小时后进行湿敷，每次湿敷前先清洗肠造口表面的粪便，然后将浸湿的纱布覆盖于肠造口的表面，每次20～30分钟，每天2～3次。无条件者也可将白糖洒在水肿的造口黏膜表面。白糖高浓度渗透作用可以发挥消肿、杀菌的作用，具有简单易行、价廉、无毒副作用的优点；其缺点是高浓度糖黏性大，清洁难度增大，糖尿病患者须慎用。

(三)健康教育

告知患者造口水肿发生的原因，告知术后早期水肿是自然现象，一般3～6周会自然消退；指导正确的造口底盘裁剪技巧；加强营养；如发现异常，及时就诊。

第二节　造口出血

造口出血(stomal bleeding)指造口黏膜表面的出血或血液从肠腔内流出，大多是肠造口黏膜与皮肤连接处的毛细血管及小静脉出血，常发生在术后72小时之内，造口本身大出血(相当于消化道出血)并不常见。从严格意义上来说，更换造口用品时在棉球或软纸上看到的少量血丝不属于造口出血，有活动性出血或血凝块才是造口出血(见图12-2)。

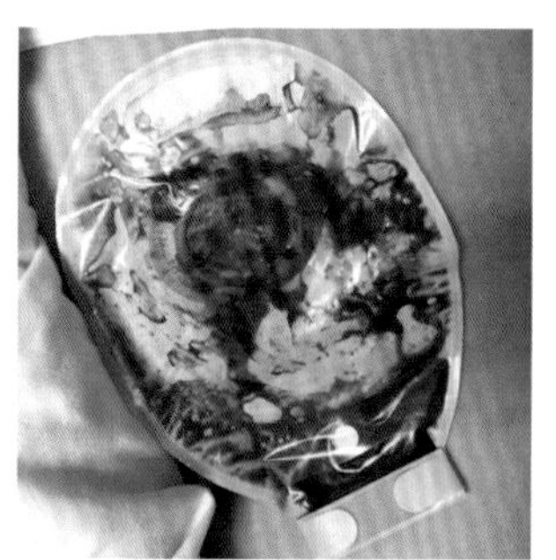

图12-2　造口出血

一　发生原因

(一)血液系统问题

自身凝血功能障碍或使用抗凝药物，如放疗或化疗后血小板计数降低，可表现为造口持续渗血。

(二)放化疗的因素

放化疗可导致肠管内毛细血管破裂。

(三)手术因素

止血不彻底，肠系膜小动脉未结扎或结扎线脱落。

(四)肠造口周围静脉曲张

肠造口周围静脉曲张主要是因为肝硬化引起的门脉高压下的肠系膜上下静脉网与腹壁下静脉相交通，这种情况引起的出血一般出血量较多，情况较严重。

(五)护理不当

如清洗造口时擦洗清洁过度,或频繁擦洗,或使用过于粗糙的卫生纸,或造口底盘裁剪过小,摩擦造口而引起出血。保护不当而发生外伤也可引起造口出血。

二　评估与处理

(一)护理评估

评估患者血小板计数、凝血酶原时间等影响凝血功能的指标;评估出血部位、出血量、出血频率,做好记录,每班交接。

(二)处　理

1.肠黏膜出血。肠黏膜少量出血时,清洗黏膜后,可使用纱布按压止血,黏膜处可洒造口粉。肠黏膜出血较常见原因为摩擦等物理因素,因此以预防为主,强调更换造口袋时动作要轻柔,使用柔软的纸巾,不要反复擦洗肠黏膜,选择柔软的造口袋,同时避免碰撞造口。

2.对于肿瘤疾病本身或放化疗原因导致凝血功能障碍引起的出血,需积极治疗原发疾病。肠腔内出血者,使用药物止血,必要时在肠镜下止血。

3.出血形成的血凝块若在肠黏膜表面,可用生理盐水棉球轻轻擦除;若在皮肤黏膜连接处,不可强行去除。对于因摩擦等机械刺激引起的少量出血,可以按压止血,也可以在出血处洒护肤粉后用棉球或纱布按压止血;出血量较多时,可以用1‰肾上腺素溶液纱布压迫止血,或用云南白药粉外敷后用纱布按压止血。

4.出血较多,按压不能止血时,应考虑是否为肠系膜小动脉未结扎或结扎线脱落,在这种情况下应使用纱布按压止血并请医生处理。

5.因造口周围静脉曲张引起的出血,需积极治疗原发疾病,造口用品选择柔软一件式造口袋,造口周围根部使用防漏膏(或环、条)保护;揭除底盘时喷洒黏胶去除剂,减少对皮肤的刺激;避免加压使用造口腰带、腹带,以减小门静脉压力。若出血量大,应在局部按压的同时立即就医。

三　健康教育

造口出血易引起患者及家属恐慌,应指导其学会对出血的应急方法。若有少量出血,能看到出血点,应先压迫止血,若造口出血发生频繁,应及早入院进一步检查;若出血量较大,应急诊入院。同时指导其学会正确的造口护理技巧。

第三节　造口缺血坏死

造口缺血坏死(stomal ischemia necrosis)是由于供应造口部位肠管的血液循环受影响导致肠段终末血管侧支少，引起肠黏膜缺血坏死。临床表现为造口颜色发生变化，造口黏膜逐渐干燥、失去活力。急性缺血表现为造口黏膜局部或完全变成暗红色或发绀，甚至完全变黑。慢性缺血外观呈苍白、灰褐色，严重者有异常臭味；部分患者有腹膜刺激症状、全身症状(发热、白细胞计数升高)。其在临床上多见于肠壁系膜近造口部位或造口游离缘的局部坏死，比较罕见外置肠管全部坏死或腹腔内坏死。坏死可包含整个造口甚至到达筋膜以下，也可局限于造口腹壁皮肤之上的部分，是术后早期严重的并发症，多发生在术后 24～48 小时。国外报道术后早期的发生率高达 14％，国内统计数据发生率在 2.3％～17％。造口缺血常发生于乙状结肠端式造口；袢式双腔造口可以维持比较良好的血运，因此相对少见造口缺血和坏死。

造口缺血坏死根据临床表现可分为轻度、中度和重度三类(见图 12-3)。①轻度：缺血范围比较局限、浅表，肠造口黏膜呈现暗红色或微黑色，范围不超过肠黏膜外 1/3，缺血部分会自动脱离，没有分泌物增多或异常臭味，一般在肠段的肠系膜缘。②中度：肠造口中央黏膜仍呈淡红色或红色，而黏膜 2/3 呈紫黑色，有分泌物和异常臭味，用力摩擦肠黏膜可以见到黏膜出血。造口坏死在腹壁筋膜之上。③重度：肠造口黏膜全部呈现漆黑色，有大量分泌物伴异常臭味，用力摩擦肠黏膜仍未见出血点。造口坏死在筋膜之下，肠内容物可渗至腹腔内，引起粪性腹膜炎。

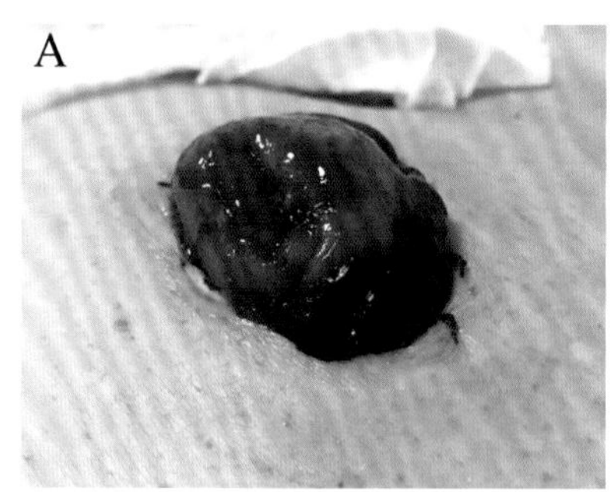

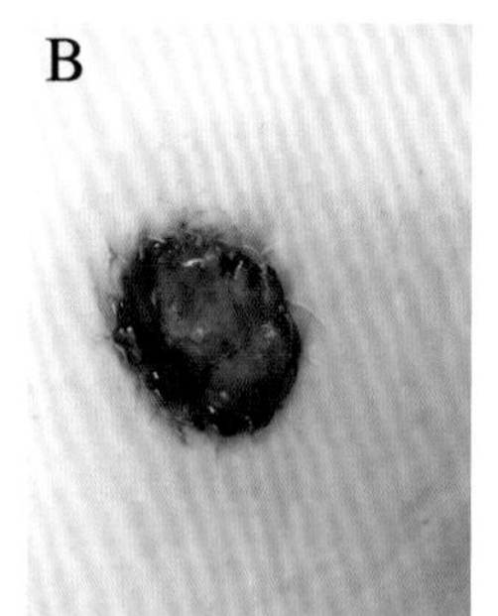

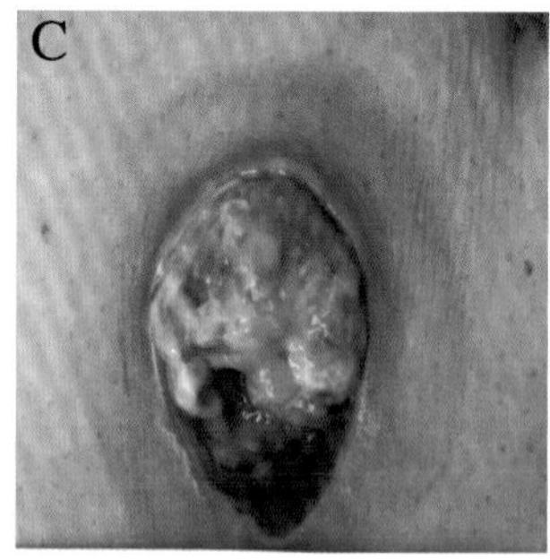

图 12-3　造口缺血坏死。图 A：轻度缺血；图 B：中度缺血；图 C：重度缺血

一　发生原因

(一)疾病因素

疾病因素如严重的动脉硬化、术前肠梗阻过久导致肠壁长时间缺氧等。部分患

者在手术当时肠管缺血可能不明显，但术后出现严重腹胀时，由于腹壁抬高，使肠系膜牵拉加重，可导致血运障碍而使造口肠管缺血。严重的造口脱垂嵌顿也可导致造口急性缺血坏死。

（二）手术因素

手术时处置不当是引起造口缺血坏死的主要原因，如术中误伤结肠边缘动脉，提出肠管时肠系膜游离不充分或牵拉力过大，扭曲及压迫肠系膜血管，腹壁开口过小或缝合过紧，或造口形成时切除过多的血管而导致造口肠管供血不足。另外，解剖变异也会引起肠造口缺血，如对于高龄伴高血压、动脉硬化、糖尿病患者，以及术中发现结肠中动脉发出的侧副血管边缘动脉变异者，建议行肠系膜下动脉低位结扎，以保证肠造口血供。术中裸化、游离肠管时，需要有清晰的解剖概念，准确辨别供血血管的走向；术中保持造口肠管良好的血供，避免肠系膜扭转及侧腹膜卡压，肠系膜分离完毕后反复观察肠管血运。有国外学者报道，预防肠造口缺血坏死的重要措施有：在术中应用吲哚菁绿进行血管造影，可以对造口肠管的组织灌注情况进行实时评估；若患者存在肠管粗大、系膜脂肪肥厚等情况，在腹壁造口成形术时，要根据腹壁的厚薄和拉出肠管及系膜的粗细适当调整，原则是以拉出肠管后切口能顺畅通过一中指为宜；同时不能为了肠造口的美观过多游离系膜而造成肠管断端的血供被过多破坏；缝合时尽量不损伤肠系膜血管等。

（三）护理不当

造口袋底板过于坚硬或孔径裁剪过小。腰带、皮带等勒住造口过紧而造成缺血坏死。

二 评估与处理

（一）护理评估

术后早期使用透明造口袋，术后 24 小时内严密观察造口的颜色，用手指按压造口黏膜，观察手指放开时造口是否立即恢复红色；对深部肠管颜色的观察，可以通过将透明的玻璃试管盲端涂液状石蜡润滑后插入造口，借助手电筒光线进行。对于双腔造口，要评估是远端还是近端造口缺血。对于存在血供异常的造口，每小时观察一次，及时向医生报告进展情况。

（二）处　理

1. 避免或去除一切可能加重造口缺血的因素

避免或去除一切可能加重造口缺血的因素，如拆除造口周围的碘仿纱条；去除腹带；避免粘贴二件式造口袋，因其底盘的扣环会压迫造口周围的表面微血管而影响血液循环；正确测量造口大小，避免裁剪过小而影响造口血供。

2. 局部处理

(1)轻度缺血:在坏死部分使用造口粉,注意观察,坏死部分可自行脱落,创面愈合后,造口功能无影响;若只是部分肠黏膜变紫色,可能是肠造口边缘缝线太紧,可以将变紫色区域的肠黏膜缝线拆除1~2针,拆线处消毒清洗后,使用护肤粉和防漏膏防止粪便污染。

(2)中度缺血:严密观察坏死进展,如果坏死区不向深部扩展,在明确健康组织与坏死组织界线后,可清除坏死组织,等新鲜肉芽组织增生愈合。

(3)重度缺血:如造口黏膜在短时间内发展为全部呈黑色,缺血肠段已经到达腹膜层或以下,那么肠内容物会渗漏到腹腔内,引起急性腹膜炎,需要立即行剖腹探查手术切除坏死肠段,重做造口。是否重做造口可根据造口坏死的程度在腹壁上的平面来判断。如果坏死组织表浅,则无须重新造口;如果缺血肠段局限于筋膜层以上,暂不考虑手术而予以密切观察;如果缺血肠段超过腹壁筋膜层2cm及以上,为防止进一步坏死,建议早期手术。

(4)关注造口缺血坏死的转归:缺血坏死后期可能发生皮肤黏膜分离、造口回缩、造口狭窄等后续并发症,应早预防、早处理。在肠造口缺血坏死、皮肤黏膜分离愈合后,建议使用凸面底盘,联合使用造口腰带预防和处理造口回缩,有效收集粪便。

三 健康教育

(一)心理护理

造口手术本身给患者带来很大的心理压力,在发生造口缺血坏死时,患者因担心需再次手术而焦虑、恐惧心理加重。护理过程中应及时告知患者造口恢复情况,多鼓励和安慰,消除其恐惧心理。

(二)造口缺血坏死后期护理指导和并发症预防

指导患者正确合理选择造口用品;指导扩张肠造口的时机和方法,预防造口狭窄的发生;定期造口门诊复查。

第四节 造口皮肤黏膜分离

造口皮肤黏膜分离(mucocutaneous separation,MCS)是指造口黏膜与腹壁皮肤缝合处组织愈合不良,使肠黏膜与周围皮肤分离而产生开放性创面。造口皮肤黏膜分离是一种较为常见的造口周围皮肤并发症,其发生率为4.0%~24.0%,多发生在术后1~3周。

分离创面会影响造口底盘的粘贴，引起粪水渗漏。渗漏的粪水会污染创面，影响其愈合，处理不当可加重皮肤黏膜分离的程度和继发感染。渗漏的粪水还会刺激造口周围皮肤，导致肠造口周围皮肤并发症的发生。造口皮肤黏膜分离处愈合后，由于瘢痕收缩，后期可进一步导致造口回缩、造口狭窄等并发症。

根据分离环周的范围，造口皮肤黏膜分离可分为部分分离和完全分离。①部分分离：肠造口环周的部分皮肤与黏膜分离。②完全分离：肠造口环周的全部皮肤与黏膜分离。

根据分离的解剖深度，造口皮肤黏膜分离可分为浅层分离和深层分离。①浅层分离：分离深度发生在腹壁皮肤及皮下脂肪层。②深层分离：分离深度到达腹直肌前鞘甚至突破肌肉及腹膜。

当发生完全深层分离时，可能会有腹膜炎症状（见图 12-4）。

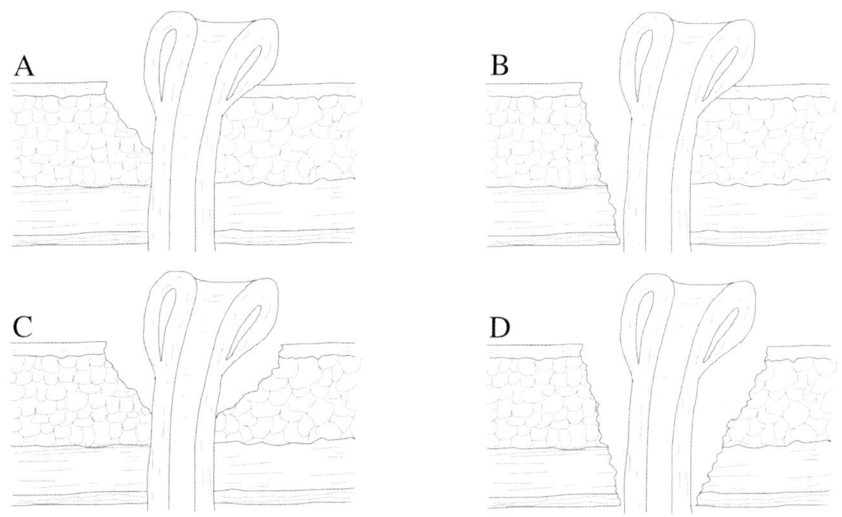

图 12-4　造口皮肤黏膜分离示意。图 A：部分浅层分离。图 B：部分深层分离。图 C：完全浅层分离。图 D：完全深层分离

一　发生原因

（一）疾病因素

疾病因素包括：术前存在营养不良、肥胖、糖尿病、长期服用类固醇药物、炎症性肠病等肠道疾患、术前放化疗等情况，使机体抵抗力及抗感染能力减弱，造口皮肤黏膜分离的发生率增加。

（二）手术因素

手术因素包括：造口位置不理想；造口形成时，皮肤开口过大；造口周围皮下组织切除过多；肠粘连严重、肠管分离拉出困难等导致皮肤与造口黏膜缝线处张力过大；手术中麻醉效果差，腹肌紧张；缝合不恰当（如切口缝线过密、过紧，皮肤与黏膜对合不良）；急诊手术腹胀明显等。

(三)局部愈合不良

1.肠造口缺血坏死。

2.肠造口黏膜缝线过早脱落,患者对缝线敏感或吸收不好。

3.造口周围感染等,特别是肥胖患者造口周围脂肪液化易并发感染。

4.急诊手术未进行肠道准备,在手术时易造成局部污染。

(四)腹内压过高

各种原因引起的腹胀、咳嗽等可引起造口皮肤黏膜缝合处张力过大,导致皮肤黏膜分离。

(五)造口护理因素

造口护理因素如碘仿纱布及缝线拆除过早或过晚、造口底盘裁剪不合适、造口护理操作不当等。

评估与处理

(一)护理评估

1.全身评估

评估是否存在影响伤口愈合的全身性基础疾病(如糖尿病、长期服用免疫抑制剂等);评估有无发热、腹痛、腹胀、肠道功能恢复等情况;评估患者心理状态、依从性、经济状况、社会支持等。

2.局部评估

(1)造口评估:包括造口的类型、位置、大小,造口黏膜颜色,排泄口出口高度,排泄物的性状和量及颜色;皮肤与黏膜缝合处的缝线情况,碘仿纱布是否存在等;有无造口支撑棒及其有无松动脱落、移位等;是否伴有影响分离创面愈合的其他造口并发症;造口周围皮肤颜色、温度,造口周围腹壁皮肤平坦、凹陷或隆起,皮肤松弛、紧实或干燥等。

(2)皮肤黏膜分离伤口评估:包括分离的部位、大小和深度,是否存在潜行以及潜行的范围,是否与腹腔相通,伤口渗液的性状、颜色、气味及量,伤口基底肉芽的颜色及生长情况,造口周围皮肤有无浸渍等。必要时,请医生评估是否与腹腔相通或存在肠瘘,行相应的影像学检查。

(3)造口用品评估:评估造口护理用品的选择是否合理、使用是否正确。

(二)处　理

1.全身处理

根据患者存在的发生造口皮肤黏膜分离的相关因素,有针对性地给予处理,以促进伤口愈合,积极治疗相关疾病,如控制血糖水平、改善营养状况。当存在感染症状时，留取伤口分泌物行细菌培养，根据药敏结果，按医嘱给予抗生素治疗。

2. 局部处理

(1)伤口处理：使用生理盐水棉球彻底清洗分离处伤口后，使用无菌镊子清除松软的黄色腐肉和坏死失活组织，再次用生理盐水棉球清洗伤口，用无菌纱布拭干，必要时拆除无效缝线和碘仿纱布，探查分离的深度和潜行情况。

①浅层分离伤口：分离伤口渗液较少者，在造口周围皮肤及分离创面使用护肤粉后，覆盖一层皮肤保护膜，造口根部使用防漏膏（或环、条），隔绝创面与粪便。

②分离略深且有渗液的伤口：清创后可以使用藻酸盐敷料填充伤口基底（有效吸收伤口渗液后形成凝胶，保持伤口湿润，促进肉芽生长及伤口愈合）；若有感染，可以使用银离子敷料代替藻酸盐敷料填塞伤口。裁剪片状水胶体敷料作为二层敷料，造口根部围一圈防漏膏（或环、条），使伤口形成一个相对密封的环境，这样既可以避免排泄物污染伤口，又可以给伤口提供一个湿性愈合的环境。

③深层分离伤口：使用易于完整取出的高吸收性敷料填充伤口，再使用外层敷料。对于创面较大者，可考虑使用负压引流渗液。排泄量大且稀薄者，可考虑禁食，静脉补充营养，或口服黄连素、盐酸洛哌丁胺等药物，以收敛粪便，减少粪便对伤口的污染。

(2)造口护理：

①造口护理方法：创面处理完成后，裁剪合适大小的底盘，并粘贴。造口出口低平者，使用凸面底盘联合使用造口腰带。该方法可使造口乳头部膨出，预防或改善造口回缩。若患者排泄物较多、较稀，则备齐造口相关用物在手可触及处，底盘需裁剪者建议在处理伤口前先裁剪好大小备用。

②底盘更换频率：根据创面大小、渗液量、使用敷料及造口底盘特性等不同，采取不同的更换频率。当伤口内填充的吸收性敷料达到饱和状态时，要及时给予换药，及时更换底盘；造口底盘发白、卷边或渗漏时，应尽快更换，防止排泄物渗漏而影响伤口愈合。不渗漏时，更换频率一般为每周 2～3 次。

三　健康教育

(一)饮食指导

加强营养并且饮食需均衡；糖尿病患者选择糖尿病饮食，将血糖控制在适宜范围；注意饮食卫生，避免食用易发生腹泻、腹胀的食物，降低底盘渗漏的发生率，减少创面污染的机会。

(二)保持造口局部清洁

及时排放造口袋内排泄物，有渗漏时及时更换造口底盘；分离创面较大者，不建议照护者自己更换造口袋，需到造口专科门诊就诊。

(三)并发症预防

肠造口皮肤黏膜分离处愈合后，易出现瘢痕挛缩而致肠造口回缩及狭窄。分离创面愈合后，尽早指导患者采取手指扩肛方法，每周自查一次，预防造口狭窄的发生，并告知定期至造口门诊随访。

第五节　造口回缩

造口回缩(stomal retraction)是指造口内陷，其高度平于或低于皮肤表面(见图 12-5)，外观像腹部的皱褶或间隙，肠黏膜仅部分可见甚至完全不可见，多见于肥胖患者。有研究显示，患者 BMI＞30kg/m^{2}时，造口回缩的发生率显著增加；腹壁较厚且肠系膜缩短，以及造口初始高度＜10mm，也是发生造口回缩的危险因素。

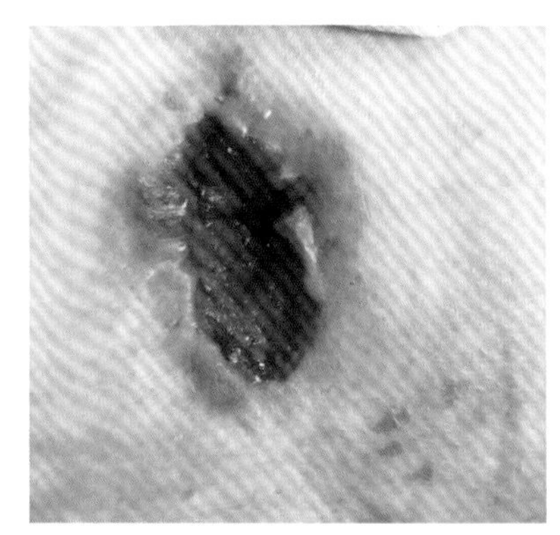

图 12-5　造口回缩

造口回缩可分为早期回缩和远期回缩。早期回缩又称急性回缩，通常发生于术后 1 周内，可继发皮肤黏膜分离，严重的造口回缩甚至可引起腹腔内感染。远期回缩又称慢性回缩，发生在手术后数月至数年的随访期。造口回缩的发生率在肠造口并发症中占 1.5％～10％。造口回缩后易引起排泄物渗漏，造成造口周围皮肤损伤，致使造口袋佩戴困难、造口护理难度增加，给患者造成极大困扰。

 一　发生原因

(一)早期造口回缩

早期造口回缩的发生原因有：①手术时肠管游离不充分、肠系膜过短而产生张力或牵扯力引起回缩；②肠造口黏膜缺血性坏死，使肠管回缩至筋膜上或腹腔内；③皮肤黏膜连接处缝线固定不稳固或过早脱落；④袢式造口支撑棒过早拔除；⑤造口周围感染或腹腔内感染等。

(二)远期造口回缩

远期造口回缩的常见原因有：①体重增加，造口周围脂肪组织过多；②肠造口位置设定不当；③体内继发肿瘤短期内迅速生长；④术后伤口瘢痕化；⑤妇女多胎生育等。

二 评估与处理

(一)护理评估

去除造口袋观察不同体位(坐位、仰卧位、站立位)时造口的高度,坐位时造口可能消失在腹部的皱褶处,或肠蠕动时会鼓出,做好记录;评估造口周围的皮肤状况;评估造口用品的选择和使用是否合适。

(二)处 理

1. 预防措施

(1)手术时保留足够的肠段。

(2)避免短期内体重急剧增加。

2. 造口护理

当肠造口发生回缩时,护理目标是创造一个平坦的粘贴表面。可使用凸面底盘配合造口腰带固定,该方式可以使造口基底部被动抬高,减少粪便渗漏的发生。对已经发生粪水性皮炎的患者,应使用造口粉和皮肤保护膜。

3. 结肠灌洗

对于乙状结肠造口患者,可选用结肠造口灌洗法来管理排便。

4. 必要时需紧急手术

造口回缩至腹腔内(一般发生在术后1周左右)时,应评估后立即手术。

三 健康教育

1. 出院时配备合适的造口用品及附件护理产品。造口回缩者使用凸面底盘联合造口腰带,注意不要扯松腰带、自行放松或脱卸腰带,腹部膨隆者需注意将腰带保持在髂骨水平,腰带有上滑现象时及时调节。

2. 发生远期造口回缩有可能是由于饮食过度、运动减少等使腹部明显膨隆的因素导致的。患者频繁发生造口渗漏、造口周围皮炎等须门诊就诊。因此,在患者出院前和全程随访过程中应做好相关教育工作,包括饮食指导、运动指导,以及造口并发症的早期识别和指导,以降低造口回缩的发生率,并且在发生造口回缩时可早期处理。

第六节 造口狭窄

造口狭窄(stomal stenosis)是指造口缩窄或紧缩(见图12-6),可发生在造口手术后数周至数年的任何时期,发生率为2%~15%。临床表现为造口皮肤开口细小,难以看见肠黏膜；或造口皮肤开口及造口外观正常，但造口指诊时手指难以进入，可以感觉到肠管周围组织紧缩，俗称"箍指"。肠造口发生狭窄后会出现肠内容物排空不畅，粪便变细，排便费力伴疼痛，甚至在排便时出现肠黏膜出血，严重者可出现低位不完全性肠梗阻症状。单腔造口发生造口狭窄的情况一般比袢式造口更为多见。造口狭窄程度的分级暂无公认标准，手术指征尚无明确的准则。临床上，对于造口周径≤小指前段（患者本人）且出现排便困难者，多可考虑为狭窄。据此将排便费力但尚能排便者，纳入轻度狭窄；排便费力，需借助手压腹部或使用药物协助排便者，为中度狭窄；排便困难，借助手压或药物仍无效，常觉腹胀、腹痛甚至出现不全肠梗阻者，为重度狭窄。

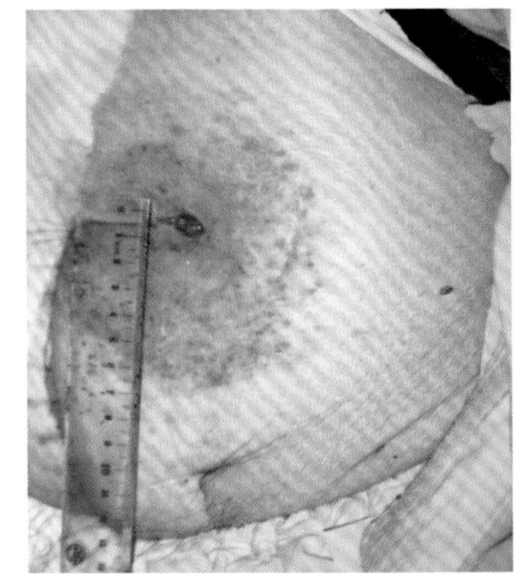

图 12-6　造口狭窄

一　发生原因

（一）手术因素

手术因素包括：术中切除皮肤、筋膜过少，皮肤切口回缩形成环状瘢痕；术中处理不当等导致造口局部感染；腹壁切口过小导致腹壁挤压等。

（二）自身因素

自身因素包括：造口肠段过短回缩或肠壁血运障碍等。

（三）继发于其他造口并发症

继发于其他造口并发症的包括：继发于造口周围感染、造口皮肤黏膜分离、造口缺血坏死等并发症，导致非一期愈合；后期瘢痕挛缩，导致造口旁皮肤异常增生瘢痕化形成狭窄。

（四）疾病因素

疾病因素包括：造口局部肿瘤复发压迫肠管，及炎症性肠病、克罗恩病复发等。

二　评估与处理

（一）护理评估

护理评估包括仔细观察造口的外观，查看造口内部的容积、肠壁的弹性及毗邻组织等。可用造口指检法查探，操作时需让患者及时告知疼痛等不适感觉，以便及时停止检查。同时，评估患者是否存在不全性肠梗阻的症状和体征。

（二）扩张造口

对造口狭窄者的扩张造口（也称扩肛）操作应由专业人员向患者及照顾者反复示

范，让其掌握后可在家自行操作。具体操作步骤如下。①患者取平卧位或坐位，深呼吸放松腹部。②操作者戴手套或手指套（开始时先用小指，慢慢改用食指），涂润滑剂（液状石蜡或食用油）。③手指轻轻进入肠造口内 2～3cm，即到达手指的第二指关节，停留 5 分钟左右。插入的手指不要反复旋转以免损伤肠黏膜而引起出血。扩张造口过程中若出现腹胀等不适情况，可以嘱患者做深呼吸放松；若情况没有缓解，应暂停扩张造口。④每天 2 次，持续 3 个月左右，不建议长期扩张。不建议使用玻璃棒、不锈钢棒等坚硬物品扩张造口，以免伤害肠造口黏膜甚至造成肠穿孔。对于术后发生肠造口黏膜缺血坏死、回缩、感染、皮肤黏膜分离等并发症，有造口狭窄潜在风险的患者，须进行手指扩张造口，但要注意避免损伤造口。

（三）手术治疗

对造口狭窄严重引起肠梗阻的患者，必要时行肠造口重整术。通过手术切除造口周围瘢痕组织，重新缝合皮肤和肠造口。如果是因为深层的腱膜开口太小或挛缩引起严重肠造口狭窄，则需要将腱膜环形切除部分，再与肠壁缝合固定。

三　健康教育

结肠单腔造口发生狭窄后要观察是否发生便秘，大便干结易堵塞造口引起肠梗阻，应指导低纤维饮食，软化粪便，也可以根据医嘱服用缓泻剂解除便秘。指导患者增加液体的摄入，每天至少饮水 1500mL，多食用新鲜且富含维生素 C 的水果和蔬菜，以保持大便柔软。指导患者一旦出现肠梗阻的症状，如急性腹痛、停止排便排气、恶心呕吐等，应及时就诊。

第七节　造口脱垂

肠造口脱垂（stomal prolapse）是指造口肠袢自腹壁造口处脱出形成套叠，脱出长度可达数厘米至 20cm 以上不等（见图 12-7），多发生在术后 2～7 个月，其发生率为 7%～25%。袢式结肠造口发生脱垂较为多见，脱出部分常常为造口的远端肠袢，横结肠造口的发生率最高。造口脱垂可分为固定和滑动两种类型，前者是指肠袢永久性脱出并外翻，后者是指肠袢间歇性脱出超过 5cm，通常是由腹内压增高引起的。造口肠袢脱垂后可引起肠黏膜水肿、出血、溃疡、肠扭转、间歇性肠梗阻、嵌

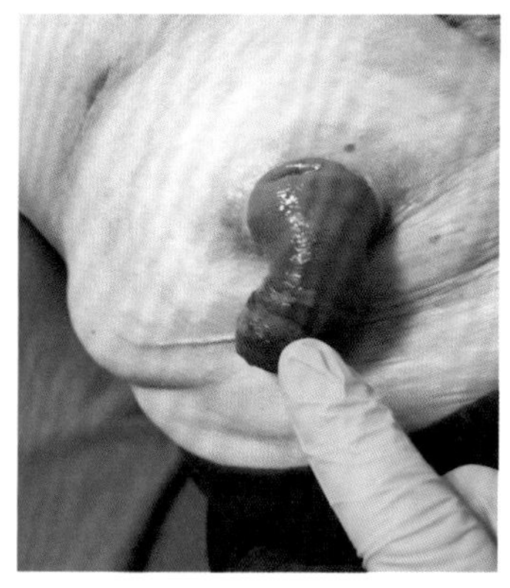

图 12-7　造口脱垂

顿、缺血坏死、外伤等。若造口脱垂逐渐严重，将明显影响造口袋佩戴，且不能进行造口灌洗，给患者的日常生活造成困难，也可引致严重的心理问题。

一 发生原因

（一）手术因素

手术因素包括：造口形成时皮肤层或腹壁肌肉层开口过大，肠壁外翻过多，腹壁与造口之间的间隙过大，手术时造口肠袢及系膜固定不佳等。

（二）造口位置不合理

造口没有在腹直肌上，失去肌肉层的支持，易发生造口脱垂。造口位于切口上也会增加造口脱垂的发生率。

（三）腹壁薄弱和腹内压增加

年老、肥胖、消瘦、多次手术等因素使患者腹壁肌肉薄弱，若存在慢性咳嗽、便秘、排尿困难、提举重物等导致腹内压增高的因素，易引起造口脱垂。

（四）结肠黏膜松弛

结肠黏膜松弛者易导致肠黏膜全层脱出。

二 评估与处理

（一）护理评估

1. 观察和评估造口脱垂的发生和发展，包括脱出长度、肠管的颜色、排便情况和造口用品使用情况。

2. 评估造口脱垂是固定型的还是滑动型的，平卧位时脱垂肠管能否被轻柔地回纳。

3. 评估患者心理状况。

（二）处　理

1. 术前预防

（1）识别高危因素：造口脱垂的危险因素有高龄、肥胖、腹压升高、慢性阻塞性肺病等。因此，术前应积极治疗慢性咳嗽、尿梗阻等原发疾病。

（2）术前造口定位：规范的术前造口定位，应尽可能使造口定位于腹直肌上。

2. 术中预防

规范手术操作，皮肤层或腹壁肌肉层开口勿过大，外翻肠壁长度适合，肠袢及系膜固定妥善，造口勿置于切口上。

3. 术后处理

（1）轻微脱垂的处理：对于无并发症的脱垂，可保守治疗。轻微脱垂者平躺放松时，脱垂肠管可自行回纳。对于无法自行回纳者，无明显水肿时可采用手法回纳。具体方法：患者平躺放松，操作者从脱垂的最顶端肠腔开始，缓慢轻柔地将肠管推入腹部，不要使用蛮力强行塞回。回纳后，用腹带对肠造口稍微加压，防止发生再次脱垂。当脱垂的肠袢出现嵌顿时，如果肠袢仍然是有活力的，也可立即施行复位术。

（2）袢式造口的远端脱垂的处理：肠管回纳后用奶嘴塞住造口，将奶嘴固定在造口底盘上，近端造口仍然可以排出大便（单腔造口不建议使用此法）。

（3）水肿处理：对于脱垂肠袢水肿者，可利用高渗吸水的原理达到减轻肠管水肿的目的。常用渗透剂包括 50％硫酸镁、3％浓氯化钠、白糖/蜂蜜。具体方法：将渗透剂湿敷于或洒于水肿的肠袢上，每日两次，每次 10～20 分钟，水肿减轻后轻柔地将脱垂的肠袢复位。若发生糜烂、出血等情况，可每日两次温水清洁后将造口粉洒于溃疡处以促进溃疡愈合。糖尿病患者忌用白糖/蜂蜜外敷。

（4）造口用品选择：①一般建议选择底盘质地柔软、容积能容纳脱垂的肠管的造口袋。②注意底盘裁剪方法：造口底盘裁剪的大小以突出肠管的最大直径为准，勿只测量造口底部大小，以免套入底盘时损伤外部更粗大的肠管；由于底盘裁剪过大而致造口周围皮肤暴露时，可用防漏膏或贴环加固密封，或使用水胶体敷料保护周围皮肤。

（5）手术治疗：当脱垂造成缺血性改变，或发生肠扭转、肠梗阻、脱垂肠管糜烂、出血严重、肠造口脱垂伴肠造口旁疝等情况时，应选择及时手术治疗。通过手术全层切除脱垂肠段和造口原位重建，对脱垂进行局部修正。如果再次复发，可能需要切除更多的肠管，并改变造口位置。

三　健康教育

（一）预防指导

1. 避免各种能引起腹内压增高的因素

咳嗽或打喷嚏时，注意用手按压造口部位；术后（尤其 6 周内）不要提起重量超过 5kg 的重物，不做重体力劳动。

2. 腹带支持

腹壁肌肉薄弱的患者可使用腹带或束裤加以支持。

3. 控制体重

防止短期内体重增加过快。

4. 保持大便通畅

适量食用纤维性食物，保持大便通畅，预防便秘。

（二）活动指导

避免剧烈活动，以免脱垂的肠管受伤出血及加重脱垂的程度。

(三)告知就诊时机

指导患者了解与造口脱垂相关的紧急症状,如肠梗阻、肠坏死等,出现可疑症状时应及时就诊。

第八节　造口旁疝

造口旁疝(parastomal hernia,PSH)是指与造口有关的腹壁切口疝,是由于腹壁筋膜存在缺口,使小肠、结肠或大网膜等腹腔内容物经筋膜缺口膨出至造口周围区域(见图 12-8)。造口旁疝的发生率与随访时间呈正相关,大多数于术后两年内形成,国内报道发生率为 3%~10%,西方国家报道的发生率可高达 14%~50%。

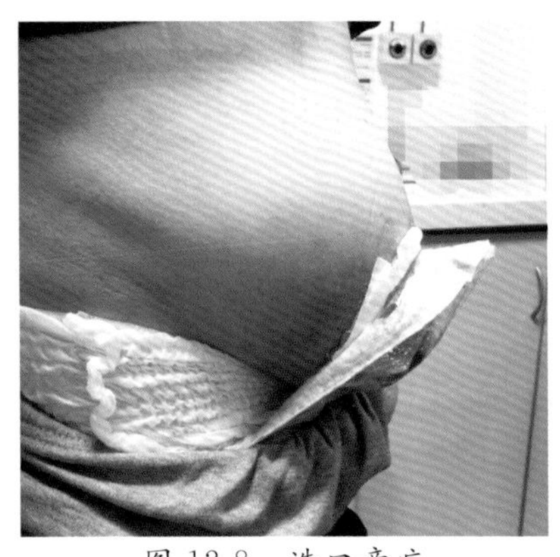

图 12-8　造口旁疝

造口旁疝的临床表现早期仅有轻微膨胀,在站立时腹部出现肿块,随着疝逐渐增大,可伴有造口周围坠胀不适感。用手按肿块并嘱患者咳嗽时,有膨胀性冲击感,可扪及造口旁缺损。部分患者平卧、腹肌松弛时肿物可回纳,伴或不伴疼痛。较多患者可能会出现轻度的造口旁腹壁薄弱。CT 检查有助于诊断造口旁疝,能准确显示造口旁缺损的大小,判断疝环和疝内容物。造口旁疝进一步发展,可导致疝内容物嵌顿、肠梗阻等急性并发症。造口旁膨出会引起造口袋粘贴困难,还会影响患者穿衣和美观,给生活带来极大不便。

一　发生原因

(一)造口位置选择不当

造口旁疝的发生率与造口位置的选择有密切的关系。研究表明,腹直肌旁造口及切口内置造口最易形成造口旁疝。

(二)手术因素

腹壁造口处开口过大,且肠壁与腹壁缝合较为稀疏,易形成一个潜在的间隙。术中血管或神经损伤过多导致肌肉萎缩,腹壁强度降低。麻醉不满意,强行牵拉缝合,局部张力过大以及各层组织对合不良。

(三)腹内压升高

术后慢性咳嗽、腹胀、排尿困难、腹水等均可导致腹内压升高,重体力活动也可加速造口旁疝的发生。

(四)其他因素

过度消瘦或过度肥胖,多次手术,高龄,患有贫血、低蛋白血症、糖尿病和肝、肾功能不全等,均可增加造口旁疝的发生风险。

二　评估与处理

(一)护理评估

嘱患者取站位、坐位、平卧位,触诊造口旁疝的情况;也可指示患者抬头或咳嗽的同时感受是否存在疝的范围变化。疝的大小取决于筋膜缺口的大小。筋膜缺口可存在于整个造口周围,也可局限于造口的一侧,必要时将手指插入造口内感知筋膜缺口的大小和范围。当受累部位发生疼痛和不适时,提示疝被勒窄,需要进一步评估,建议影像学检查以明确疝的大小和位置。

(二)处　理

1. 预防措施

(1)术前重视造口定位。对所有拟行造口的患者均推荐进行术前造口定位,包括急诊手术等特殊情况。

(2)术前有条件者可加强腹部核心肌群锻炼、减轻体重及控制腹压等。

(3)术中严格规范手术操作,合理选择造口部位、腹部切口大小、肠管通道宽度、造口外置高度,保证造口血供良好、造口肠管无明显张力,良好缝合造口肠管与腹壁各层组织。

(4)术后去除引起腹内压升高的因素,如:戒烟、戒酒,限制剧烈活动及抬举重物,解除尿路梗阻、治疗慢性咳嗽、保持大便通畅等。对存在高危因素的患者,建议术后开始使用造口腹带预防性保护;伤口愈合后,可在医护人员指导下进行腹肌锻炼,以增加腹壁力量。

2. 保守治疗

对造口旁疝直径＜10cm 且平卧时疝块可以完全复位者,可选择保守治疗。可将疝内容物回纳至腹腔,使用无开孔腹带或造口弹力内裤预防疝内容物再次突出。告知患者每 2～3 小时放松腹带 15 分钟,避免造口处因加压作用而使大便堆积;进餐后 1 小时内及夜间卧床时,可去掉腹带;注意旁疝发生后,不宜使用有孔造口疝带,因其可能加重旁疝;观察是否有肠梗阻症状;保持饮食规律和排便通畅,定期造口门诊随访;停止结肠灌洗。

3. 手术治疗

对以下患者应采取手术治疗:保守治疗失败,造口旁疝伴有肠脱垂,巨大造口旁疝(＞15cm),平卧时疝内容物不能完全还纳,疝环过小而复位困难,有急性绞窄发生或潜在发生风险,旁疝严重影响自我护理者。手术方法主要有筋膜修补术(术后复发率较高)、补片修补术和造口移位至对侧腹部等。术后继续使用无孔腹带(见图 12-9)或造口弹力内裤,其目的在于增加腹壁强度和降低腹内压。预防造口旁疝时,若使用有孔的造口腹带,则应注意开孔直径＜6cm,开孔过大反而起不到预防旁疝的作用。

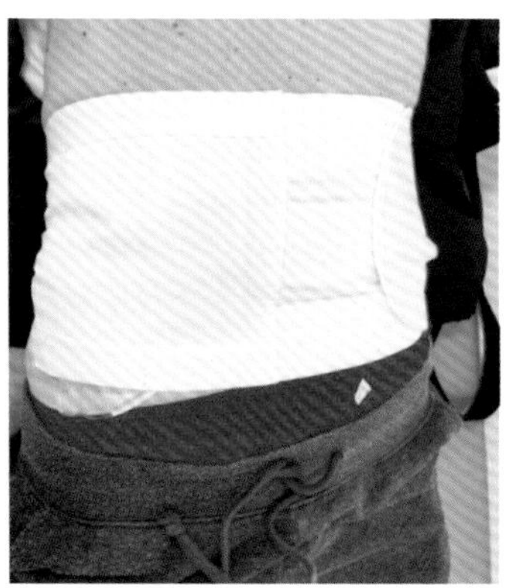

图 12-9　造口旁疝无孔腹带

第十三章　常见肠造口周围并发症解析与护理

造口周围皮肤并发症是肠造口周围常见并发症，造口周围皮肤易受到机械性、化学性、微生物的威胁，而造口本身的条件、护理技术和造口用品的使用与造口周围皮肤问题直接相关。造口护理的基本内容是造口周围的皮肤护理。有研究指出，80%的造口患者出现过造口周围皮肤并发症。造口周围皮肤问题的相关因素主要有皮肤湿度、皮肤酸碱度、皮肤清洁的方法、排泄物的刺激、个人皮肤状况和造口用品使用不当等。造口周围皮肤并发症会引发造口周围不适、增加造口用品的使用从而增加医疗费用，并严重影响患者的生活质量。以问题为中心的病史采集和体检，回顾患者的健康史、过敏史以及用药情况，了解所使用的所有造口用品及使用方法等，并进行图文记录和保存，有助于造口周围皮肤并发症的诊断、处理和效果评价。

第一节　造口周围潮湿相关性皮炎

造口周围潮湿相关性皮炎(peristomal moisture-associated skin damage，PMASD)是指由于长期暴露于各种潮湿源(如粪便、汗液、伤口渗出物)引起的，从造口/皮肤交界处开始，与潮湿有关的表皮不完全性、局限性的损伤，有时可深及真皮层，其主要类型为刺激性皮炎(irritant dermatitis)[又称粪水性皮炎(fecal dermatitis)]。造口周围潮湿相关性皮炎的临床表现包括：①患者主诉疼痛、瘙痒、烧灼感；②在与粪便等潮湿源接触的部位出现皮肤损伤，形状多不规则，表现为皮肤红斑、水疱、表皮剥脱或侵蚀，可有渗液；③造口袋易脱落，需要频繁更换，撕下造口袋底盘时可在与皮肤损伤对应的底盘部位发现粪便。造口周围潮湿相关性皮炎的发生率为33.3%，术后3个月内发生率较高，约为36.7%，且常发生于术后21～40天。回肠造口患者发生造口周围潮湿相关性皮炎的风险为结肠造口患者的4倍。按照国际伤口创面评价标准，造口周围潮湿相关性皮炎的严重程度可分为5级(见图13-1)：0度：无变化；Ⅰ度：轻度红斑；Ⅱ度：明显红斑，斑状湿性皮炎；Ⅲ度：融合性皮炎，凹陷性水肿；Ⅳ度：溃疡及出血。

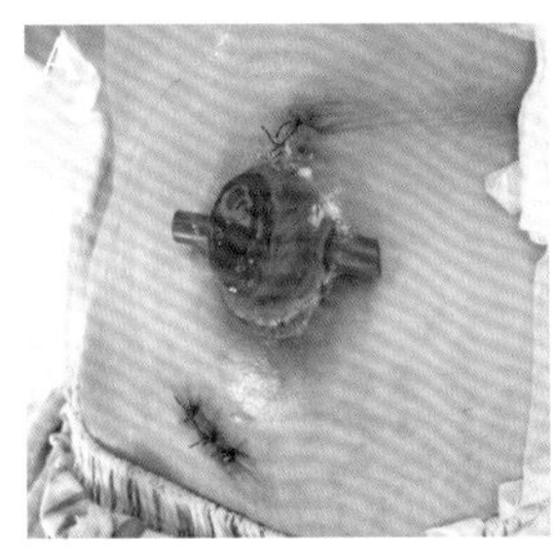

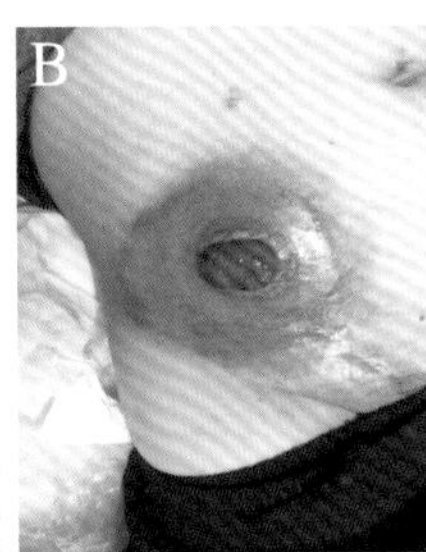

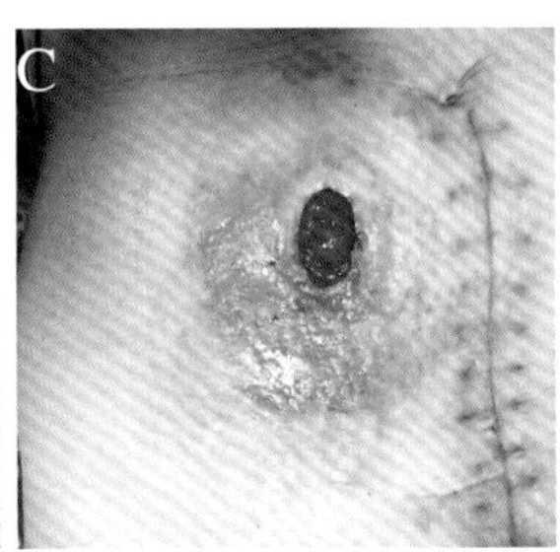

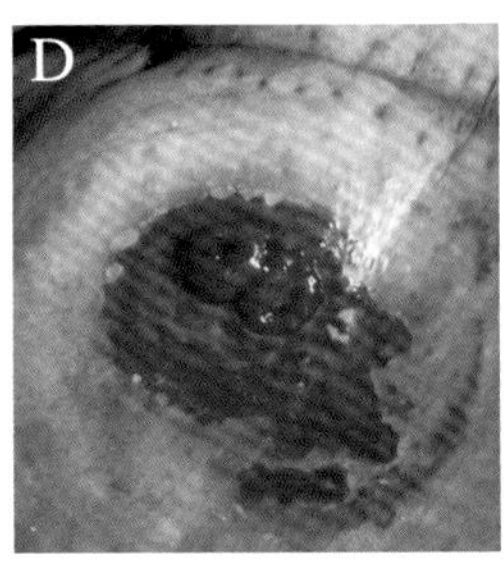

图 13-1　造口周围潮湿相关性皮炎。图 A：Ⅰ度；图 B：Ⅱ度；图 C：Ⅲ度；图 D：Ⅳ度

一　发生原因

（一）造口结构问题

造口平坦或回缩时，因造口出口低而致排泄物易从底盘底部渗出。

（二）造口位置不理想

造口周围皮肤有褶皱、疤痕、破溃，造口与切口距离较近，造口与骨性组织较近时，易导致造口底盘粘贴困难。若术后患者体重增加过快，有可能导致造口位置发生改变而致造口底盘易出现渗漏。

（三）护理不当

底盘孔径裁剪圈太大，使得皮肤接触排泄物的机会增加。部分患者发生粪水性皮炎后，皮肤红肿、表皮破溃、渗液明显、造口底盘粘贴困难，遂将底盘孔径越剪越大，以致皮炎的面积变得越来越大。另外，造口周围潮湿相关性皮炎的危险因素还有用刺激性溶液处理造口周围皮肤、造口底盘长时间不更换等。

（四）支撑棒的干扰

造口支撑棒增加了护理难度，硬质支撑棒、固定过紧、长时间留置等均会增加造口周围潮湿相关性皮炎的发生风险。

二　评估和处理

（一）护理评估

移除底盘后，评估皮炎的范围、程度、渗液、伴随症状、排泄物性状等；评估造口护理用品选择和使用是否正确；评估患者的自我护理能力。

（二）处　理

1. 预防措施

（1）术前造口定位：可有效减少造口周围皮肤并发症的发生。定位时，以患者取半坐卧位、坐位、弯腰、站立等不同体位时能看到造口为宜。一般选择在术前 1 天进行造口定位，急诊手术在手术当天进行。

(2)术中注意事项：术中如无特殊情况，尽量选择预设定的造口定位；造口避开伤口。

(3)结构化皮肤护理方案：是指通过评估，针对患者的具体情况，将整个干预内容分步骤，按照一定的结构框架进行，以维持或促进患者的皮肤健康。该概念最先用于失禁性皮炎。造口患者的皮肤结构化护理内容包括评估、清洁、保湿及保护等方面。具体方法：首先选用合适的清洁用品清洁造口周围皮肤及黏膜(温水或生理盐水，勿使用聚维酮碘溶液、酒精等刺激性产品)，擦干后在造口周围皮肤依次使用造口护肤粉、皮肤保护膜，建立造口周围皮肤防御屏障，造口周围根部使用防漏贴环。该方案适用于常规的肠造口，尤其回肠造口患者。

(4)合理选择并正确使用造口用品：当造口出现以下问题时，考虑使用凸面造口底盘并配合造口腰带：造口易发生渗漏，造口周围皮肤起皱，造口回缩或潮红，造口开口齐平于或低于皮肤水平，造口周围皮肤松弛。当造口周围皮肤不平整时，建议使用防漏膏填平，以减少渗漏，从而减少潮湿相关性皮炎的发生。

2. 造口周围潮湿相关性皮炎的处理

(1)清洗。选择温水或生理盐水由外向内清洗肠造口周围皮肤，也可使用清洁湿巾或免冲洗的清洁产品，不建议使用碱性肥皂或含表面活性剂的清洁产品，避免使用含防腐剂、聚维酮碘等成分的产品。清洗造口周围皮肤时，注意动作轻柔，清洗后用纸巾或纱布轻轻拭干，避免增加患者疼痛。

(2)造口周围潮湿相关性皮炎根据皮炎的严重程度处理。①Ⅰ度和Ⅱ度皮炎者：局部用少量造口护肤粉，使用皮肤保护膜喷于造口周围，重复2～3次，每次待保护膜干后再继续下一次，待干后粘贴造口袋。②Ⅲ度和Ⅳ度皮炎者：局部先均匀喷洒造口护肤粉，再喷皮肤保护膜。渗液较多者，建议使用高吸水性敷料联合水胶体敷料。造口周围皮肤溃疡处覆盖高吸水性敷料，如藻酸盐敷料；如有感染迹象或已有感染者使用藻酸银敷料/亲水纤维银敷料。将水胶体敷料裁剪合适大小后覆盖于高吸收性敷料上，并由内向外按压平整，再于造口周围使用防漏膏(或环、条)，可有效防止排泄物渗漏。

(3)对于低平、回缩造口或袢式造口近端开口位置过低者，应选择凸面底盘并佩戴造口腰带，使造口周围皮肤与底盘紧密接触，减少渗漏。对于造口与切口距离较近者，可使用水胶体保护切口，防止切口渗液与造口排泄物渗漏相互影响。对于造口周围皮肤凹凸不平者，可用猪油膏补片/水胶体创造一个相对平整的粘贴表面。由下而上粘贴造口底盘并轻压使其稳固，然后用手掌呈空心状捂在底盘上15～20分钟，增加有效粘贴和底盘的顺应性。

3. 支撑棒的处理

支撑棒留置时间一般为10～14天，带支撑棒的造口护理难度增加，因此根据患者具体情况，适时拆除支撑棒。

三 健康教育

(一)掌握正确的造口护理技能

1. 每次更换造口袋都应重新测量造口大小，特别是术后早期。

2. 皮炎未愈合前，底盘使用时间以 1～3 天为宜，如果有渗漏或破损，则应立即更换。

3. 出院后造口袋粘贴方向宜与人体长轴平行，造口袋内粪便达到 1/3～1/2 时及时倾倒，以免排泄物倒流且影响造口袋的稳固性。

4. 选择合适的造口用品。

(二)定期复查

造口周围潮湿相关性皮炎的发生常见于出院后早期，因此建议定期至造口专科护理门诊复查。建议术后初期于 2 周、1 个月、2 个月、3 个月、6 个月定时复查，以及时了解有无造口相关并发症的发生。对于已发生造口周围潮湿相关性皮炎者，根据情况增加复查频率。患者也可通过互联网平台进行线上问诊，使问题在第一时间得到解决，且可减少来回奔波。

第二节　造口周围过敏性皮炎

造口周围过敏性皮炎(allergic dermatitis)是指造口周围皮肤接触某些化学物质后发生的急性或慢性过敏性炎症反应(见图 13-2)。造口相关过敏性皮炎报道的发生率较低，为 0.5%～4.7%。导致过敏的物质包括造口袋底盘黏附剂、造口袋保护层、防漏膏、造口粉、腰带、造口袋夹子、皮肤清洗剂等，其中以造口袋底盘黏附剂过敏者最多见，但国外报道常见由造口辅助产品(包括造口防漏膏、皮肤保护膜和黏胶去除剂)引起的过敏。皮肤急性过敏反应表现为皮肤红斑、水肿、密集的丘疹或水疱、渗出等，慢性期表现为皮肤裂隙、脱屑、苔藓化和角化过度等。典型表现早期为接触部位的印记样皮炎，皮炎的范围和形状与过敏原一致，进一步发展，皮炎区域可扩大，患者主诉瘙痒感明显，可伴有疼痛和烧灼感，伴有渗出则可影响造口袋粘贴。

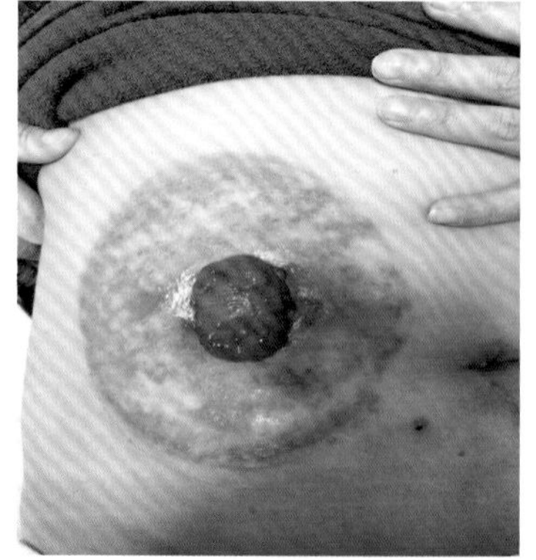

图 13-2　造口周围过敏性皮炎

一　发生原因

1. 对造口护理用品中某成分过敏，当皮肤受损或存在炎症时，其敏感性会增加。

2. 在护理造口时，清洗剂、保护膜、防漏膏等成分未清洗干净。

3. 过敏体质。

二　评估和处理

（一）护理评估

询问过敏史，评估过敏发生时间、部位、范围、皮肤改变状态、患者疼痛瘙痒等情况。评估局部皮肤症状是否符合过敏性皮炎诊断。

（二）处　理

1. 一旦怀疑1种或几种造口用品过敏，应立即停止使用该类用品，更换品牌或使用不同类型的造口用品。更换新产品前建议行Patch试验（斑贴试验）：将不同造口袋底盘等产品剪一小块贴在前臂内侧或腹部。①阴性：局部皮肤无任何反应；②剥离反应阳性：剥离后发红，1小时后消失；③一时性刺激：剥离1小时后发红，24小时消失；④过敏反应：24小时后不消失或症状加重。评估局部症状和体征，注意是否存在继发感染。有学者建议造口患者的过敏原测试过程应持续7天，因为可能会发生迟发反应。使用DET/AIM① 评估工具和指南，持续评估发生皮炎的程度、原因和疗效。

2. 局部皮炎处用生理盐水清洗，纱布拭干。遵医嘱使用类固醇或他克莫司外用药物均匀涂抹过敏皮肤处。为保障底盘黏胶的稳固性，建议局部使用类固醇喷雾剂，如曲安西龙喷雾剂或丙酸倍氯米松气雾剂。若选用软膏类药物，涂抹后10～20分钟待皮肤吸收，再用温水棉球轻柔地擦洗造口周围皮肤。皮炎区域使用护肤粉，用无菌棉签将造口粉均匀涂抹于周围皮肤，于造口粉上喷皮肤保护膜，使底盘与皮肤之间有隔绝，避免再次过敏，渗液多者可使用水胶体敷料帮助渗液管理。若造口根部周围出现环形红斑，考虑防漏膏过敏，则应停用或更换其他品牌。对造口腰带过敏者，可在腰带下垫衬纸巾或手绢等，避免直接接触。注意类固醇等药物不能长时间局部使用，皮炎改善后应及时停用。

3. 过敏严重或皮肤问题原因不能明确者，建议请皮肤科医生会诊，遵医嘱口服抗组胺药物。皮肤发生继发感染时要积极处理。

4. 严重病例或对所有造口用品过敏的结肠造口患者，可采用造口灌洗。

---

①　DET：dermatitis evaluation tool，造口周围皮肤评估工具。AIM：assessment instrument for monitoring peristomal skin health，造口周围皮肤评估监测工具。

第三节　造口周围医用黏胶相关性皮肤损伤

造口周围医用黏胶相关性皮肤损伤（medical adhesive-related skin injuries，MARSI）是造口周围皮肤机械性损伤（mechanical skin damage）的一种。医用黏胶相关性皮肤损伤可由任意医用黏胶引起，是指医用黏胶去除30分钟后仍然存在的皮肤红斑、水疱、撕裂伤等。机械性原因引起的皮肤损伤往往表现为界限清晰的局部皮损或与排泄物渗漏部位无关联的颜色改变，通常是由反复移除黏附产品或过于激进的清洗方法导致的（见图13-3）。当肠造口患者发生医用黏胶相关性皮肤损伤时，患者常主诉疼痛，也因局部渗出而影响造口袋粘贴。

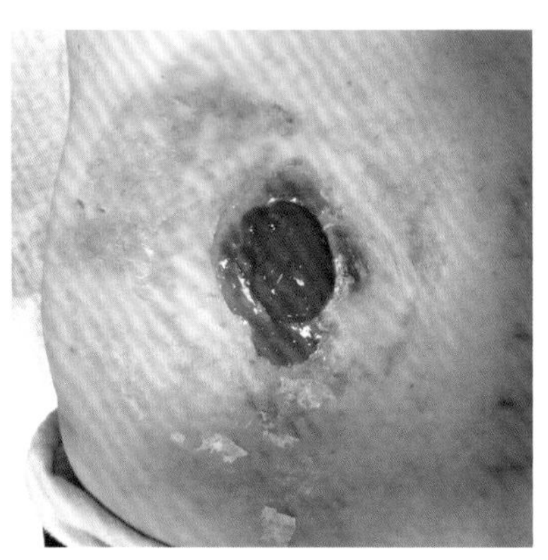

图13-3　造口周围医用黏胶相关性皮肤损伤

一　发生原因

（一）暴力撕除

1. 揭除造口袋底盘时过急或过分用力。

2. 造口袋底盘黏性太强，未使用黏胶去除剂而强行揭除。

（二）过于频繁撕除

更换造口底盘频率过高。

（三）伴随相关疾病

如患者伴有糖尿病、皮肤病、营养失调，或接受抗免疫和激素治疗等，皮肤易敏感、脆弱而发生皮肤损伤。

二　评估与处理

（一）护理评估

评估分析皮肤损伤的发生原因、大小以及与造口的位置关系。医用黏胶相关性皮肤损伤造成的皮肤损伤往往不毗邻造口，揭除造口底盘后可见皮肤损伤伤口、局部疼痛和潮湿。

(二)处　理

1. 加强造口护理技术指导,轻柔移除造口袋底盘和残留的黏胶,必要时使用黏胶去除剂。

2. 使用生理盐水清洗皮损及造口周围皮肤,喷洒造口粉和无痛皮肤保护膜,或使用水胶体敷料等处理局部皮损。具体方法同造口周围潮湿相关性皮炎。

3. 对皮肤脆弱者,可选用黏性适中的造口底盘或全猪油膏底盘。

第四节　造口周围器械相关性压力性损伤

器械相关性压力性损伤(device-related pressure ulcer,DRPU)是指由于体外器械(包括医疗器械或其他任何物品)产生的压力而造成皮肤和(或)皮下组织(包括黏膜)的局部损伤,损伤形状往往与器械压迫处形状一致。手术中操作不当或造口护理方法不正确,将导致造口黏膜和周围皮肤持续受压,从而引起器械相关性压力性损伤,其最常见的来源为造口支撑棒(见图 13-4),其次为造口腰带硬质部分、造口底盘、造口袋封口夹等。

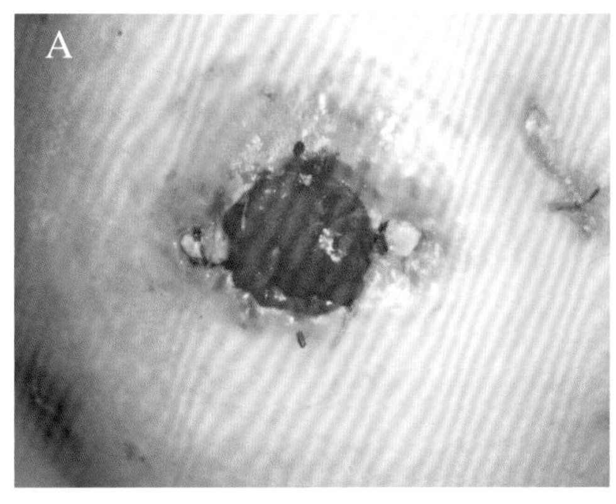

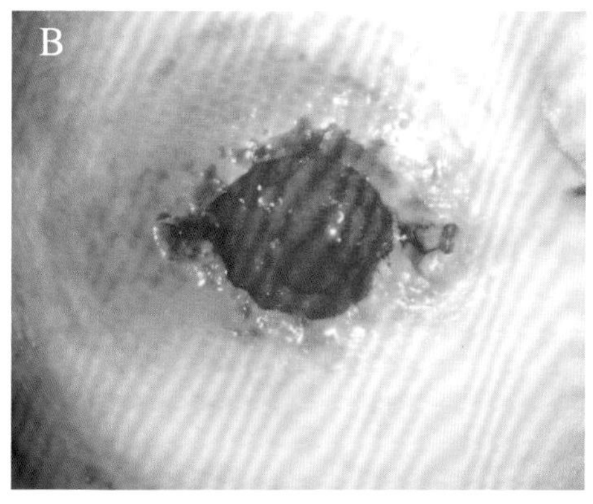

图 13-4　支撑棒相关器械相关性压力性损伤。图 A:支撑棒拆除前;图 B:支撑棒拆除后

一　发生原因

(一)支撑棒

1. 手术中支撑棒缝合过紧:长期压迫造口黏膜而引起黏膜压力性损伤。

2. 支撑棒材质过硬:现国内支撑棒的材质暂无统一标准,部分使用硬质材料而增加了对接触处皮肤的压迫。

3. 支撑棒裁剪过短:患者腹胀或腹部膨隆时,支撑棒过短的一端易被倾斜顶入皮肤内而发生 3 期及以上压力性损伤。

4. 支撑棒留置时间过久：建议一般于 2 周内拆除支撑棒。支撑棒的留置时间越长，发生器械相关性压力性损伤的风险越高。

(二)造口腰带

患者因害怕渗漏等因素导致造口腰带收缩过紧和较长时间未松解，造成腰带挂钩端硬质部分、长度调节器部分对皮肤长期压迫。

(三)底　盘

常见的为凸面底盘，凸面底盘相较于平面底盘质硬。

1. 底盘下方受压

底盘下皮肤受压面积相对较小，加之部分粪水引起皮肤潮湿和刺激，增加了发生器械相关性压力性损伤的风险。

2. 底盘边缘

部分凸面底盘边缘易卷边且硬，当造口位置不佳、患者长时间不更换体位、腹壁较膨隆时，底盘边缘可对在腹部皱褶凸起的皮肤持续压迫。

(四)造口袋封口夹

造口袋封口夹造成的压力性损伤较少见。造口袋尾端较硬的封口夹引起的器械相关性压力性损伤，可能与尾夹使用不当、衣裤相对紧身、老年人感知觉退化等因素有关。

二　评估与处理

(一)护理评估

1. 整体评估

患者年龄、既往史、手术时间、手术方式、心理状态及家庭社会支持情况。

2. 局部评估

造口类型、周围皮肤状况，发生器械相关性压力性损伤的部位、时间和程度分级、疼痛情况，分析发生损伤的原因。

(二)处　理

1. 支撑棒引起的器械相关性压力性损伤

(1)评估支撑棒留置时间、材质、长度、发生的部位，情况允许时尽早拆除。

(2)清洁造口及周围皮肤。

(3)1、2 期压力性损伤：使用造口护肤粉＋皮肤保护膜。若支撑棒暂时未能拆除，建议使用水胶体敷料、薄型泡沫敷料或防漏贴环垫于破损皮肤。

(4)3 期及以上压力性损伤：伤口护理方法同造口旁伤口处理，遵医嘱拆除支撑棒，根据创面大小和严重程度选择伤口敷料，比如藻酸盐、银联合泡沫敷料、标准水胶体敷料等，造口根部使用防漏膏（或环、条）保护，促进伤口愈合，防止粪便再次污染。

（5）造口出口低者：建议改用凸面底盘联合造口腰带，并做好相关部位压力性损伤的预防。

2. 造口腰带引起的器械相关性压力性损伤

（1）评估患者造口腰带的松紧度，了解其原因，调整松紧度（以造口腰带与其下皮肤间能插入两指为宜）。

（2）造口腰带挂钩和长度调节器的三处硬质处可垫入柔软透气的纸巾、棉布等作为缓冲，使造口腰带发挥作用的同时，减少因过紧而导致的疼痛和压力。

3. 底盘引起的器械相关性压力性损伤

底盘引起的器械相关性压力性损伤可发生于底盘下或底盘边缘皮肤。底盘边缘引起的器械相关性压力性损伤常见于未做术前造口定位或体形较肥胖者，在坐位时边缘压迫凸起的皮肤。

（1）评估底盘引起的器械相关性压力性损伤的发生部位和时机，评估底盘材质，必要时更换材质略软的同类型底盘。

（2）更换裁剪方式：采用偏心圆裁剪调整底盘位置，转移底盘压力。

（3）调整造口腰带松紧度：减轻凸面底盘突出部与皮肤接触处的压力。

（4）底盘边缘引起的器械相关性压力性损伤：预防性地保护被压迫的皮肤，如皮肤处粘贴水胶体敷料或薄型泡沫敷料等减压；嘱患者非必要情况下坐位时选择斜靠体位，且注意定时变换体位。

4. 造口袋封口夹引起的器械相关性压力性损伤

注意封口夹放置位置，防止硬质的尾夹压迫皮肤。

（1）衣物选择：①可选择宽松衣物，如运动服、背带裤等；②将造口袋置于内裤外；③外部可套自制或购买的棉质造口袋外套。

（2）改用一次性软尾夹。

（3）经济允许者可推荐使用尾端自带魔术贴的造口袋。

三 健康教育

（一）做好预防和评估

必要时做好预防，每次造口护理时评估高危部位的皮肤有无疼痛，识别早期表现，及时至造口护理门诊随访处理。

（二）支撑棒处理

支撑棒左右两端尽可能放置于造口底盘上，减少压迫，尽早拆除不必要的支撑棒。

(三)及时调节腰带

根据自身体形变化及腰带新旧程度调节腰带松紧度。腰带松紧度以不影响呼吸、无皮肤疼痛等不适为宜。

(四)皮肤预防

对高危处皮肤做好预防工作;若长时间不能变换体位,可预先在腹部贴上水胶体等,以缓冲底盘边缘对皮肤的直接压力。

第五节　造口周围肉芽肿

肉芽肿(granuloma)是发生在造口黏膜与皮肤连接处的红色突起、质脆、容易出血的良性组织,常常是由机体对缝线等异物发生免疫反应,巨噬细胞及其演化的细胞局灶性浸润和增生所造成的边界清楚的结节状病灶,外观与结肠息肉相似,可围绕造口边缘生长(见图 13-5)。肉芽肿的发生与各种因素引起的感染有关,如缝线反应,粪便污染黏膜与皮肤交界处,造口袋更换时表皮损伤、过敏等。造口周围肉芽肿生成后,因为局部潮湿,所以患者往往主诉造口袋粘贴不稳固,易发生渗漏或引起新的皮肤问题,而在进行造口日常清洗和护理时,会因摩擦或碰撞而引起出血,造成患者恐慌。

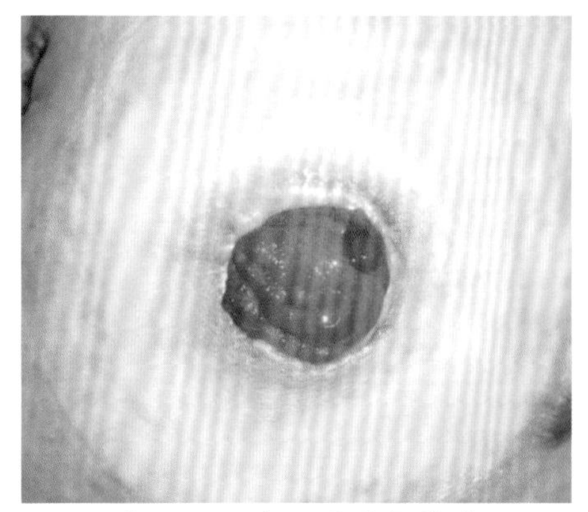

图 13-5　造口周围肉芽肿

一　发生原因

1. 常见由缝合造口黏膜皮肤的缝线引起,为机体对缝线的排异反应。

2. 使用的造口底盘过于坚硬,造口底盘剪裁过小或剪裁时不整齐有毛边,机械性刺激肠造口黏膜边缘,使其发生炎性改变,组织细胞增生形成肉芽肿。

3. 造口护理不当,如清洗肠造口时使用的纸巾过于粗糙,频繁清洁摩擦肠造口,衣裤过紧摩擦肠造口等。

二　评估与处理

(一)护理评估

评估肉芽肿处是否有缝线残留,是否继发造口周围皮炎、出血情况等,评估患者造口护理方法是否正确。

(二)处　理

1.较小肉芽肿可用聚维酮碘溶液消毒后使用无菌止血钳或有齿镊夹除。注意无菌操作，以免发生感染，夹除肉芽后局部用无菌棉球或纱布压迫止血。必要时对夹除的肉芽做病理检查。

2.肉芽肿也可用硝酸银棒点灼。一般在点灼前先行病理检查，再用95%的硝酸银笔烧灼肉芽肿组织，每次烧灼时间不超过5秒钟。点灼后肉芽变白然后转黑，最后坏死脱落或肉芽变小；若肉芽肿较大，不能一次完全点灼成功，可以分次点灼，频率可每周一次，直到成功使肉芽肿消退。硝酸银治疗具有快速、无痛的特点，但其属于强氧化剂、腐蚀品，可污染环境，因此应妥善管理，确保安全。在用硝酸银棒点灼时，位置要准确，必要时用纱布或棉球小心保护肉芽肿周围的皮肤与肠造口黏膜，以免损伤正常组织。如果发现点灼范围过大，可用生理盐水棉球沾取硝酸银，减少硝酸银对周围组织的烧灼。如果局部伤口较大或渗出较多，可使用薄型泡沫敷料和凸面底盘。

3.对于较大的肉芽，可选择无菌缝线套扎，使其血供受阻断而坏死脱落；也可由医生进行电灼，必要时分次进行。

4.对于不明原因或处理无效的造口周围新生物，必要时切取组织送病理会诊，切勿盲目处理。

三　健康教育

指导患者正确测量造口大小，裁剪大小比造口大1～2mm；底盘内圈剪裁后保持光滑平整，避免底盘摩擦造口边缘；指导患者选择用柔软的纸巾清洗造口，避免频繁擦洗造口。

第六节　造口周围皮肤毛囊炎

毛囊炎(epifolliculitis)是指毛囊损伤后受细菌感染而引发的皮肤炎症。多方向剃除毛发或拉扯体毛等机械性原因可引起造口周围皮肤毛囊受损，继发革兰氏阳性菌感染，如葡萄球菌或链球菌感染，临床表现为移除造口袋后可见毛囊周围的皮肤发红或有脓疱，触之柔软，移除造口袋时感疼痛。

一　发生原因

1.造口周围皮肤体毛过密或多汗。

2.去除造口周围皮肤毛发时方法不当、撕扯造口底盘等造成毛囊损坏。

二 评估与处理

(一)护理评估

评估是否存在全身性感染症状，询问抗生素使用史，了解去除造口周围毛发的方法、造口护理技能和造口袋使用的时间，评估渗漏情况、皮损的部位和范围，必要时对渗出物进行细菌培养。

(二)处 理

1. 毛发处理

毛发剪除可选用以下几种方式：①用剪刀剪除毛发；②用电动剃刀顺着毛发生长的方向剔除毛发；③使用化学除毛剂。为减少剃毛的次数，也可考虑永久性脱毛，避免或减少毛囊的再损伤。

2. 造口护理技术指导

重新评估并指导患者揭除造口底盘的方法，建议揭除时使用黏胶去除剂。

3. 造口周围皮肤处理

轻柔清洗造口周围皮肤，使用造口粉保持局部干燥。毛囊炎局部外涂红霉素等抗生素软膏抗感染，周围皮肤红肿可用高渗盐水湿敷。如发生念珠菌感染，可选用2%碳酸氢钠溶液清洁皮肤。有脓疱者用聚维酮碘溶液消毒后，应挤出脓性分泌物，使用抗菌敷料+水胶体后再粘贴造口袋。若分泌物细菌培养提示多种细菌混合感染或存在免疫抑制，则需要进一步诊断和治疗，必要时全身使用抗生素，以免炎症扩散。

第七节 造口周围脓肿

造口周围脓肿(abscess)是造口周围皮肤软组织感染引起的脓肿，常发生在皮下及腹壁中，腹腔内脓肿少见。造口周围脓肿(见图13-6)的临床表现有：造口周围皮肤红肿、皮温较高、有压痛、按压有波动感，探查可见局部脓腔形成，部分可自行穿破流脓，感染严重时可伴有全身性感染症状。造口周围脓肿可发生于任何时间，急性脓肿通常发生在造口术后两周内。

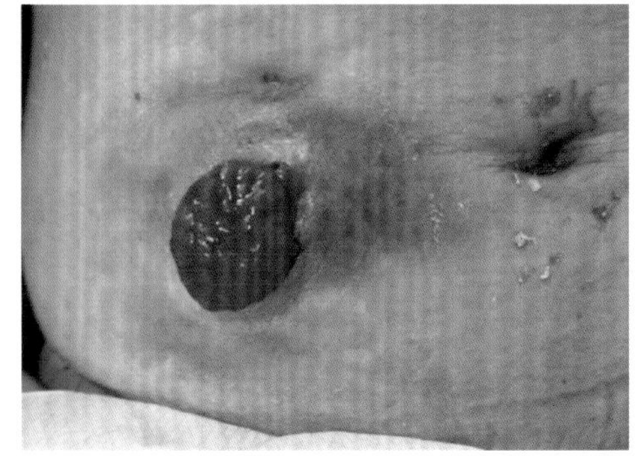

图 13-6 造口周围脓肿

一 发生原因

造口周围脓肿的发生原因：可由造口周围异物（如缝线等）残留引起；术前存在造口部位感染、血肿；术中污染；伴随炎症性肠道疾病、坏疽性脓皮病等；也可由全身感染性疾病引起。

二 评估与处理

（一）护理评估

1. 评估是否存在全身性感染症状。

2. 询问抗生素使用史。

3. 了解去除造口周围毛发的方法、造口护理技能和造口袋使用的时间。

4. 评估渗漏情况、皮损的部位和范围，是否存在造口周围红、肿、热、痛，是否存在波动性肿块，以明确感染的类型。

（二）处　理

处理原则是充分引流，全身抗感染治疗，预防粪便污染感染部位。对于造口周围脓肿，建议多学科会诊。

1. 留取创面分泌物行微生物培养。

2. 及时更换敷料和造口袋。

3. 选择合适的新型敷料和有效收集粪便的造口护理用品是至关重要的。具体处理方法同切口内置、旁置造口换药技术。

4. 部分脓肿较深，需彻底引流，注意填塞入腔的敷料，需保证取出的完整性，同时保证一定的吸收渗液能力，以减少敷料和底盘的更换次数，减轻患者疼痛。

5. 创面渗液多者，也可以考虑联合负压治疗，加速创面愈合。

6. 根据微生物培养结果，遵医嘱使用抗菌药物。

第八节　造口周围真菌感染

肠造口周围真菌感染（fungal infection）是指造口皮肤受损后发生的念珠菌感染，表现为卫星状的斑丘疹（见图 13-7），或伴有脓疱、发红、瘙痒。其往往发生在造口袋粘贴屏障之下有排泄物渗漏蓄积之处，或造口袋背衬无纺布潮湿与皮肤的接触部位，若处理不及时，其范围可扩大。患者主诉瘙痒明显，甚至强烈想去除造口袋挠痒。

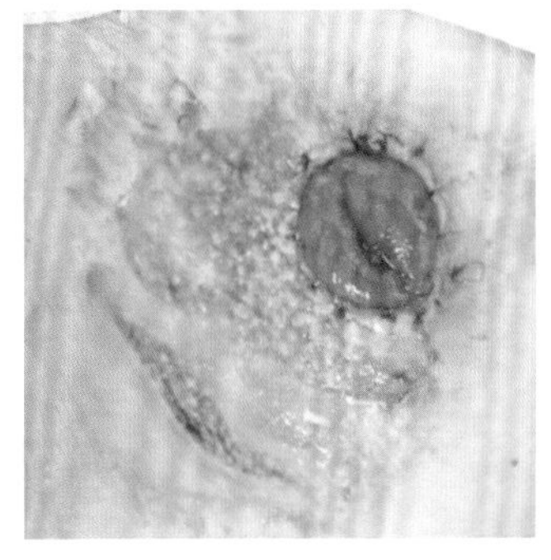

图 13-7　造口周围念珠菌感染

一 发生原因

(一)受损皮肤潮湿

受损皮肤潮湿:造口袋渗漏、多汗等,使局部长期潮湿,没有及时清洗和更换;造口袋底盘使用时间过长;沐浴、游泳后未彻底擦干皮肤。

(二)患者疾病相关原因

患者疾病相关原因:患者有糖尿病等基础疾病、机体抵抗力降低、恶性肿瘤化疗、炎症性肠病的免疫治疗、长时间使用抗生素或类固醇药物、严重的肠道菌群失调、抗生素使用时间过长等。

二 评估与处理

(一)护理评估

1. 评估患者疾病史和用药史,评估是否存在全身性感染症状。
2. 评估造口护理技能和造口袋使用的时间。
3. 评估渗漏情况、皮损的部位和范围,是否存在瘙痒等伴随症状。

(二)处　理

造口周围皮肤真菌感染处理的核心是解决引起潮湿的根本原因。

1. 造口周围皮肤清洁后待干,遵医嘱使用抗真菌粉剂喷于破损皮肤;若使用抗真菌软膏,涂抹后10～20分钟后,擦洗并擦干皮肤再粘贴造口底盘,以防软膏影响底盘的黏性;严重者遵医嘱口服抗真菌药。

2. 喷洒造口护肤粉联合皮肤保护膜。也有文献报道,长效的抗菌材料喷剂联合红外线照射,对造口周围皮肤真菌感染具有一定的效果。其原理为该类喷剂固化后形成生物正电荷膜,其正电荷膜极具强力静电,可吸附带负电荷的细菌、真菌等致使其破裂死亡,起到物理式杀灭病原微生物的作用。

3. 指导患者在粘贴造口底盘之前确保皮肤干燥,并且及时更换造口袋,以降低潮湿的发生率。

4. 选择合适的造口用品有效收集排泄物。

第九节　造口周围坏疽性脓皮病

造口周围坏疽性脓皮病(peristomal pyoderma gangrenosum,PPG)是一种中性粒

细胞性皮肤病，通常发生在轻微创伤部位，表现为造口周围可反复发作的痛性溃疡。造口周围坏疽性脓皮病可发生在造口底盘覆盖的任何地方，最大直径可达30cm，但大部分溃疡面最大直径小于3cm。早期常表现为深部肿块、出血性脓疱或很小的创伤，创面慢慢扩大至皮下组织，形成潜行和化脓性溃疡。溃疡面可单个或多个，在创面基底上方可能出现皮桥。溃疡常伴剧烈疼痛，1天内可迅速扩大1～2cm，这种快速进展的特点是造口周围坏疽性脓皮病的特征性表现。溃疡痊愈后常表现为网状的萎缩性瘢痕，在出现应激反应或创伤时易再次复发。

造口周围坏疽性脓皮病是一种罕见的并发症，约占全部坏疽性脓皮病的15%，平均发病年龄为46.0岁±14.4岁，女性稍多于男性，可发生在造口术后任何时间段。

一　发生原因

造口周围坏疽性脓皮病病因尚不明确，50%的病例为自发，常合并全身系统疾病（如炎症性肠病、风湿性疾病、恶性血液系统疾病等）；外伤、注射、手术、蚊虫叮咬等皮肤损伤亦可诱发本病，并且可能在造口术后数月至数十年后发生。

二　评估与处理

（一）护理评估

评估溃疡的外形、大小、深度、位置以及可能的病因。根据视诊和病史，有时很难鉴别坏疽性脓皮病与其他损伤，约10%的造口旁皮肤溃疡被误诊为造口周围坏疽性脓皮病；而造口周围坏疽性脓皮病也常被误诊为线结反应、接触性皮炎、粪水刺激、克罗恩病并发症或伤口感染等。因此，当造口旁皮肤出现慢性溃疡时，应警惕是否为类似造口周围坏疽性脓皮病的其他问题，并做出鉴别诊断。

首先，需要排除其他原因引起的造口旁溃疡，如缝线引起的脓肿、接触性皮炎、伤口感染以及肠造口的微小穿孔等。

其次，判断是否存在潜在的活动期肠道疾病。

最后，需要排除系统性疾病，如脉管炎、红斑结节等。评估患者的症状和体征，是否存在深部感染，必要时需行病理学检查和微生物培养方可确诊。

（二）处　理

造口周围坏疽性脓皮病的治疗目的是减轻局部炎症反应、减少感染的风险、控制潜在并发症。其至今没有单一的有效的治疗方法，需要消化科医生、胃肠外科医生、皮肤科医生和造口专科护士等共同合作。常采取联合局部和（或）全身治疗来抑制炎症过程，并给予恰当的伤口处理措施来优化创面愈合环境。

1. 全身治疗

（1）常用治疗方案：①全身用糖皮质激素：往往能迅速起效，通常用作初始治疗。

②对于无法耐受全身用糖皮质激素或治疗后无效的患者,可以尝试全身用环孢素。③如果对上述一线治疗没有反应,可考虑多种其他全身用免疫调节药物作替代或辅助治疗,如生物制剂、传统免疫抑制剂、氨苯砜及米诺环素等。使用免疫抑制剂和免疫调节剂进行全身治疗,能抑制炎症过程,从而使伤口愈合。

(2)对于造口周围坏疽性脓皮病,常用的全身性药物有泼尼松、免疫抑制剂(环孢素、氨甲蝶呤、他克莫司和吗替麦考酚酯)、生物制剂(阿达木单抗、英夫利昔单抗),辅助治疗还有血浆置换、α-干扰素等。对于有严重难治性病变的患者,可以考虑静脉用免疫球蛋白及烷化剂治疗。

(3)一旦病变完全愈合,可尝试停止治疗。应在数月内逐渐减量并停止治疗,勿突然中止用药。

2. 伤口局部处理

造口周围坏疽性脓皮病伤口处理的原则是去除压力和刺激。评估所有的造口用品是否合适,目标是为创面提供良好的愈合环境。通常局部使用类固醇和免疫抑制剂控制感染和减轻炎症反应。局部处理方法如下。

(1)轻轻揭除造口底盘,用生理盐水清洗伤口,留取分泌物行微生物培养。

(2)避免清创:在急性期尽量避免清创术,因该操作可能扩大和加重伤口。

(3)使用药物及敷料:使用类固醇喷剂,或在造口护肤粉中加入0.3%他克莫司,或在造口护肤粉/水胶体粉剂中加入粉碎泼尼松。创面处理遵循湿性愈合原理,使用吸收能力较强的敷料,如亲水纤维银、藻酸盐敷料等,再使用水胶体敷料或泡沫敷料覆盖外层,为造口底盘提供一个干的有效粘贴表面。当溃疡面积较大、渗出较多时,在评估安全的基础上可考虑使用负压封闭引流技术。

(4)定期评估伤口及周围情况:换药时建议每次记录创面的大小、数量、位置和颜色,评估渗液性状、量和气味,同时评估患者的疼痛评分以及进行系列临床拍照,有助于动态评估,追踪疗效。根据伤口和渗液及感染情况,1~3天换药一次。

(5)防止粪水渗漏至伤口:使用防漏膏(或环、条)围造口根部一圈,填平不平整处皮肤,以隔离粪水。

(6)正确选用造口用品:评估造口出口高度及排泄物状态,因粪水刺激也是引起造口周围坏疽性脓皮病发生及复发的可能相关因素,故造口出口低平时需使用凸面底盘和腰带,以减少因粪便渗漏而刺激伤口。但凸面底盘的硬质材料也可能是坏疽性脓皮病的诱发因素,因此在选用产品和方案时需权衡利弊,选择最有利于患者当前康复的方法,并动态观察康复的结果,随时调整方案。

(7)加强疼痛管理:若创面疼痛明显,换药前使用止痛药,或局部涂利宁胶浆等缓解疼痛。

三　健康教育

定期复诊，告知患者治疗的计划和复诊的时间。造口周围坏疽性脓皮病患者会有明显疼痛，溃疡面积大渗液多者可能伴有造口渗漏。因此，需安抚患者及其家属的情绪，告知大致治疗方案；同时，告知伤口可能需数月或数年时间才能完全消退，需做好长期治疗的心理准备；愈合后通常会留下瘢痕；也可能会复发；请务必告知医护人员造口周围坏疽性脓皮病病史，若出现新发溃疡、肿块或水疱，也应告知医护人员。

第十节　造口周围皮肤增生

造口周围皮肤增生（epidermal hyperplasis）是指造口周围表皮细胞长期、反复受渗出物刺激，引致不规则的皮层增厚、高低不平、变硬、色素沉着，颜色不同于造口周围其他部位皮肤，也可表现为突起于皮肤之上的，呈深棕色、灰黑色或灰白色的小结节。增生的组织也可因被浸渍而变软，患者主诉受损区瘙痒、疼痛或有出血。组织活检可见乳头状瘤样改变、角化过度和真皮层炎症（见图13-8）。

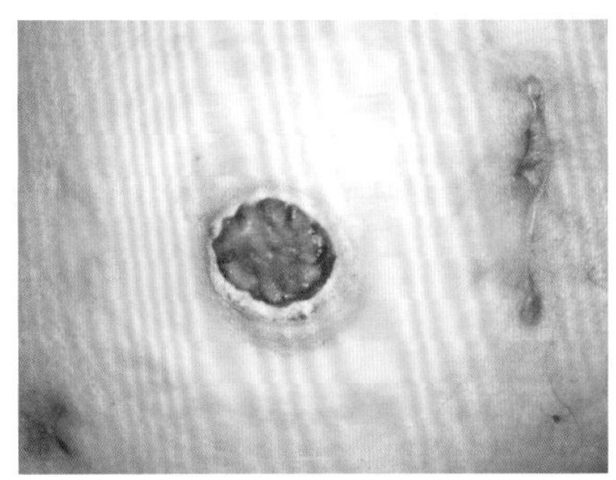

图13-8　造口周围皮肤增生

一　发生原因

造口底盘开口尺寸过大；排泄物渗漏使造口周围皮肤长期受到刺激；炎症反应导致造口周围皮肤增厚。

二　评估与处理

（一）护理评估

1. 评估增生的部位、分布和局部表现，评估增生出现的时间。

2. 评估患者换袋技巧，造口底盘更换的频次和渗漏情况，造口底盘的裁剪尺寸是否合适，换袋时检查造口底盘腐蚀的部位和大小。

3. 评估是否存在其他导致渗漏的原因。

(二)处　理

1. 造口周围皮肤处理

使用生理盐水清洁，皮肤待干后，使用造口护肤粉吸收渗液，以提供一个干燥的粘贴表面，然后在造口周围皮肤喷洒保护膜形成保护层。

2. 增生部位处理

(1)可尝试用凸面底盘联合使用造口腰带。

(2)如果增生影响造口袋粘贴的密封性，可使用硝酸银棒分次烧灼增生的组织，可能需要几周的时间分次烧灼。

(3)若增生严重，影响造口袋粘贴及持续疼痛，可能需要手术治疗。

(4)对于不明原因或处理无效的造口周围凸起物，需请医生会诊进一步明确诊断，必要时留取组织送病理检查，切勿盲目处理。

三　健康教育

宣教正确的造口护理技术、指导底盘尺寸裁剪合适和无缝隙粘贴技术、评估合适的造口袋更换频率，以预防渗漏。告知患者及其家属定期至造口专科门诊复查。

第十一节　造口周围静脉曲张

造口周围静脉曲张(parastomal varicosity)为造口周围少见并发症，典型表现为造口周围清晰可见的扩张、曲张的静脉以造口为中心呈放射状散射(见图 13-9)。一般无疼痛感，唯一的症状是自发性出血或更换造口袋时出血，出血常位于造口黏膜与皮肤连接处。由于门静脉压力及曲张程度不同，出血可为渗出、涌出或喷出，所以该并发症出血有时甚至是致命性的，多数患者因为小血管破裂出血无法自行止住而就医。

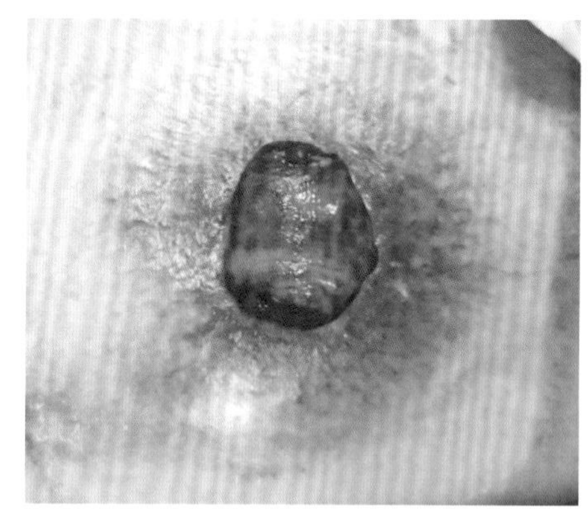

图 13-9　造口周围静脉曲张

 一　发生原因

主要发生于因各种肝脏疾病而引起门静脉压升高的患者，如肝硬化、肝肿瘤等，门静脉高压导致造口周围静脉曲张。

 评估与处理

(一)护理评估

评估与静脉曲张相关的病史及实验室检查结果，观察造口周围皮肤情况，评估出血部位、频率、时间和量，评估造口用品的选择是否合理。

(二)处　理

初步处理包括直接压迫出血部位，必要时注射硬化剂或直接缝合。易复发者需要药物治疗或其他干预措施(如颈静脉肝内门体分流术)来降低门静脉压力。

1. 急性出血时，可在局部洒护肤粉后按压出血点止血、冰敷、使用止血敷料或硝酸银点灼；注射硬化剂可暂时止血；也可外用1‰肾上腺素纱布压迫止血。若在短时间内大量出血，应立即压迫并通知医生。

2. 积极治疗原发疾病，如采用介入治疗进行门体静脉分流、经皮注射硬化剂等。持续出血、压迫无效时，可在皮肤黏膜交界处局部做环形缝扎，切断造口黏膜环与皮肤及皮下脂肪至深筋膜层，同时结扎曲张静脉。也有报道称使用超声引导下经皮穿刺至曲张静脉处，以黏合剂行栓塞治疗，效果满意。内科治疗上，患者可遵医嘱服用降低门静脉压力的药物，如β受体阻滞剂、血管加压素、生长抑素等。

三 健康教育

1. 造口护理指导。指导患者揭除造口袋及清洗造口时动作要轻柔，避免使用较硬的底盘等增加局部压力的造口用品。减少更换底盘的次数，可使用一件式造口袋，切忌造口袋开口边缘摩擦皮肤黏膜连接处。

2. 造口根部使用防漏膏(或环、条)围绕一周保护。

3. 应尽量避免使用非必要的黏性产品，因移除黏性产品会增加创伤和出血。移除黏胶时，配合使用黏胶去除剂。

第十二节　造口周围放射性皮炎

放射性皮炎(radio dermatitis)是由放射线导致的炎症性皮肤黏膜损害，是肿瘤患者放疗期间最常见的并发症之一。造口周围放射性皮炎是指放疗时损伤造口周围的皮肤组织及微血管，使真皮层弹性纤维组织受损、皮肤表层变薄及破损、皮肤末梢微血管受损，使皮肤呈现发红状态，久而久之使局部皮肤出现色素沉着、纤维化、增厚、弹性差。患者可出现不同程度的疼痛、刺激感、瘙痒和(或)烧灼感、糜烂甚至溃疡、渗

液等，进而影响造口袋的粘贴，影响生活质量。随着放疗技术的改进，因放射线引起的造口周围皮肤损伤已经越来越少见。

一 发生原因

放射性皮炎的发生原因与患者接受放疗直接相关。其危险因素包括患者相关因素、放射剂量和方案，以及同期接受化疗。

(一)患者相关危险因素

1. 身体部位

不同身体部位对放射线的敏感性不同，最敏感的区域为颈前区、四肢、胸部、腹部和面部。肠造口的部位为腹部，因此对放射线较敏感。

2. 合并症和生活方式因素

肥胖、营养状况不良、长期日晒和吸烟可能会增加放射性皮炎的发生风险。国外一项研究发现，BMI>30kg/m^2与放射性皮炎的风险升高相关。

3. 遗传易感性

DNA修复能力受损相关遗传性疾病患者，如共济失调性毛细血管扩张症、Bloom综合征、范可尼贫血、Gorlin综合征或着色性干皮病，有发生重度放射性皮炎的风险。

(二)放射剂量和方案

放射总剂量、分割剂量及受照体积和表面积均与放射性皮炎的发生相关。

(三)同期抗癌治疗

放疗同时联合传统化疗会增加重度放射性皮炎的发生风险。

(四)健康教育不到位

放疗期间的皮肤护理及健康教育不到位也是发生放射性皮炎的原因之一。

(五)放疗期间大便形态改变

由于放疗刺激导致排便次数增加或腹泻，也增加造口渗漏的风险和造口袋更换的频率，可加重造口周围皮炎。

二 评估与处理

(一)护理评估

放疗期间每日评估皮肤的清洁度、皮温、颜色，有无皮损及其程度和位置，排便情况及造口袋使用情况，评估疼痛等自觉症状。评估放射性皮炎的类型和严重程度。

1. 放射性皮炎类型

根据发生时间，放射性皮炎可分为早期(或急性)反应和迟发性(或慢性)反应。

(1)早期(或急性)放射性皮炎是指在放疗开始后90日内发生的皮炎，通常在治疗过程中逐渐发生，发生时间从开始放疗后数日至数周不等。皮肤改变取决于放射剂量和个体的皮肤敏感度，包括红斑、水肿、色素改变、毛发脱落、干性脱皮、湿性脱皮等。如果采用每次2Gy的放疗剂量，可引起红斑、干性脱皮和湿性脱皮的放射剂量分别为12～20Gy、≥20Gy及>50Gy。患者自述症状可能包括皮肤疼痛、瘙痒和乏力。

(2)迟发性(或慢性)放射性皮炎通常在辐射后数月至数年出现。其表现为真皮纤维化、皮肤异色性改变(包括色素沉着和色素减退)、萎缩及毛细血管扩张等。

2. 放射性皮炎的分级

放射性皮炎的严重程度可通过多种分级系统评估，最常用的是美国国立癌症研究所的有关损伤、中毒和操作并发症部分的内容，以及美国放射治疗肿瘤协作组(Radiation Therapy Oncology Group，RTOG)/欧洲癌症研究和治疗组织(European Organisation for Research and Treatment of Cancer，EORTC)毒性评分系统。遵循的分级标准大致相同，常见分级如下。

1级：轻微红斑伴干性脱皮。轻度皮炎的特征为按压后变白的轻度红斑或干性脱皮。症状通常发生于治疗开始数日至数周后，并可在1个月内消退，常见的伴发症状有瘙痒、脱毛及出汗减少等。

2级：中度皮炎的特征是中度至急剧发红，以及出现斑点状湿性脱皮(大多局限于皮肤皱襞和皱褶处)，可能伴有中度水肿。湿性脱皮表现为表皮坏死、纤维蛋白性渗出物，且常有剧烈疼痛。

3级：存在非皮褶部位的融合性湿性脱皮，发生创伤时可能出血。

4级：其特征是全层皮肤坏死或真皮全层溃疡。受累部位可出现自发性出血；可能需进行皮肤移植；可出现危及生命的后果。

5级：在极其罕见的情况下，单纯的皮炎可导致死亡。

这些分级系统虽然常应用于临床和研究，但其实判断非常主观。因此，在放射性皮肤损伤加重时，可采用实时激光多普勒血流计来定量检测其导致的皮肤微循环变化。

(二)处　理

1. 预防

(1)随着放疗技术的改进，使用铅板等保护造口周围皮肤，可减少对非目标照射部位的损害。

(2)一般皮肤护理。在放疗期间及放疗结束后2～4周，需保护治疗区皮肤免受刺激和摩擦。①保持照射区皮肤清洁和干燥。使用温水以温和的方式进行清洗。优选pH(4～6)接近人体皮肤表面的人工合成的无皂无香精沐浴露沐浴；不在皮肤皱襞处使用玉米淀粉或婴儿爽身粉。选择在更换底盘时进行皮肤护理。②穿宽松衣物，以免擦伤。③放射处皮肤避免日晒。④避免在治疗区域内进行湿性刮毛。⑤使用外用软膏预防。外用皮质类固醇(0.1%糠酸莫米松或0.1%丁酸氢化可的松乳膏)可预防重度放射性皮炎,及减少不适和瘙痒。使用方法:从首次放疗之日开始,每日1~2次,直至放疗结束后数周。有高风险的造口患者可选择在更换造口底盘时涂抹,考虑黏胶黏附功能的影响,需在软膏吸收10~20分钟后再清洗干净皮肤,待干后粘贴底盘。有条件者可考虑使用外用类固醇喷剂。其他外用药物/敷料也有见报道,如芦荟、三乙醇胺、硫糖铝、透明质酸、磺胺嘧啶银、凡士林软膏、抗坏血酸、尿囊素、杏仁油、橄榄油、右泛醇、洋甘菊、金盏花、阻挡膜、银尼龙敷料和一种硅酮成膜凝胶敷料等,但目前没有足够有力的证据证明这些外用药物可有效预防或减轻放射性皮炎。

2. 发生皮炎后处理

揭除造口底盘后,用生理盐水清洗周围皮肤后待干,观察并评估皮炎的程度。移除底盘时建议使用黏胶去除剂,以免在撕除时造成造口周围皮肤的二次损伤。

(1)1级皮炎患者:以温和的方式进行清洁,使用造口护肤粉后喷皮肤保护膜。有条件者建议每次更换底盘时使用外用皮质类固醇喷剂来控制瘙痒和刺激,并在放疗后继续使用2周。抗组胺药一般不能减轻放射性皮炎引起的瘙痒。

(2)2级或3级皮炎患者:处理重点包括预防继发皮肤感染及在皮肤脱落部位使用敷料。感染时应采用外用和(或)全身性抗生素进行细菌感染的标准治疗。清洗造口后,根据伤口渗液情况选用藻酸盐敷料/亲水性纤维敷料+水胶体敷料等。及时与医生沟通,根据放疗部位和患者的不适程度做出判断是否需要调整放疗方案或采取相应措施,当出现湿性脱皮的3级放射性皮炎时可能需要中断放疗。

(3)4级皮炎患者:4级放射性皮炎罕见。对于出现全层皮肤坏死和溃疡的患者,应视个人情况处理,此时可能需要中止放疗,并由包括造口伤口专科护士、创伤科医生、放射肿瘤科医生、皮肤科医生等在内的多学科团队进行治疗。对于造口周围皮肤溃疡,采用保守性锐器清创+自溶性清创,创面敷料根据渗液情况选择吸水性银离子敷料(如亲水纤维银、藻酸银)+水胶体敷料/泡沫敷料,根据造口情况选择合适的造口袋类型。若造口出口低,建议在造口根部使用防漏膏(或环、条),选择凸面底盘联合造口腰带,以减少渗漏的发生。严重者需医生介入治疗,治疗方法包括外科清创、全厚皮片移植、肌皮瓣或带蒂皮瓣移植。对于有风险或已感染的伤口,应考虑使用全身性/外用抗菌药。

造口周围放射性皮炎不同于其他放射性皮炎,造口下皮肤被造口底盘覆盖,而严重限制对受损皮肤的观察、皮肤清洁、外用药物的使用及敷料种类的选择。若造口护理不当,皮炎引起渗液,也易导致造口渗漏,排泄物腐蚀又增加了皮炎的发生风险。同时,需做好放射性皮炎和其他造口周围皮肤并发症的鉴别,如潮湿相关性皮炎、过敏等,以对皮炎进行针对性处理。

三　健康教育

1. 做好放射性皮炎的预防工作，指导皮肤清洁方法，水温不可过高，避免皮肤使用消毒剂或强碱性肥皂。

2. 皮肤瘙痒时不能用手抓，指导患者修剪指甲。

3. 遵医嘱使用相关药物、选择合适的造口用品。

4. 每次造口护理时加强观察，早期识别异常情况；如发生异常，尽早入院复查。

第十三节　造口黏膜移位

肠造口黏膜移位（mucosal shift）也称黏膜种植、黏膜移植，临床文献报道相对较少，是指肠造口黏膜移位至造口周围皮肤生长。由于黏膜有黏液分泌，使造口周围皮肤潮湿，影响造口袋底盘的稳固性而引起渗漏，且局部易发生损伤和出血。

一　发生原因

1. 造口手术时，肠管外翻缝于表皮而未缝于真皮层。

2. 造口底盘较坚硬或底盘开口裁剪过小，摩擦造口边缘造成损伤，黏膜由损伤部位向外扩展生长。

二　评估与处理

（一）护理评估

评估造口护理技巧，黏膜移位的大小、渗液、出血等情况，评估是否影响造口袋粘贴而发生渗漏，是否存在造口周围潮湿相关性皮炎。

（二）处　理

1. 对于较小面积的黏膜移位，可使用造口护肤粉，严重者可用藻酸盐敷料。处理黏膜移位可使用硝酸银棒分次点灼。用硝酸银棒点灼移位的黏膜时，操作者要戴乳胶手套，点灼时要小心，位置要准确。硝酸银具有腐蚀性，点灼时勿用力过猛，轻轻点在移位黏膜突起的顶部即可。

2. 指导患者揭除造口袋及清洁造口时动作要轻柔，避免再损伤造口及周围皮肤。重新测量造口外形及尺寸，避免底盘开口过小而摩擦损伤造口。

3. 黏膜移位部分少，直接靠近造口黏膜者，可考虑重新裁剪底盘，暴露移位黏膜或黏膜涂上防漏膏，加强观察。

第十四节　肠造口旁瘘

肠造口旁瘘(fistula)是指造口肠腔与造口旁皮肤之间的异常通道,皮肤开口处可见少量粪便排出,由于炎症反复,可在外口处形成肉芽并外翻,形似造口(见图 13-10)。如皮肤开口位于造口袋粘贴的区域内,则将严重影响造口袋的粘贴和粪便的收集,易引起渗漏、潮湿相关性皮炎、疼痛等。

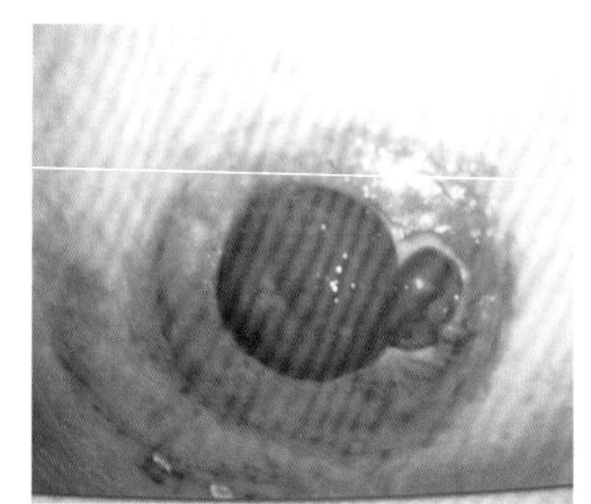

图 13-10　肠造口旁瘘(瘘管外翻似造口)

一　发生原因

1.缝合造口与皮肤时进针过深或未仔细缝合,损伤造口肠管,或肠壁浆肌层的缝线处感染。

2.硬质造口医疗护理器材压迫造口处。

3.并发于一些疾病活动期,如克罗恩病、溃疡性结肠炎,或手术后感染等。

二　评估与处理

(一)护理评估

1.评估患者的健康史、疾病史,评估瘘管发生的时间。

2.评估造口及造口周围皮肤,包括皮肤黏膜连接处,因为此处的瘘管不易被发现。记录瘘管大小、与造口的关系、引流物的性状和量。

3.必要时结合 CT 检查等进一步明确瘘管的位置、大小等。

4.评估患者使用造口袋的方法,选择合适的造口用品。

(二)处　理

1.瘘管的护理方法

瘘管的护理方法取决于瘘管在造口周围的位置、引流物的量和性质、治疗方法、患者的选择和承受能力等。

(1)若瘘管的皮肤开口邻近造口,选择二件式造口袋,以便后续评估和护理,裁剪造口底盘开口时使其能一并收集瘘管的引流物;使用相应附件护理用品,如防漏膏、皮肤保护膜等。

(2)若瘘管离造口较远,建议使用伤口敷料,并给予有效的皮肤保护;或使用另一个造口袋收集瘘管引流液。

2. 负压吸引治疗

于皮肤开口处置管，予以生理盐水持续冲洗加负压吸引，保持局部引流通畅和清洁，负压吸引治疗可使部分瘘管存在愈合的可能。

3. 手术治疗

针对复杂性瘘管或高流量瘘管，应保护好皮肤，等待外科手术的时机（切除有瘘的肠端，重做造口）。

4. 饮食管理

症状严重时需适当控制饮食，禁食或给予流质饮食，减少瘘管的排泄。

第十五节　造口处肿瘤转移

造口处肿瘤转移（malignancy）是指发生在造口或造口周围皮肤的肿瘤，其精确的发生率没有报告，但被认为是罕见的造口周围并发症，病理常见为鳞状细胞癌、腺癌及恶性淋巴瘤（回肠造口多见）等（见图 13-11）。临床表现为造口与皮肤黏膜连接处或造口周围皮肤的结节、硬块或癌性溃疡形成，可伴有出血，常规的处理方法效果不佳。因此，对造口及其周围皮肤损伤常规治疗无效的病例应及时进行活组织病理检查。造口处肿瘤转移会导致肠管狭窄甚至堵塞肠造口。

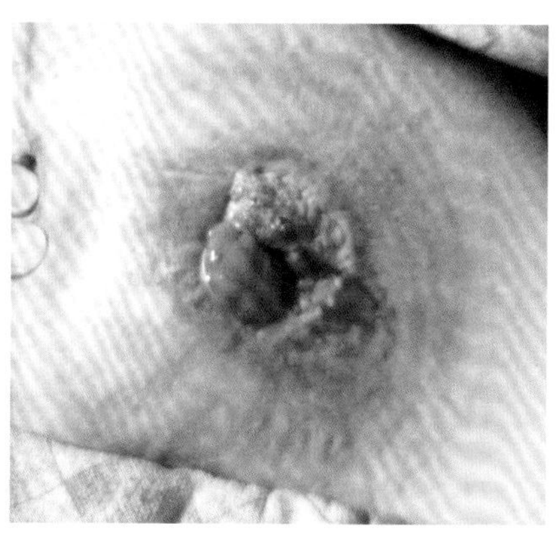

图 13-11　造口处肿瘤转移

一　发生原因

常见原因为肠道肿瘤转移或靠近造口的皮肤肿瘤。

二　评估与处理

（一）护理评估

1. 评估患者整体情况、疾病史和治疗史。
2. 评估肿瘤位置、大小、渗液及出血等情况。
3. 评估造口用品使用情况，如造口袋是否易渗漏及造口更换频率等。
4. 评估患者及家属对疾病的预期和治疗意愿。

(二)处　理

1.存在肿瘤转移的造口在护理时较易出血,操作时动作要轻柔;若发现出血,需要按压止血或使用止血敷料。

2.使用底盘柔软的造口袋,防止摩擦损伤。

3.造口袋宜选用带有碳片的开口袋,以减轻肿瘤坏死造成的臭味。

4.根据患者及其家属需求,采取进一步治疗方案。根据其病理类型、疾病的阶段和严重程度,常见的治疗方法包括切除造口周围肿瘤、造口移位、放疗、化疗等。

第十六节　造口周围切口感染

造口周围切口是指造口底盘覆盖面积下的切口。由于切口被底盘持续覆盖,且极易因造口护理不当而导致排泄物污染,使得切口愈合不良,极易发生感染(见图 13-12)。

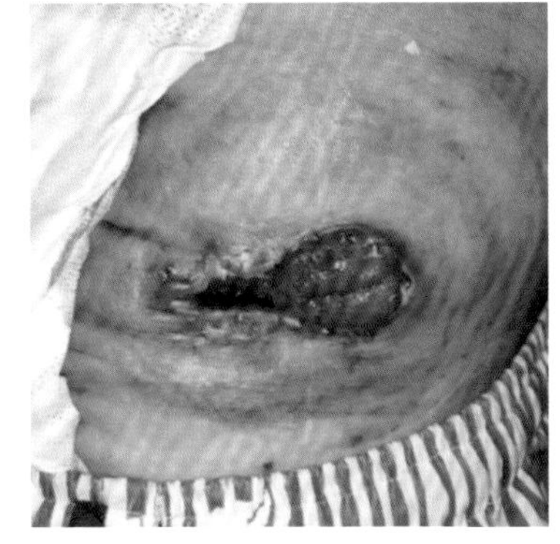

图 13-12　造口周围切口感染

一　发生原因

(一)造口与切口相近的原因

1.未进行术前造口定位。

2.术中各种原因无法兼顾造口与切口的合适距离。

3.患者疾病原因,造口只能置于切口或切口附近。

(二)感染原因

1.切口持续被覆盖在底盘下,无法与普通伤口一样及时得到消毒和换药处理。

2.由于造口护理技术或造口及周边皮肤自身原因(出口低平、周围皮肤凹凸不平)导致排泄物持续污染切口。

(三)其他原因

患者自身情况存在营养不良、糖尿病、长期激素使用等。

二　评估与处理

(一)护理评估

1.整体评估

整体评估患者年龄、生命体征、既往史、手术时间、手术方式、心理状态及家庭社会支持情况等。

2. 局部评估

(1)造口相关:造口类型、周围皮肤状况、所使用的造口用品类型、造口袋更换频率等。

(2)切口相关:造口周围切口的数量、大小、周围皮肤有无发红、疼痛评分、渗液量及性状、气味等。

(二)处　理

1. 切口处理

使用生理盐水清洗造口旁切口,留取切口分泌物行微生物培养。切口消毒后进行清创,根据创面情况选择合适敷料,对明确感染者建议使用抗菌敷料,如亲水纤维银敷料/藻酸银敷料,外层覆盖水胶体敷料/泡沫敷料。

2. 造口护理

切口处理完成后,根据造口出口的高度,评估现用的造口袋类型是否符合。对于造口出口低平或底盘易被污染者,建议使用凸面底盘联合造口腰带,造口根部使用防漏膏(或环、条)加强防漏,再填平腹部不平整部位,减少渗漏的发生。

3. 换药和更换底盘频率

根据伤口情况选择换药和更换底盘频率,一般每 2～3 天一次,底盘渗漏时随时更换,以免切口长时间置于污染环境。

4. 感染处理

根据切口微生物培养结果、切口情况及患者相关体征和检验结果(如体温、血化验白细胞计数和 C 反应蛋白等),请感染科等相关医生会诊,根据需要配合使用相应的抗生素。

5. 全身情况处理

换药时做好疼痛管理,加强营养、控制血糖水平、缓解紧张情绪等。

三　健康教育

(一)宣教出院前注意事项

切口与造口相近的患者,告知其规范定期至造口门诊随访的重要性,告知专科门诊就诊时间和方式。

(二)指导造口护理技术

选择合适的造口用品,减少渗漏的发生。

(三)营养指导

加强营养支持,适量进食鱼肉、蛋类、奶类等高蛋白易消化食品,适量补充维生素和矿物质,避免高糖食物,控制血糖水平,促进伤口愈合。

(四)加强心理护理

造口旁切口感染导致患者疼痛和渗漏的发生率增加,导致患者门诊就诊次数增加,就诊时间长,患者及照顾者的经济负担和心理负担增加。因此,应关注患者及照顾者的情绪,告知其注意事项,缓解其紧张焦虑情绪。

第十四章 肠造口其他相关并发症解析与护理

第一节 造口相关代谢并发症

肠造口代谢并发症是指由造口高排量(high output stoma,HOS)后引起的机体出现脱水、低钠、低镁等水电解质紊乱,患者营养缺失,体重下降,严重者发生心、肾衰竭等,是造口患者非计划再入院的主要原因之一,常见于回肠造口患者。

现阶段对造口高排量尚未有明确的界定和统一的定义,不同的标准可能会有很大差异。正常回肠造口排出量在建立时为每24小时600～1200mL,当输出量足以引起"脱水"(水和钠耗尽)时,即为造口高排量,也称回肠造口腹泻。多数研究认为,24小时内肠造口排量＞1500mL即可视为高排量(此时需要医疗干预);当24小时肠造口排量＞2000mL时,具有临床意义。成人肠造口排量若连续3天及以上＞2000mL,则会出现电解质紊乱,甚至心、肾衰竭等并发症。高排量增加时是否会发生代谢并发症,还与患者体形和自身摄入量有关。如对于摄入4000mL的人来说,2000mL的输出不会造成任何问题,但如果摄入500mL则会导致脱水。

造口高排量根据发生的时段可以分为早期高排量和远期高排量。术后3周内或出院前发生的为早期,出院后发生的为远期,以术后第3～8天风险最高。国外报道,3周内回肠造口高排量的发生率为3%～16%;而国内有关回肠造口高排量的研究报道相对较少,有小样本研究报道其发生率为10.7%。

通常情况下,术后肠造口排量24小时波动在500～2000mL,这主要与患者进食量、种类和胃肠道分泌物有关。对于回肠造口而言,一般在术后24小时内开始排水样便;随后在2～3个月,粪便逐渐偏向糊状,大便量减少。术后1～2周,由于肠造口排量不稳定,部分患者可能会出现高排量;部分属于术后机体自我应激反应,可不做处理。远期高排量大多出现在患者出院后,同时出现严重脱水症状,如口渴、皮肤干燥、少尿或无尿、乏力和眩晕等,需及时回医院接受治疗。

一 发生原因

发生肠造口代谢并发症的原因有很多，常见的原因包括广泛的肠段切除、特殊疾病、放化疗、肠道感染、药物饮食不当等，直接原因是肠造口排泄物的高排量输出。除此之外，有研究显示，造口术后发生高排量的高危因素有性别（女性）、急诊手术、单独回肠造口、手术时间≥300分钟、特殊疾病等。

由于回肠造口改变了粪便的流出通道，失去了结肠对水分的重吸收功能，通过造口排出的钠损失量通常是粪便中正常损失量的2～3倍，造口排出量过多会导致低钠血症，继发醛固酮增多，导致尿钾和镁流失，随后出现低钾血症、低镁血症。

（一）广泛的肠段切除

小肠长度明显减小的患者易发生造口高排量。造口术后健康小肠长度＜200cm，会增加患者液体和电解质不能吸收的风险，导致代谢并发症的发生。

（二）特殊疾病和治疗

造口患者合并有某些疾病或在特殊治疗时期，如炎症性肠病、腹腔脓毒血症、肠梗阻、糖尿病、放化疗时期，为造口高排量的危险因素。

1.炎症性肠病是一种慢性肠道炎症性疾病，包括溃疡性结肠炎和克罗恩病，表现为反复发作的腹痛、腹泻、血便等症状。长期过度的炎性反应则会导致组织结构和功能以及肠道内环境改变，患者出现腹泻症状，因而易发生造口高排量。

2.糖尿病合并造口高排量的患病率据报道为29%，其易发原因考虑为糖尿病患者易出现肠道菌群异常，造成胆汁盐分解、脂肪吸收异常，引起造口排量增多。

3.放化疗时易引起肠黏膜损伤，造成肠道通透性增加，出现腹泻症状，进而导致肠造口代谢并发症。

（三）药物因素

造口高排量的发生也与某些药物相关，如甲氧氯普胺、激素、二甲双胍等。肠造口术后患者可出现恶心、呕吐等症状，处理方法常为注射甲氧氯普胺，而该药物的主要吸收部位是小肠，其作用是促进胃排空，因而易引起造口高排量。小肠炎症患者通常在造口术前长期服用类固醇类药物，类固醇的外在补给会导致肾上腺功能下降，当停止类固醇用药时，盐皮质激素、糖皮质激素和皮质醇分泌不足使肾脏丢失钠过多，引起疲劳、恶心、呕吐、腹痛和腹泻等。因此，长期使用激素类患者如停止使用该药物，则可诱发造口高排量。

（四）感　染

肠道内感染可致造口高排量的发生。难辨梭状芽孢杆菌及耐甲氧西林金黄色葡萄球菌感染会导致造口排出量增加，每天排量甚至超过5000mL。

(五)其　他

肠造口术后过量的静脉补液和摄入液体补充也有可能加重造口高排量。

二　评　估

对造口患者的评估应贯穿造口高排量预防和护理的全过程。术后应密切监测患者情况，识别造口高排量及其并发症指征，以尽早进行干预和护理。评估内容包括以下几个方面。

(一)造口排量评估和监测

对于高排量的评估和监测，最为直观的是记录肠造口每日排量。对回肠造口患者尤其兼具多项高危因素者，尤应提高警惕，加强对造口排量、颜色、性状的观察，同时对患者及照顾者做好健康教育。出院前做好详细健康宣教，有必要者建议建立造口排量日记。

(二)症状评估

造口排量较大时，评估患者有无出现脱水症状及电解质紊乱等表现，评估有无口渴、皮肤黏膜干燥、嗜睡、头晕、无力、恶心、呕吐、厌食、肌肉痉挛、心律失常、呼吸困难等，评估排尿情况(尿色、尿量)。

(三)实验室检查及肾功能评估

评估血清钠、钾、镁等水平，通过血生化检验可以评估患者个体基线造口排量，为患者液体摄入量的制订提供参考。与血液分析相比，尿液钠和比重在评估钠消耗和容量状态时更有价值。尿钠浓度＜10mmol/L 表明钠耗尽，长期住院患者应每隔 1～2 天测量 1 次尿钠，后期每隔 2～3 个月测量 1 次尿钠。

(四)营养评估

在造口患者的护理中，专业的营养评估和支持是不可或缺的。造口高排量患者发生的大量蛋白质流失，直接导致患者营养缺乏与体重下降。同时，因结肠和回肠切除，影响维生素 B_{12} 吸收。约 50％的造口高排量患者有一定程度的营养不良，15％的患者处于营养不良风险中。因此，需密切监测患者的体重及体重指数的变化，确保能够获得足够的营养以维持生命活动。此外，血清清蛋白和前清蛋白可作为长期和短期营养状况的评估指标。

(五)造口及其并发症评估

除严密观察造口排量外，造口高排量患者造口粪便较稀薄且排泄量大，内含有大量消化液，对皮肤侵蚀性大，易出现造口渗漏，最常见的是造口周围皮肤潮湿相关性皮炎——由粪液刺激引起，常表现为皮肤发红、疼痛明显且表皮变薄或表皮层消失，使造口袋粘贴更加困难，造口渗漏与造口周围皮肤粪水性皮炎形成恶性循环，加重患者的生理和心理负担。

三 处 理

准确评估患者病情,制定个体化治疗方案,并动态监测和调整方案,以满足患者不同阶段的需求。高排量肠道管理目标:维持机体正常的水、电解质、营养物质等平衡;降低肠道、心、肾衰竭的发生风险;预防、治疗并发症;正确管理造口,减少造口袋渗漏,降低造口周围皮肤并发症的发生率。

(一)去除诱因,合理药物治疗,动态监测

发现患者造口排量增高,予以静脉补液,限制口服溶液。使用葡萄糖、电解质溶液、止泻药,减少胃肠道消化液分泌,如使用哌啶胺、生长抑素等。积极处理肠道菌群感染等疾病。做好观察和记录。每班记录肠造口排量,监测患者生命体征、机体电解质和微量元素化验结果及肾功能情况,维持 24 小时尿量>800mL,维持正常的血清肌酐、镁水平,及随机尿钠浓度>20mmol/L。

(二)预 防

成人每日需饮用一定量的液体来预防脱水。美国国家科学院、工程院和医学院给出了可预防脱水的总水分适宜摄入量(adequate intake,AI)推荐值:19 岁以上男性的适宜摄入量为 3.7L/d,其中 3L 应以饮品的形式摄入;19 岁以上女性的适宜摄入量为 2.7L/d,其中约 2.2L 应以饮品的形式摄入。英国国家医疗服务体系(National Health Service,NHS)的健康饮食指南推荐每日饮用约 1.9L 液体。回肠造口患者在一般人群的推荐适宜摄入量基础上,每日应至少增加 500~750mL 的液体摄入量,如有大量排出或大量出汗则应摄入更多。饮用的液体优先选择水、肉汤、蔬菜汁及部分运动饮料。但需注意某些饮料可能不会被吸收,甚至可能加剧造口排出及脱水,因此在使用时需密切关注造口排量及自身状态的变化。

(三)治 疗

1.饮食和营养管理

(1)补充可溶性纤维补充剂:回肠造口高排量的一线治疗应包括使用黏稠、不发酵、可形成凝胶的可溶性纤维补充剂(如车前子壳),该类补充剂可通过吸收水分并形成凝胶状黏稠物的形式来延长传输时间。补充剂的使用频率和剂量应缓慢增加。

(2)饮食管理:造口高排量患者饮食建议采用半流质食物,如面条、粥、羹、泥类等。此饮食方案可以通过减少胃肠蠕动和消化道分泌物分泌,降低肠道通透性,增加食物在肠道内的停留时间,促进水分吸收,从而减少造口排量。造口术后早期,肠道水肿未消退,一般建议进食易咀嚼食物,逐渐增加膳食纤维,指导少量多餐,避免进食易引起梗阻的食物,如玉米、坚果、芹菜等。结合患者饮食习惯,摄入高蛋白、高能量、低纤维素饮食,同时鼓励饮食多样化。据患者情况,可以口服肠内营养制剂。如果造口高排量是由短肠引起的,那么需先补充水分,以缓解严重的口渴;当肾功能恢复正

常时,限制口服低渗液体,并适量饮用葡萄糖-生理盐水(钠浓度为 90～120mmol/L)。

造口高排量患者易脱水。患者口渴时通常会多喝水,但大量饮用低渗或等渗液体反而会加重造口高排量。有研究证明,进食茶、咖啡、水、果汁等低渗溶液反而会加速机体钠的丢失。国外有研究指明,对肠造口高排量的管理需限制低渗溶液量的摄入(控制在 500～1500mL/d),可口服葡萄糖电解质溶液(3.5g 氯化钠、2.5g 碳酸氢钠和 20g 葡萄糖加水配制至 1000mL),该口服液在冰箱冷藏后的治疗效果更佳。

(3)适当静脉补充营养:当无法摄入食物或摄入食物无法满足营养需求时(如当功能性空肠剩余小于 100cm 时),需要给予胃肠外营养补充支持。

(4)定期监测指标:定期监测患者血清白蛋白等营养指标,评估体重的变化和趋势。

2. 药物治疗

若补充纤维治疗无效,则需遵医嘱使用药物治疗,包括抗动力药,如洛哌丁胺(Imodium)、地芬诺酯/阿托品(Lomotil)、奥曲肽、考来烯胺等。通常首选洛哌丁胺,因其为非处方药且副作用较少,初始剂量为一次 1 片,一日 2～3 次,根据造口排量决定具体剂量。但需注意应缓慢调整用药方案,同时先排除感染性腹泻。

3. 造口护理

(1)记录造口每日排量,及时倾倒造口袋内排泄物。做好每日排量记录,由于大部分造口袋无容量刻度显示,所以在记录排量时建议使用有刻度的量杯,以准确估计排量。同时,造口袋内液体需及时排放,以免因造口袋内液体过重而增加造口底盘渗漏的发生风险,一般建议排泄物 1/3～1/2 满时排放。

(2)选择合适的造口及附件护理用品。因小肠液含消化酶多,对皮肤的腐蚀性相对较大,故排泄量大时易发生渗漏,极易引起造口周围皮肤潮湿相关性皮炎。因此,当发生造口高排量时,建议增加底盘更换的频率,选用耐用底盘,造口周围皮肤使用结构化皮肤护理方案——皮肤清洁待干后,使用造口护肤粉、皮肤保护膜,使用防漏膏(或贴环)等增强防漏效果。如已发生潮湿相关性皮炎,则根据该类并发症的处理方式进行护理,如造口黏膜低平,改用凸面底盘联合造口腰带使用。当造口排量大、排泄次数过多时,可选择使用高排量造口患者专用的大容量造口袋。

4. 肠造口高排量的规范化管理

肠造口高排量的管理需全程化,建立患者随访本,记录患者年龄、性别、诊断、造口类别、手术方式、高排量发生原因、高排量临床表现及量、治疗方法、日常饮食等。通过互联网平台或者造口门诊等方式,做好定期随访。

关于造口高排量引起的造口代谢并发症,严重者可发生心、肾衰竭,最终危及生命。因此,需正确识别高风险人群,了解引起造口高排量的相关因素,避免诱因,严密监测液体丢失量和电解质水平,积极给予补液支持和营养与饮食护理,加强造口护理,做好随访管理计划,以有效降低患者发生造口高排量的风险,预防其发生,同时及时干预,最大限度地减少对患者的危害,促进患者康复。

第二节　造口相关心理障碍

肠造口术改变了患者排便方式和习惯，排便部位从隐蔽的会阴部移置到腹部，且不能随意控制，排便无节制。因此，几乎所有患者在得知自己需要进行造口术后，都会不同程度地表现出焦虑、恐惧、怀疑、担心等心理障碍。术后治疗效果的不确定（尤其是癌症患者）、造口护理技术的不熟练、造口周围并发症引起的困扰、长期使用造口用品产生的经济负担、造口袋带来的不适与不便以及其社会角色的改变等多种因素，都极大地挑战患者。部分患者出现失眠、厌食、忧虑、悲观等消极情绪，这些都将严重影响患者生理和心理康复，使其术后生活质量明显下降。肠造口患者强烈的心理应激反应也会抑制自身免疫系统的正常功能，降低机体抵抗力，增加并发症发生的可能性。因此，及早识别患者心理障碍，积极采取措施缓解患者焦虑、抑郁等负性情绪，是至关重要的。从业人员应注重于提高造口患者的生活质量，开展专业的心理干预、健康教育、自我护理指导等，让造口人尽早回归正常的生活。

一　概　述

心理障碍是指一个人面对社会及日常生活时出现的异常精神状态及心理活动，较精神类疾病临床表现程度轻，也更易被人们所接受。心理障碍已成为继发疼痛之后的第六大生命体征，临床表现多为情绪痛苦低落、出现幻觉、语言表达混乱、行为缺乏逻辑性等，可通过药物及心理疏导等方式，根据不同病因及临床表现采取针对性治疗。心理障碍可分为认知障碍、情感障碍、意志障碍、行为障碍、人格障碍等。肠造口术虽能有效解决排便问题，但其本质上破坏了机体正常结构，患者除需要承受形象紊乱外，还要面对社会适应障碍的心理压力，在这种情况下，患者极易产生心理障碍。

二　流行病学

肠造口患者较大部分为结直肠肿瘤患者，其因排便方式改变，所承受的精神、心理伤害较其他恶性肿瘤患者更严重。国外一项对130例结肠癌造口患者的调查显示，56.2%的患者出现焦虑，63.1%的患者出现抑郁；另一项对35例因大肠癌行造口术患者的研究发现，37.14%出现不同程度心理障碍；国内有研究报道，33.17%的肠造口患者存在心理障碍。因此，肠造口患者的心理障碍形势相当严峻。

三　发生原因

(一)排便方式及自身形象的改变

患者认为造口及疾病给生活带来诸多不便,甚至危及婚姻、家庭及社会人际关系。因造口的存在,易产生臭味,使患者形象受损,导致患者产生病耻感等情绪,心理障碍症状越发严重。部分患者迫切希望得到心理安慰,却又羞于被他人知道病情,最终产生自卑、羞怯、偏激的心理。术后害怕被别人厌恶或歧视,并且由于生活上的不方便而不愿与人交往,产生过重的思想负担和压力,导致患者心情抑郁不快,对生活失去兴趣。

(二)自我护理能力的下降

自我护理能力是影响造口患者心理障碍的因素之一,部分患者对生活状态缺乏信心,始终把自己当作患者,凡事都要依赖别人,出现退行性行为。肠造口术后初期,患者自理能力差,在对造口护理的过程中,完全或部分依赖于专科护士或者照顾者。但随着造口时间的延长,患者渐渐由被动护理向主动自我护理转换,自身价值感得到提高,心理障碍问题也随之得到适当改善。

(三)造口并发症的发生

肠造口术后造口并发症的发生率高,造成患者身心遭受双重打击,患者不仅面临睡眠障碍、尴尬、害怕等问题,而且还需承担并发症带来的生理不适和经济负担,心理障碍加重。

(四)社会支持系统的不同

人体是一个整体和开放的系统,而社会支持属于这个整体和开放的系统中由外而内的有利防御因素。有研究显示,社会支持水平高低与生活质量水平高低呈正相关,社会支持度越高,造口患者情绪越稳定。社会支持作为个体可利用的外部资源,能使患者适应性行为增加,利用积极的应对策略,以改善社会、心理状况。同时,家庭不仅是社会支持系统的重要组成部分,而且是患者的精神支柱,因此在进行健康教育时,应把照顾者列入医学干预的对象,帮助其解决生活中的实际问题,以便更好地服务肠造口患者。从业人员应呼吁全社会加强对造口人士的关怀和理解,建议相关部门为造口人士提供相应的公共卫生设备等。

四　护理评估

造口患者的心理护理评估是指在护理全过程中,护士通过各种途径和方式(包括主动运用心理学理论和技能)评估其现有心理状态,以便早期识别患者有无心理障碍等问题,适时转介入更为专业的心理或精神专科医生。临床护理心理评估的基本方法:①行为观察法;②临床访谈法;③心理测验法;④作品分析法;⑤调查法。

(一)评估内容

1. 评估问题行为

评估造口患者存在哪些主要临床症状和体征,以及这些症状和体征最早出现的时间、持续时间、出现频率、伴随症状和体征等。

2. 评估整体功能状态

(1)躯体功能:评估患者的生命体征、水电解质平衡、睡眠、排泄、进食等躯体健康水平。各种心理症状会对机体的生理功能产生不同程度的影响,常表现为交感神经功能紊乱,如面红、皮肤出汗、胸闷、气促等,也往往有饮食、睡眠、体力等方面的改变。评估个体是否存在生理方面的症状和体征,并且评估这些生理改变是否与其心理状态有关。

(2)心理功能:通过临床观察、晤谈,必要时结合相关的心理测验以及采用相应的心理生理方法,对个体的认知功能、情绪状态、意志和行为表现等方面的心理状态进行评估。①认知功能:主要包括感知觉、思维、注意、记忆、智力、定向力等。如感觉障碍、知觉障碍、思维障碍等都属于认知功能障碍。评估言谈的速度和量是否正常,言谈形式和逻辑是否正常等。②情绪状态:是对肠造口患者评估中需要着重关注的点。对情绪和情感的描述有很多,如喜悦、悲伤、惊恐、愤怒、同情、失望等。临床常见的情感障碍可表现在:心境障碍或病理优势情感,如焦虑、恐惧、抑郁、欣快等症状;情感反应异常,如易激惹、情感暴发、情感淡漠、病理性激情等症状;情感协调性的异常,如情感倒错、矛盾情绪等。在对肠造口患者情绪状态评估中,应评估个体情感反应的强度、持续性和性质等。③意志和行为表现:肠造口患者的心理障碍也可表现在意志和行为上。常见的意志障碍有:病态的自信和固执的行动等意志增强的表现;缺乏主动性、进取性等意志减弱的表现;缺乏对自我的要求或计划、生活被动等意志缺乏的表现。如果行为动作和言语活动明显增多,称为精神运动性兴奋;如果明显减少,则称为精神运动性抑制。在对肠造口患者进行评估时,关注患者的意志和行为是否符合客观情况,是否与个体的情感一致。

(3)社会功能:评估患者的社会功能是否存在缺陷及其程度,是否与心理状态或生理机能有关。社会功能体现个体的社会适应状态,主要包括个体的生活自理能力、角色功能、人际交往能力等多方面。社会功能缺陷或不全是心理健康水平的严重指标。按临床经验标准,社会功能的缺陷程度可分为轻变缺损、明显缺损、中度缺损、重度缺损。①轻变缺损:表现为能自理生活,在指导下能独立参加劳动。②明显缺损:表现为能自理生活,无独立劳动能力。③中度缺损:表现为生活自理能力差,无劳动能力。④重度缺损:表现为生活及劳动能力丧失,督促也不能料理生活。

3. 评估相关因素

收集相关资料,在护理心理学有关理论指导下,对问题行为、影响因素及其可能的机制进行分析，从而对问题性质做出综合评估。

（1）生理因素：遗传；躯体健康状况，如有发生造口并发症等；理化因素，如是否有酗酒等；其他生物学因素，如性别、年龄等。

（2）心理社会因素：①生长发育史。②个性特点：判断是否有个性缺陷，如是否有孤独、被动、退缩，是否敏感、多疑，是否谨小慎微、过于追求完美，是否冷酷无情，是否易激惹、易冲动，是否过于依赖、感情用事等。③认知特点：如是否存在任意的推断、选择性概括、过度引申、夸大或缩小、“全或无”的思维等认知歪曲。④应对特点：个体在面临压力或困难情境时，所运用的各种适应性技巧或策略。⑤生活事件：是否有显著的生活改变，如失去亲人、躯体重大疾病、工作调动等。⑥社会支持情况：了解个体的家庭社会情况，家庭的一般状况，及与家人、同事的关系等。

（3）其他因素：如个体的生活习惯、宗教信仰等。

（二）评估工具

常用的肠造口心理评估量表如下。

1. 中文版造口患者心理健康量表(psychological well-being scale，Chinese version)

该中文版量表来源于衡量造口患者健康状况的测量工具(city of hope quality of life-ostomy questionnaire—Chinese version，C-COH)，其经过探索性因子分析及验证性因子分析，共 4 个维度，32 个条目，分别是生理、心理、社会、精神健康，用 0～10 分来计分，0 分表示最差，10 分表示最好。整个量表的 Cronbach's α 系数为 0.931，折半信度为 0.835；社会健康维度的 Cronbach's α 系数为 0.888，折半信度为 0.871；心理健康维度的 Cronbach's α 系数为 0.898，折半信度为 0.845；生理健康维度的 Cronbach's α 系数为 0.812，折半信度为 0.740；精神健康维度的 Cronbach's α 系数为 0.708，折半信度为 0.723。以上表明该量表具有较好的内部一致性信度和折半信度。所有条目的内容效度均大于 0.7，两周重测信度均＞0.8，表明该中文版量表具有较好的稳定性。

2. 社会支持评定量表(social support revalued scale，SSRS)

该量表共包括 3 个维度、10 个条目，分别是主、客观社会支持及对社会支持的利用程度。该量表的总分为各个条目得分之和，若总分＜33 分，表明患者社会支持程度处于较低水平；若总分在 33～45 分，则表明患者的社会支持程度处于一般水平；若总分＞45 分，则表明患者的社会支持程度处于较高水平。有研究表明，该量表的内部一致性信度和重测信度都较好，已在国内广泛使用。

3. 综合医院焦虑抑郁表(hospital anxiety depression scale，HADS)

HADS 共分为两个维度，即焦虑和抑郁两个亚量表，每个维度有 7 个条目，共计 14 个条目。若问卷得分为 0～7 分，表明无焦虑、抑郁表现；若问卷得分为 8～10 分，表明存在可疑焦虑、抑郁；若问卷得分为 11～21 分，表明存在明显的焦虑、抑郁。

五 心理护理干预

患者的心理干预既要遵循共性规律，又要兼顾个体差异。需针对患者心理反应的原因实施干预，考虑患者个体化特点，因人而异地施以相应对策。专科护士对肠造口患者实施的心理干预包括以下几点。

（一）术前积极稳定患者情绪，评估整体情况

术前评估患者的整体情况、对疾病了解程度、对造口的接受程度，评估患者经济状况、家庭和社会支持系统、宗教信仰等。邀请患者和家属一起参与有关造口知识的宣教，观看视频，介绍造口的类型、位置及特点，使患者初步认识造口，明确造口的目的和意义，鼓励患者说出自己的真实想法。必要时请志愿者现身说法。

（二）术后给予鼓励和信心

住院期间帮助患者和家属选择适当的肠造口用品，指导其掌握基本的造口护理技术。借用各类成功案例打消患者的疑虑，从而减轻患者对疾病的恐惧，帮助患者提高术后自我康复能力。

（三）做好出院宣教

告知患者康复后注意事项，包括饮食、运动、着装、旅行等。出院后为患者建立周全、完整的护理档案。针对患者的实际情况，加强肠造口患者院外健康教育，以利于增加其造口护理知识和提高护理技能，使造口患者能得到良好的造口护理，以改善造口患者的生活质量。

（四）告知造口随访的方式、时间和复查时机

告知多样化的随访方式，并根据自身情况进行选择。指导其正确识别造口及其周围常见并发症，知晓就诊时机，以避免并发症的发生或病情恶化。

（五）指导患者自我护理

自我护理有助于患者同归家庭、回归社会，提高生活质量。针对患者的文化水平、接受能力等，给予个性化的健康教育，指导患者正确使用造口用品、规范处理排泄物；教会患者根据造口情况、造口周围皮肤和腹壁形态、经济条件等，选择适合自己的造口用品。

根据我国的精神疾病分类方案与诊断标准，心理障碍可以分为两大范围。①精神病性障碍：临床中表现为严重精神疾病的症状，如有妄想、幻觉，情感淡漠或不协调，意志障碍和行为严重反常，没有自知力等。②非精神病性精神障碍：主要表现为不具备精神病性症状，而是出现焦虑、紧张、恐惧、抑郁、强迫、疑病等症状或有人格方面的改变。其起病与心理社会因素有关。患者能了解和认识自己的患病情况，有求医的意愿。主要疾病有神经症、饮食障碍、睡眠与觉醒障碍、心因性性功能障碍、人格

障碍等。专科护士对肠造口患者进行评估后，若认为该患者已存在心理障碍而需要接受系统的心理治疗，可向有关专业心理或精神科医生转介，除考虑转介的必要性、可能性和安全性之外，还要评估其接受度，必要时和照顾者共同参与。

六 临床心理护理的基本流程和实施步骤

（一）临床心理护理的基本流程（见图 14-1）

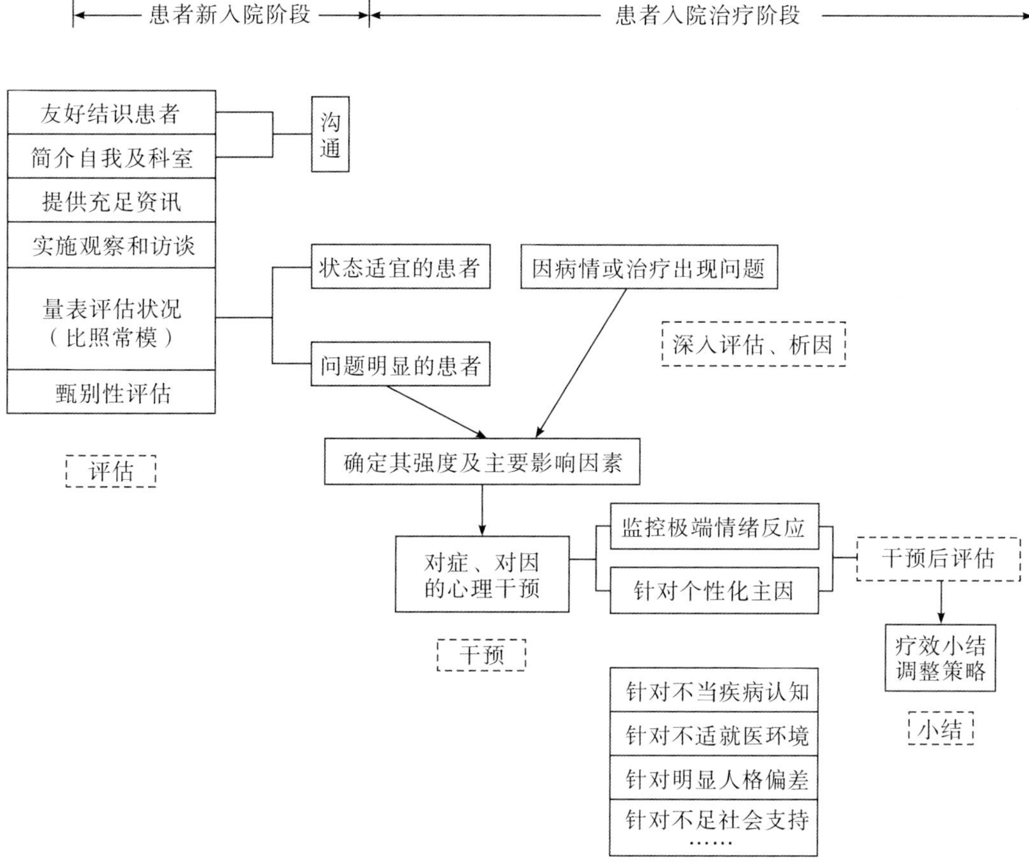

图 14-1 临床心理护理的基本流程

(二)临床心理护理的实施步骤(见图 14-2)

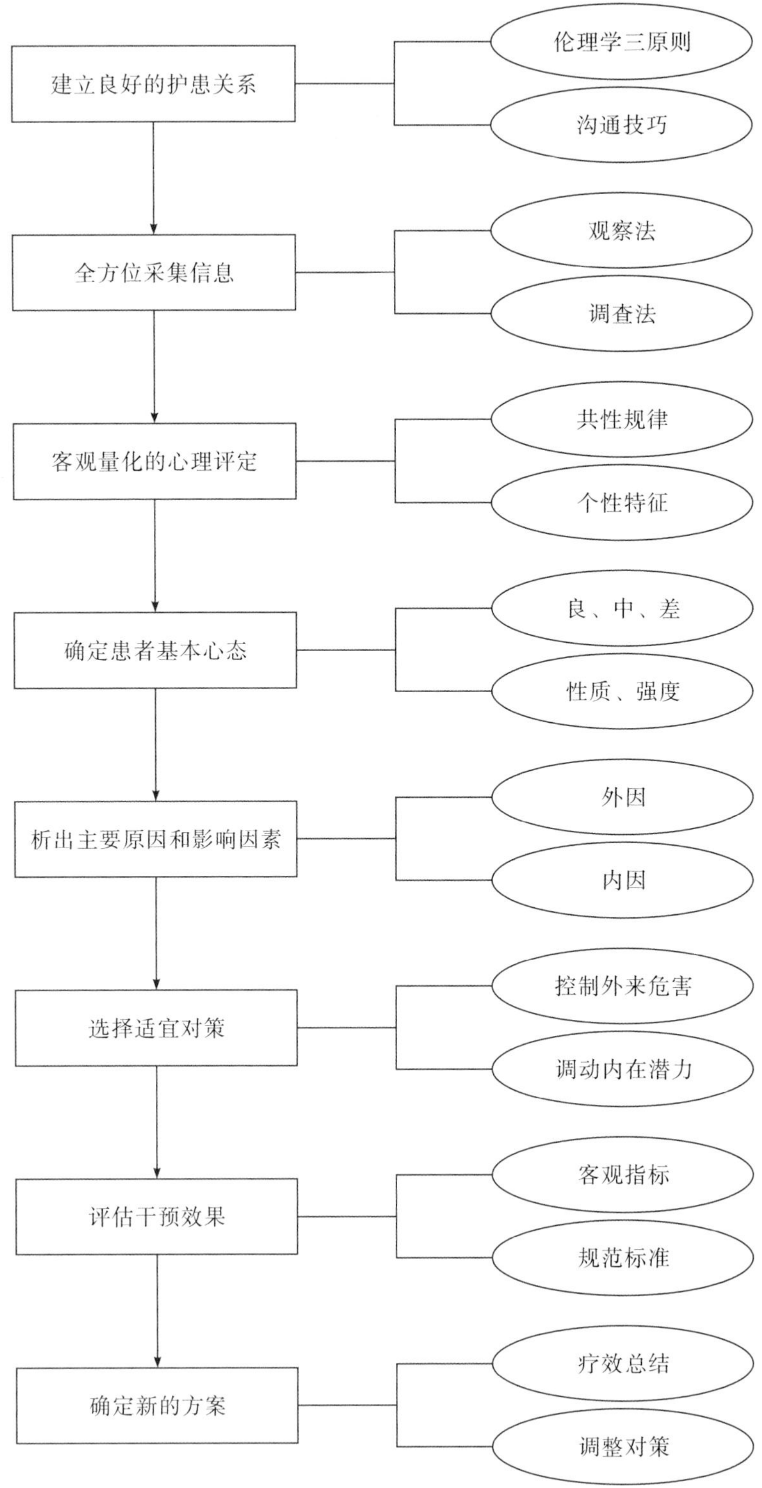

图 14-2　临床心理护理的实施步骤

造口患者除承受疾病本身带来的焦虑、抑郁等心理压力外，还要承受永久性肠造口带来的排便途径改变、造口并发症等生理压力，双重压力导致患者产生巨大的心理痛苦，而心理护理是易被忽视且较难直接起效的。因此，我们需要根据患者的情况，做好心理评估、心理干预，使造口患者尽快适应新的角色。

第三节　造口相关性功能障碍

马斯洛的需求层次理论显示，生理需求是个体最原始、最基本的需求之一，是个体实现其他需求的基本条件，需要优先得到满足，而性欲是人的生理需求之一。必要的、合理的性生活也是有益于健康的。受中国传统性文化观念的影响，广大患者甚至医务人员对性行为、生育繁殖等相关话题都讳莫如深、羞于启齿，致使性问题得不到应有的重视和关注，正确的治疗和管理更无从谈起。造口患者性生活满意度和生活质量的护理研究相对较差，医务人员需要得到患者足够的信任并深入交谈才能了解患者这方面的困惑，给予造口患者正面、恰当、主动、持续的干预，使他们在延续生命的同时，生活得更有质量和尊严。

一　影响因素

肠造口是医生将肠管的一端引出至腹壁形成一个人为的排便开口，因此造口不会造成器质性的性功能障碍。但造口术可涉及消化道、泌尿系、妇产科等多个学科，在因盆腔手术或既往放疗而行造口术者，其控制性功能的自主神经（邻近直肠和盆腔侧壁）可受损。除手术造成的直接破坏或间接损伤外，引起造口患者性功能及生育功能障碍的另一个因素是患者及其伴侣的心理因素。因此，在遇到相关性生活问题时，患者应协同伴侣一起接受健康指导。

（一）手术因素

能直接引起造口患者性功能及生育功能障碍的手术主要集中在下腹部及盆腔，包括直肠、膀胱、前列腺或妇科的手术，其中低位直肠手术最易引起术后性功能障碍。男性下腹下神经丛和盆腔神经丛主要控制勃起、射精和尿控功能，直肠中动脉为直肠肌层和前列腺供血，低位直肠手术极易造成该处神经丛及血管损伤。对于女性来讲，除盆腔内神经和血管受损会使性快感减弱或者消失之外，直肠“垫”被切除会失去直肠的阴道减震器作用，从而造成性交时不适；另外，疤痕挛缩引起阴道变窄、变短，亦可导致性生活时产生牵拉性疼痛。

(二)心理因素

造口患者术后普遍存在心理障碍,从而导致性功能障碍及生育功能障碍,主要表现为对自身的厌恶和羞愧。Hendren 的研究表明,43.5%的女性患者和 32.5%的男性患者在直肠癌术后对自己的身体感到羞愧。男性主要关注于勃起功能障碍和射精功能障碍;而女性患者更关注于造口引起的外形改变和不适气味的存在,担心对性伴侣的吸引力下降。另外,还有对原发疾病的担忧,包括对疾病的预后、疾病拖累家人、性生活和生育是否影响术后恢复等心存疑虑。以上各种原因产生的自卑、焦虑、恐惧及抑郁情绪,严重影响患者术后性功能和生育功能的康复。

(三)年龄因素

有研究证明,不管疾病本身对生理和心理造成怎样的变化,年龄都对性行为和性功能会产生负面影响。并且有研究表明,结肠手术后年龄大的患者会比年龄小的患者遇到更多性功能障碍方面的问题。但也有少数研究结果提出,年轻患者比老年患者有更多性功能障碍方面的问题。

(四)其他因素

1. 错误的、负面的舆论环境会对患者的性功能恢复造成不良影响,尤其性伴侣的态度和反应是对造口患者最直接、最重要的心理暗示。

2. 缺乏熟练的造口护理技能是影响造口患者生活质量的重要因素。造口并发症的发生可导致患者性生活质量下降。

3. 放化疗引起的局部放射性炎症以及疤痕的形成、全身消化道反应、神经系统损伤、骨髓抑制等,均可直接或间接影响造口患者的性欲和性快感。

二 临床表现

性功能障碍一般分为四种类型:性欲障碍、性唤起障碍、高潮有关的疾病和疼痛。具体包括性欲、性唤起的改变,以及两性性高潮的减少或缺失。在女性中,性功能障碍还可以包括与外阴阴道疼痛、阴道干燥或萎缩相关的性交疼痛或性交困难。在男性中,性功能障碍可能与难以获得或维持勃起、早泄或延迟射精有关。性功能障碍可以是暂时性的、永久性的、先天性的或获得性的。造口患者的生育障碍主要体现在造口患者对术后能否生育的疑虑、生育对原有疾病的影响和生育过程中因造口手术史产生的困境和难题等。国外报道,结直肠手术后患者出现性功能障碍的发生率在 60%~80%,大约一半的造口患者在造口术前性活跃,但在手术后没有恢复性活动。中国肠造口患者性功能障碍的发生率为 57.9%~100.0%。

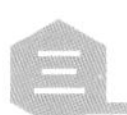 护理评估

(一)评估内容

1. 患者基本信息

患者基本信息包括：性别、年龄、文化程度、婚姻状况、手术时间、肿瘤位置、有无放化疗、手术方式、造口类型、造口排便性状、造口护理情况；心理评估；伴侣对造口术后性行为的态度等。

2. 评估近期性功能表现

评估性功能障碍最重要的是询问患者是否存在任何性问题。基于该话题的隐私性，患者可能不愿意主动询问，因此，医护人员应主动询问患者术后性功能的变化。可先让患者了解许多其他患者在术后的问题，并询问其是否在性或亲密方面有任何问题。该方法可以将最初的讨论转变为一个坦率和值得信赖的话题，以帮助话题的开展，并最大限度地减少尴尬。同时，必要时使用经过验证的临床问卷用于评估造口患者术后的性功能状况。

(二)测量工具

1. 男性勃起功能国际问卷 5(international index of erectile function 5，IIEF 5)

IIEF 5 包括勃起度、保持勃起的频率、维持勃起的能力、勃起的信心和性交满意度 5 个条目，患者根据自己近 6 个月的真实感受填写问卷。总分＞21 分为勃起功能正常；12～21 分，为轻度勃起功能障碍；8～11 分，为中度勃起功能障碍；5～7 分，为重度勃起功能障碍。

2. 男性早泄诊断量表(premature ejaculation diagnostic tool，PEDT)

PEDT 是由 Symonds 等于 2007 年制定的。使用此量表，早泄患者可简便快捷地进行自我评估。2015 年，PEDT 由姜辉等完成汉化，PEDT 中文版 Cronbach's α 系数为 0.79，重测信度为 0.75，具有较好的信度和稳定性。该量表采用 Likert 5 点计分，总分范围为 0～20 分。有研究者通过敏感性和特异性测量，提出此量表应用于我国人群时，分数＞8 分时可诊断为早泄。

3. 简明男性性功能量表(brief sexual function inventory，BSFI)

BSFI 由 O'Leary MP 等于 1995 年开发，用以评估泌尿系统疾病男性患者的性功能，其心理测量学特性已被一系列临床研究规范地评价，并被证实为可靠的且适用于北美人口的性功能量表。Kasparek 等将 BSFI 应用于肠造口患者性功能相关研究。目前，国内未见将 BSFI 应用于肠造口患者性功能相关研究的报道，且尚无 BSFI 的中文版。BSFI 共 11 个条目(每一条目按 0～4 分计分)，可组成 5 个分量表，包括性欲、勃起功能、射精功能、问题评估与整体满意度。5 个分量表的 Cronbach's α 系数为 0.62～0.95，重测信度为 0.79～0.89。由于性功能是一个多维度的概念，所以在使用

该量表时需观察各个独立域的得分情况来评估肠造口患者的性功能障碍，如勃起功能域得分低，则预示勃起功能障碍。

4. 女性性功能量表(female sexual function index，FSFI)

FSFI 由 Rosen 等于 2000 年编制，其问题易被理解和回答，是目前国内外应用最广泛的女性性功能障碍评测工具，已被多个国家翻译应用，国际认可度高。FSFI 在国外被广泛应用于评估女性肠造口患者性功能，如 Traa 等使用 FSFI 和其他几种测评工具对结直肠癌患者(含造口患者)进行横断面调查，探索其性功能及性生活质量的生物、心理及社会学影响因素；Sun 等在 2011 年将 FSFI 引入中国进行汉化，检测其 Cronbach's α 系数为 0.69～0.94，重测信度为 0.69，结果显示中文版 FSFI 的信效度较好。FSFI 仅局限用于评估过去 4 周内异性恋女性性功能情况，共 19 个条目，包括性欲、性兴奋、阴道湿润、性高潮、性满意度、性交疼痛 6 个维度，总分为 36 分，小于 26.55 分则为性功能障碍，但目前国内尚未见将其用于评估肠造口患者性功能的报道。由于 FSFI 是多维度的，篇幅太长，实施起来既不方便也很费时，所以吴海雅等从 FSFI 中挑选 5 个条目组成女性性功能的 5 项目量表(female sexual function-5，FSF-5)，作为辨认女性性功能障碍的迅速筛选工具，可信有效，且只需 2 分钟即可填答完毕，但与 FSFI 相比，该量表不能确定性功能障碍的诊断类别。

5. 亚利桑那州性体验量表(Arizona sexual experience scale，ASEX)

ASEX 由 Mcgahuey 等于 1997 年研制，Cronbach's α 系数为 0.91。该量表经张向荣等翻译后，已在国内推广使用。ASEX 分为男版、女版，包括性冲动、性欲唤起、勃起(阴道润滑)功能、性高潮及高潮满意度 5 个维度，全面评估患者性反应周期的 3 个阶段(性欲、性唤起、性高潮)，每个项目从性功能亢进到功能低下分别计为 1～6 分。其中，总分高于 19 分，或者任意 1 项＞5 分或任意 3 项＞4 分，则被判断为存在性功能障碍。

6. Golombok Rust 性满意度(Golombok rust inventory of sexual satisfaction，GRISS)量表

GRISS 量表由 Rust 等于 1986 年研制，用以评估异性恋夫妻性功能障碍。GRISS 量表由男女独立的两个量表组成，每个量表共 28 个条目，可分别构成 7 个分量表，其中男、女量表中 5 个分量表是相同的(性交频率、性欲缺乏、性回避、性生活不满、性交流缺乏)。男性量表还包括男性阳萎和男性早泄两个分量表，女性量表还包括女性阴道痉挛和女性性高潮障碍两个分量表。7 个分量表的 Cronbach's α 系数为 0.61～0.83，均值为 0.74；重测信度为 0.47～0.84，均值为 0.65。患者有 5 个回答选项——“从不”“几乎不”“有时”“大多数”“每次”，每个分量表分值为 1(没有问题)～9(有严重问题)分，任一分量表超过 5 分均表示性功能障碍。

四　治疗和康复

(一)手术方式的改进

1. 术中注意对神经、血管的保护，避免不必要的损伤。保留盆腔自主神经的直肠癌根治术经过国内外学者反复论证和实践，并结合日益完善的腹腔镜技术，已成为低位直肠癌根治术的典范。经肛门的全直肠系膜切除术（taTME 术）和机器人全直肠系膜切除术有助于保护患者的性功能和排尿功能。

2. 选择合适的肠管、恰当的腹壁做造口，并注意造口切口大小适中，造口肠管无张力，为术后的造口护理提供方便。

(二)围手术期的造口护理指导

在短暂的手术住院期间，做好造口相关的宣教工作，包括造口的原因和必要性，取得充分理解和同意；术后反复指导造口知识和护理方法，直至其熟练掌握；告知造口可能出现的并发症、相应的预防措施及就诊前的处理方法。

(三)性健康教育

教育和指导造口患者及伴侣建立正确的性爱观和生育观，使他们认识到造口手术不一定会影响正常的性行为，即使不能正常性交，拥抱、爱抚、亲吻等也是表达情爱的重要方式。同时，应注重对患者及其伴侣的心理辅导，伴侣应理解患者，帮助其缓解自卑、恐惧、焦虑等不良情绪，使其重新接受性爱，营造温馨的家庭氛围。同样地，一部分造口患者在医师指导下亦可以经历生育和分娩。

(四)关于造口患者性行为的一些实用建议

1. 性行为前的准备工作

性行为前的准备工作包括：清空或更换造口袋；确保造口袋的密封性，必要时使用香水或其他香料遮盖异味；避免食用会产生异味的食物；使用不透明的造口袋或用有吸引力的图案或物品遮盖造口袋；可考虑穿着开档的连衣裤以遮盖造口袋；造口处覆盖渗水性好的物品以避免泄漏。

2. 营造温馨浪漫的环境

营造温馨浪漫的环境：性行为前后充分休息；播放轻松的音乐；向性伴侣敞开心扉，诉说内心的恐惧和顾虑；用幽默轻松的语言减轻伴侣的压力。性行为前酝酿一定的氛围，包括阅读疗法（阅读相关画册等）、观看浪漫影像、记录幻想和性，以及将思想集中在性上等方式。借助震动刺激等外用物品，并将其添加到前戏中以提高女性的一些性高潮能力。

3. 运用感官聚焦方法

夫妻每周一起进行爱的游戏。感知焦点的一部分可以集中在适应造口的身体变化,并使患者及其伴侣致力于他们想要如何处理与造口的亲密关系。感觉焦点涉及从非生殖器触摸和快感到生殖器游戏。

4. 选择恰当的体位和性爱方式

选择恰当的体位和性爱方式:尝试侧躺或后入式的性爱方式;利用枕头起到必要的支撑作用;探索多样化的表达亲昵的方式;合理使用润滑剂等。

5. 学习性爱指南

如加强患者性教育的解剖学和生理学基础的性高潮学习,有助于提升性高潮能力;有必要时将患者转介至专业医生处,辅助药物治疗。

(五)建立专业的、具备综合能力的造口护理队伍

目前,国内的造口护理队伍侧重于造口护理技能的培养,对患者的心理疏导特别是性功能及生育功能障碍的涉及相对较少。国外研究建议成立专业的、具备综合能力的伤口造口失禁(wound,ostomy and continence,WOC)护理队伍。合格的WOC护士在性功能及生育功能障碍管理方面应具备以下特质:①审视自身的性观念是否健康、性行为是否愉悦,护士必须接受自己的想法、感觉、信念和患者的价值观;②具备一定的解剖学、生理学、病理生理学以及性心理学的知识,了解患者的文化背景、宗教信仰及伦理道德水平;③具有良好的沟通能力。

第十五章 肠造口患者常见主诉

据研究报道，肠造口患者提及最多的主诉有出血、疼痛、渗漏、皮肤问题等。通过前面的章节不难发现，不同造口并发症之间的临床表现既有其特异性，也不乏有相互交叉的部分。如发生潮湿相关性皮炎和撕脱性皮炎的造口患者均可有皮肤破损和疼痛的主诉；造口过敏性皮炎和周围皮肤增生者均可有造口周围皮肤改变和瘙痒症状的描述。医护人员需将这些主诉与患者的症状相互结合分析，才能得到正确的判断，从而给予有效指导。

随着“互联网＋护理”工作的推进和蓬勃发展，国内已出现各种互联网就诊平台，造口患者在线上咨询和问诊的方式也日益增多，这些新兴的就诊方式具有方便快捷的巨大优势。但由于空间问题，医护人员无法近距离对患者进行查看，无法直接进行触诊；患者和照护者也易仅凭自己的视觉和感觉对造口问题进行表达，因此往往可能存在描述不准确和重点偏移的现象。医护人员只能从患者的描述和图文中去推测问题的缘由，对于经验不足的医护人员来说，这会增加其判断的难度和不确定性，使得评估结果出现偏差。在国内各种相关专业参考资料中通常列出各类并发症名称和临床表现，医护人员根据其症状给出诊断，暂时还未见基于患者和照护者主诉的肠造口问题进行解析的报道。基于以上现状，本书设立“肠造口患者常见主诉”一章，从患者和家属的主诉中评估可能发生的造口相关问题，供相关医护人员参考，以增加“互联网＋护理”线上问诊结果分析的准确性，确保给出合适的护理指导意见，最终促进造口患者健康。本章也可作为造口患者和照护者居家造口护理时的参考，协助其简单地进行对症分析，使肠造口患者相关问题能快速和精准地得到解决。

第一节 渗 漏

肠造口渗漏的发生率较高，是影响患者生活质量的重要因素之一。国外研究显示，76％的造口患者会发生不同程度的渗漏，且术后两年渗漏的发生率高达 87％。渗漏的排泄物严重侵蚀造口周围皮肤，不仅会增加患者护理造口的难度，而且增加其造口周围皮肤并发症的发生率，引起皮肤发痒、发红、疼痛、出血等。渗漏也是限制患者外出、活动、工作和社交的直接原因，会使患者感到焦虑、恐慌、自尊心受损甚至社会孤立。

因此，正确识别患者造口渗漏的原因，采取有效的处理措施，降低造口渗漏的发生率，可以提高患者的生活质量。同时，从业人员应关心渗漏患者的心理状态，建立并完善肠造口患者护理工作指引，提高造口患者的生活质量。

一 主诉内容

1. 造口袋总是贴不住。

2. 大便从底盘下面漏出来。

3. 造口袋破了。

4. 衣服/被套上有大便。

以上主诉都聚焦于一个问题：由于各种原因，患者排泄物无法完全被收集在造口袋内而发生渗漏的情况，引起衣物污染等一系列尴尬情形。

二 问题解析

从造口渗漏的收集器具部位来划分，可分为造口袋底盘渗漏及袋子渗漏，其中以底盘渗漏最为常见。常见的原因可以归为造口位置、腹壁形态、造口结构、皮肤状态、排泄情况、产品品质、护理技巧和支持系统等 8 个方面。

(一)造口位置

标准的造口位置应满足以下条件：①患者在坐、卧、站、弯腰等不同体位下都能看见造口，便于自我护理；②造口位于腹直肌上，避开疤痕、皱褶、骨隆突或腰带等部位；③应利于佩戴造口用品。造口位置是否合理直接关系肠造口的自我护理和并发症的发生。造口位置不佳时，如处于腹部凹陷处、周围皮肤皱褶有疤痕、靠近骨性凸起组织或靠近切口处等，将致使造口底盘粘贴难度增大、稳固性差，引起造口底盘渗漏的发生。常见的造口位置不佳的原因有：术前未行造口定位(特别是急诊手术时)；患者疾病原因而致肠管无法拉出到理想位置而导致造口位置不理想。造口未置于腹直肌上，远期易发生造口旁疝，也易引起造口底盘渗漏。

(二)腹壁形态

腹壁形态包括造口周围身体形态和腹部触觉状态。造口周围身体形态包括平坦、膨隆和凹陷；腹壁触觉状态可分为坚实和松软。不同腹部状态对应不同的造口用品需求。当患者腹壁形态发生变化而造口用品未随之改变时，易出现造口渗漏。

1. 体重变化所致

造口腹部形态与术后初期体重发生较明显的变化有关，如：短期内体重增加过多，体重增加过快致使腹部肥胖，腹围增大，肠黏膜高度变低；短期内体重下降过快，造口周围皮肤发生皱褶、松软而致渗漏。

2. 造口并发症所致

常见的造口并发症为造口旁疝，腹壁膨隆明显，造口底盘周边稳固性欠佳而引起渗漏。

(三)造口结构

1. 造口排泄出口过低

理想的造口高度高出皮肤表面约 2cm。造口高度过低，如造口高度与腹壁皮肤齐平甚至凹陷，是造口发生渗漏的高危因素。Cottam 等预测造口高度与造口并发症的逻辑回归模型发现，在造口高度小于 1.0cm 的患者中，有 35%可能发生渗漏。值得注意的是，造口高度并不等同于肠黏膜外露的长度，尤其对于双腔、袢式和黏膜高低不平的造口类型，须以排泄物出口的黏膜最低点为造口高度。

2. 造口高度的改变

造口手术初期一般有轻度水肿，待水肿消退后造口黏膜较前低平，也易引起渗漏。造口发生回缩、狭窄，也是发生渗漏的危险因素。

(四)皮肤状态

当底盘覆盖下的皮肤不完整、不平整或过于潮湿或干燥时，易发生造口底盘渗漏。

1. 底盘覆盖下的皮肤破损或溃疡，包括造口皮肤黏膜分离、过敏性皮炎、手术切口未愈合、毛囊炎、机械性损伤等各种原因，可致皮肤或伤口分泌渗液，引起底盘的黏性失效而导致渗漏。

2. 底盘覆盖下的皮肤不平整。当造口周围皮肤存在疤痕或皱褶时，造口底盘与皮肤之间密闭性将受损，导致粪便、汗液分泌积聚等而引起渗漏。需在不同体位下判断造口周围皮肤有无皱褶，包括站立、坐位、弯腰、半卧位时观察腹部情况。多数患者在平躺时腹壁皮肤呈现平坦状态，但在弯腰或坐位时即可出现皱褶。该类型造口患者可能主诉“在吃饭或坐着的时候容易漏”。

3. 患者自身存在的皮肤问题，如皮肤过于干燥，或造口周围皮肤伴有牛皮癣、银屑病等原发性皮肤病而影响底盘的粘贴。

4. 天气气候因素导致皮肤状态改变。夏天由于天气炎热，患者出汗相对较多；秋冬季则皮肤干燥。这些均易导致造口底盘黏性降低而引起底盘渗漏。

(五)排泄情况

排泄物状态越稀，越易发生渗漏。回肠造口比结肠造口更易出现渗漏，因其排出的稀便更易渗入造口底盘，导致黏性降低而引起渗漏。尤其当造口高排量时，更易发生造口底盘渗漏。

(六)产品品质

1. 假冒、劣质、低廉、自制产品。

2. 过期产品。

3. 部分造口用品存在出厂缺陷。

(七)护理技巧

1. 所选用的造口用品不适合。

2. 皮肤未完全待干即贴上底盘。

3. 底盘使用方面：①底盘开孔裁剪过大；②未撕除底盘黏胶保护纸；③底盘佩戴时间过长。

4. 造口袋身使用方面：①造口袋内排泄物排放不及时；②封口夹未密闭；③二件式造口袋扣合不牢靠；④反复使用多次或存储不当导致造口袋破损。

(八)支持系统

1. 缺少良好的家庭社会支持

多数患者术后初期由于疼痛、虚弱、技术不熟练、心理状态未完全接受等，需照护者协助进行造口护理。由于造口护理技术和知识在住院期间短时间内掌握有限，若缺乏足够的家庭支持而需自我护理，也易导致造口渗漏的发生。

2. 缺乏良好的经济支持

性能佳的造口用品需要一定的花费，患者若出于经济方面的考虑，使用劣质造口用品或自制产品，以及缺少必要的造口附件产品，则较易发生造口渗漏。

三 相关并发症

造口渗漏可由某种并发症引起，渗漏后又可引发其他并发症。渗漏相关并发症可涉及造口周围皮肤并发症和造口本身相关并发症。所有造口周围皮肤并发症均可发生造口渗漏，且两者互为影响。以下介绍几种与造口渗漏相关的常见并发症。

(一)潮湿相关性皮炎

潮湿相关性皮炎尤其见于排泄物稀的造口。其发生顺序为先渗漏、后皮炎。若渗漏问题未得到及时解决，随着皮炎范围的增大和严重程度的增加，破损的皮肤反过来又影响底盘黏胶的黏性，加剧造口底盘的渗漏，造成恶性循环。

(二)造口周围皮肤过敏

造口周围皮肤过敏的发生顺序一般为先过敏、后渗漏。并非所有的造口周围皮肤过敏者都会发生渗漏，常见于过敏严重者，皮肤出现水疱和糜烂，导致底盘黏性降低，从而引起渗漏。其特征性表现为周围皮肤出现红疹、瘙痒、破损等，与所贴底盘形状或其他造口用品接触面一致，且一般伴有瘙痒主诉。

（三）其他造口周围皮肤并发症

造口皮肤黏膜分离、底盘下切口感染、坏疽性脓皮病、毛囊炎、真菌感染等发生后，其发生渗漏的原因均为底盘覆盖下的皮肤渗液增加，导致底盘渗漏，且皮肤损伤和渗漏也是互为影响的。

（四）造口回缩或凹陷

造口回缩或凹陷可见造口黏膜平于或低于腹部平面，排泄物出口低而易从底盘下渗出。

（五）造口旁疝

造口旁疝患者在站立时造口周围皮肤凸起，躺下后凸起物消失，可伴随坠胀感，严重者造口排气排便减少或消失，伴腹痛。造口旁疝由于改变了腹部的形态，使得底盘粘贴面积发生变化，引起黏胶逐步脱落，导致渗漏发生。

四　护理措施

肠造口渗漏的原因有很多，因此医护人员在询问时应做到全面、耐心，根据患者的主诉和症状找到渗漏的真正原因，从而给出对应的处理建议。

（一）评　估

1. 整体评估

了解患者年龄、性别、既往史、手术时间、手术方式、造口类型、营养状态、心理状态、家庭社会支持、活动方式、近期治疗史和用药史等（本章中，患者的整体评估内容相似，以下将不再赘述）。

2. 局部评估

评估内容包括患者发生渗漏的部位、发生时段、造口类型、造口位置、粪便性状和量、造口周围皮肤和腹壁情况、造口黏膜出口高度、所使用的造口护理用品等，并评估造口护理技巧。

（1）发生渗漏的频率、部位，每次发生的时间段和体位，有无伴随其他主诉和体征，如造口周围皮肤是否完整，皮肤发生问题的严重程度、范围等。

（2）肠造口评估：

①造口位置：评估是否符合常见理想造口定位标准，造口是否靠近髂前上棘等骨性组织。靠近骨性组织者，造口底盘易粘贴不平整而导致渗漏。

②造口高度：评估排便出口的造口黏膜距离腹壁的高度（＜2cm，即有渗漏的风险）；评估高度是否固定不变，部分造口由于蠕动，可表现为造口脱垂与低平交替状态。

③造口类型:评估是否为回肠造口(单腔/袢式)、结肠造口(单腔/袢式)、自闭性回肠插管造口等;评估造口为临时性还是永久性。回肠造口和自闭性插管造口一般较结肠造口易发生渗漏。

④排泄物:评估排泄物的量、性状、颜色,以及是否符合正常状态;排泄物过稀,则易导致渗漏;评估排泄物处理方法和频率。

⑤造口周围腹壁和皮肤:评估造口周围有无皱褶、疤痕、凹陷、切口及其他溃疡,伤口及溃疡的范围和严重程度;患者在不同体位(坐、弯腰、卧、站)时,造口周围皮肤是否有凹陷和皱褶;周围皮肤状态有无过于干燥或潮湿,或者伴有其他皮肤疾病;造口周围皮肤不平整和伤口的存在,导致造口用品与周围皮肤不贴合而致渗漏;观察腹壁有无明显膨隆,膨隆后的腹壁呈圆弧形易导致底盘翘边而引起粘贴不牢固。

(3)患者和照护者造口护理技术评估:包括使用造口袋型号选择、造口底盘裁剪技术、粘贴技术、造口附件产品选择和使用、造口更换时间、排泄物处理方法等。常见引起造口渗漏的造口护理技术问题有以下几个方面。

①造口用品类型和附件产品选择不合适:造口黏膜低平或造口周围皮肤有疤痕和皱褶者未使用凸面底盘;使用凸面底盘时未使用造口腰带辅助或腰带太松;稀水样便造口未使用防漏膏(或环、条)等防漏物品;造口周围皮肤皱褶凹陷未予填平;造口近端出口比远端低,选用可塑底盘,易导致较低的出口被覆盖,引起渗漏。

②造口周围皮肤未完全干燥:皮肤未完全干燥就立即贴上造口底盘(包括使用某些液体敷料后,需要给足待干时间;若使用软膏者涂抹 10～20 分钟后,需清洗皮肤,待干后贴上底盘)。

③粘贴底盘前未撕除底盘黏胶保护纸:部分型号的造口底盘背衬纸为透明且薄型的,不熟练者有可能会忽略撕除步骤而直接使用,由于防漏膏(或环、条)具有轻度黏性,因此在初期不易直接发现。

④造口底盘粘贴时间过久:对于在回肠造口,底盘一般建议每 3～5 天更换一次;对于结肠造口,最长不超过 7 天更换,具体根据患者的粪便性状和造口底盘的黏胶性质决定。每次揭除造口底盘时,建议观察底盘被排泄物腐蚀情况,如已泛白,则说明已需更换底盘。

⑤清洗造口袋时,水倒流入底盘:用持续不断的水流冲洗,导致造口周围皮肤暴露于稀粪水中,造口底盘黏性易受影响而导致造口底盘渗漏。

⑥造口袋储存方式不正确:造口袋与尖锐物品共存放,导致袋体被划破而未发现。

⑦造口袋封口方法不正确:开口袋封口方法不正确,导致排泄物从袋体尾端渗出而污染衣物和被服。

(4)患者日常活动方式、方法及频率评估:如有无过多地弯曲身体而导致底盘与腹部皮肤粘贴不紧密。

(5)患者近日饮食评估:观察近期饮食有无变化、有无发生腹泻。

（二）护理措施

1. 造口排泄口低、造口周围皮肤凹陷、皱褶、疤痕等

造口排泄口的高度与腹部齐平甚至低于腹部平面，造口周围皮肤凹陷、皱褶或存在疤痕等因素，会影响造口底盘与皮肤黏合的密闭性，其关键点在于造口底盘类型的选择。建议造口周围结构化皮肤护理后[皮肤清洁干燥后，使用造口护肤粉、皮肤保护膜、防漏膏（或环、条）]，须选择凸面底盘造口袋，同时联合造口腰带使用，且造口腰带需调到一定的压力。该方法可以将造口周围皮肤向内推，将造口向外推，达到人为抬高造口高度的作用，从而达到防止粪便渗漏的目的，但需注意防范压力性损伤的发生。随着时间的推移，造口可能较前突出于皮肤表面，因此需定期随访，以防造口脱垂的发生。若造口高度高于 2cm 且改用平面底盘后也不发生渗漏，则建议使用平面底盘。

2. 伴随造口周围皮肤问题

判断具体并发症，如潮湿相关性皮炎、皮肤黏膜分离、过敏、毛囊炎等，具体护理方法参考第三篇“肠造口常见并发症解析与护理”相关章节。

3. 造口旁疝

对造口旁疝患者渗漏的处理主要在于造口用品的选择和使用。建议使用一件式大底盘造口袋，有条件者可以使用凹面底盘。对于底盘周围易翘边者，使用专用弹性黏胶等附件产品加强固定；不推荐使用普通胶带，以免周围皮肤撕脱伤及过敏。其他预防方法参见造口旁疝相关内容。

4. 体重短期内增加过快

体重短期内增加过快者，建议合理饮食、适量运动、控制体重。

5. 造口排泄物过稀、量大

造口排泄物过稀、量大者，建议医生门诊就诊，开具相关药物；建立良好饮食习惯，忌油腻、冰凉、刺激食物，以减少腹泻的发生；新尝试的食物，每次只进食一种且少量，确认合适后再逐步增加。

6. 运动方法方式不正确

运动者，不鼓励腹部及躯体大幅度活动，如减少需不断弯腰的活动。

7. 造口袋更换技术欠佳

评估并指导正确的造口袋更换技术。如有支撑棒者，查看支撑棒情况，评估患者和照顾者底盘剪裁方式；清洗造口袋时，不建议把清洗用水灌入底盘位置；粘贴前保证皮肤不潮湿；二件式造口袋卡扣后安全检查，确保扣合紧密；保证造口袋尾夹封口方式正确、尾夹质量完好；造口用品单独存储，远离尖锐粗糙物品；选择规范合适的造口用品，了解造口医疗保险政策；若造口周围切口愈合不良或合并其他并发症无法处理，应定期至造口专科门诊就诊。

五 思维导图

造口渗漏原因分析思维导图见图 15-1。

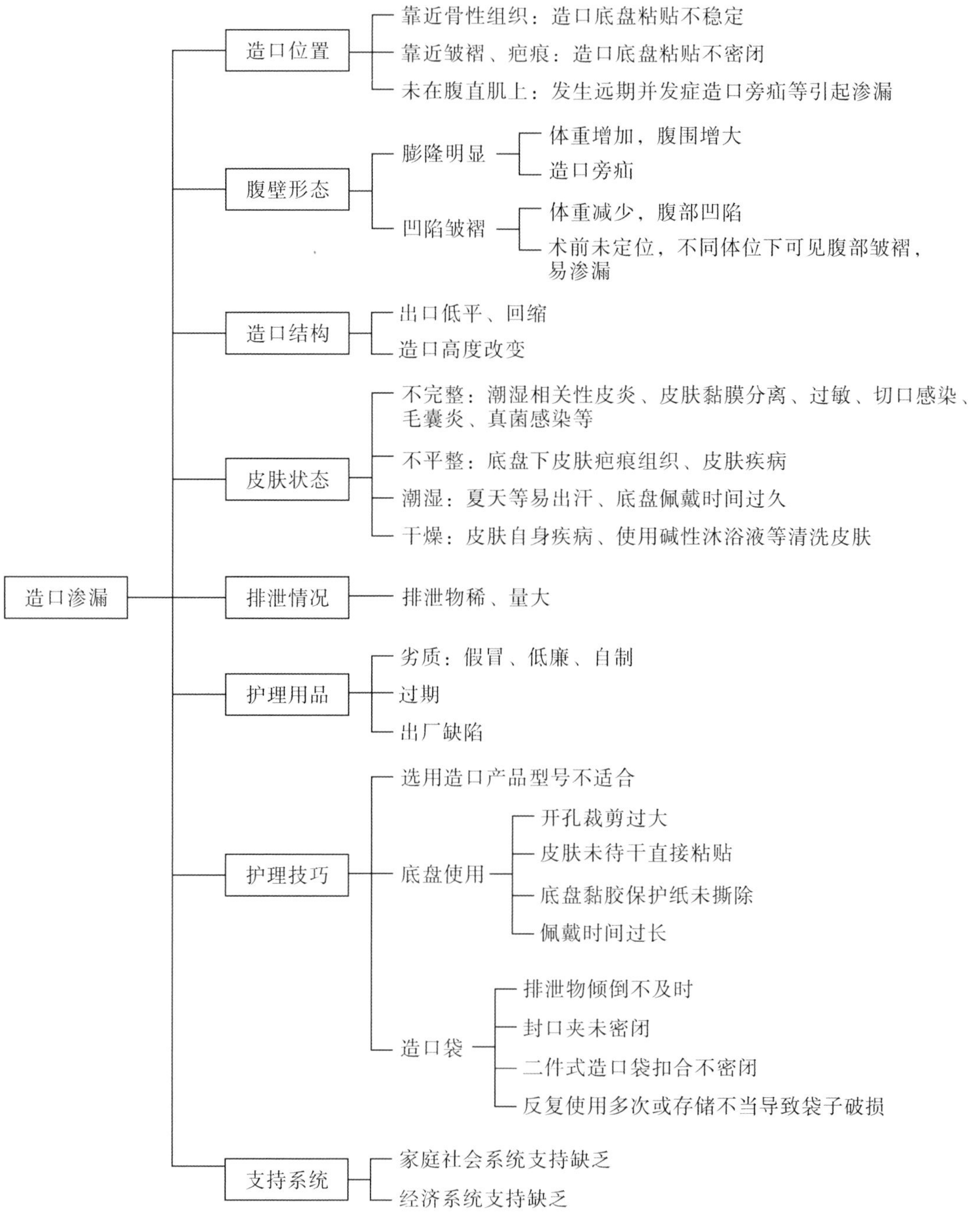

- 造口渗漏
  - 造口位置
    - 靠近骨性组织：造口底盘粘贴不稳定
    - 靠近皱褶、疤痕：造口底盘粘贴不密闭
    - 未在腹直肌上：发生远期并发症造口旁疝等引起渗漏
  - 腹壁形态
    - 膨隆明显
      - 体重增加，腹围增大
      - 造口旁疝
    - 凹陷皱褶
      - 体重减少，腹部凹陷
      - 术前未定位，不同体位下可见腹部皱褶，易渗漏
  - 造口结构
    - 出口低平、回缩
    - 造口高度改变
  - 皮肤状态
    - 不完整：潮湿相关性皮炎、皮肤黏膜分离、过敏、切口感染、毛囊炎、真菌感染等
    - 不平整：底盘下皮肤疤痕组织、皮肤疾病
    - 潮湿：夏天等易出汗、底盘佩戴时间过久
    - 干燥：皮肤自身疾病、使用碱性沐浴液等清洗皮肤
  - 排泄情况
    - 排泄物稀、量大
  - 护理用品
    - 劣质：假冒、低廉、自制
    - 过期
    - 出厂缺陷
  - 护理技巧
    - 选用造口产品型号不适合
    - 底盘使用
      - 开孔裁剪过大
      - 皮肤未待干直接粘贴
      - 底盘黏胶保护纸未撕除
      - 佩戴时间过长
    - 造口袋
      - 排泄物倾倒不及时
      - 封口夹未密闭
      - 二件式造口袋扣合不密闭
      - 反复使用多次或存储不当导致袋子破损
  - 支持系统
    - 家庭社会系统支持缺乏
    - 经济系统支持缺乏

图 15-1　造口渗漏原因分析思维导图

第二节　疼　痛

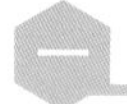

主诉内容

1. 造口周围皮肤刺痛。
2. 造口周围某处局部压迫痛。
3. 造口周围胀痛。
4. 造口周围疼痛伴或不伴全身其他部位疼痛。

问题解析

疼痛是一种与组织损伤或潜在组织损伤相关的感觉、情感、认知和社会维度的痛苦体验。疼痛根据患者感受的不同，可分为刺痛、钝痛、压痛、胀痛及绞痛等不同的类型。造口患者不同的疼痛感觉原因也不尽相同。同一患者可能同时存在不同感觉的疼痛。如造口旁疝患者并发造口渗漏后，可同时伴有胀痛和刺痛。

(一)刺　痛

刺痛是指刺激皮肉而感到的疼痛，严重者感到剧烈的烧灼样疼痛。常见的造口患者刺痛来源于造口周围皮肤并发症(peristomal skin complication，PSC)。据报道，88%的造口患者有造口周围皮肤并发症，因此造口疼痛问题直接影响患者的生活质量。有刺痛主诉的造口患者，常见以下几类造口并发症。

1. 造口周围皮肤并发症

(1)潮湿相关性皮炎：造口周围皮肤疼痛，周边皮肤表皮破损/发红，皮肤异常处疼痛明显，揭除底盘时可见粪便残留在周边皮肤上。

(2)造口周围伤口引起的疼痛：底盘覆盖下的皮肤有伤口未愈合，伤口被排泄物污染甚至感染时，会引发不同程度的疼痛感。

(3)造口周围皮肤过敏性皮炎：造口周围皮肤疼痛，常伴瘙痒，但并非所有的过敏者都有疼痛主诉，具体视皮疹的严重程度和皮肤状况以及患者个体情况而定。

(4)造口周围肉芽肿：造口黏膜与皮肤交界处有红色、湿润的凸起病灶，通常可见留置的缝线或其他异物，有疼痛感，可伴随出血、瘙痒等症状。肉芽肿通常为良性组织，围绕在造口边缘的肉芽肿在按压时疼痛明显，也可在造口黏膜上发现肉芽肿，但该类型疼痛主诉相对较少。

(5)造口周围皮肤的机械性损伤：造口周围皮肤出现与排泄物渗漏不太符合的皮

肤损伤和疼痛，有时表现为片状皮肤剥脱，且评估后患者可能伴有皮肤菲薄、暴力撕除造口底盘、清洗方法过于激进等情况。

(6)造口周围皮肤毛囊炎：造口周围皮肤毛发较旺盛，毛囊处出现红疹或发红、破皮、小斑点甚至脓疱，除疼痛感外，常伴随痒感。

(7)造口周围皮肤真菌感染：造口底盘揭除后底盘已泛白、皮肤为潮湿状态、周围皮肤可见界限清楚的皮肤红斑，呈卫星状丘疹脓疱，或灰白色脱皮，伴皮肤瘙痒和疼痛，严重者瘙痒无比。

(8)造口周围皮肤增生：造口周围皮肤增厚，可见疣状突起，质偏硬，增生处接触性疼痛；周围皮肤色素沉着，可伴瘙痒、出血。

2. 支撑棒缝线牵拉

造口的支撑棒与皮肤的缝线被底盘挤压，或在身体部位改变时引起缝线牵拉而产生疼痛。

(二)压　痛

造口周围压痛，常见的痛感较为局限，可从患者主诉的疼痛点入手观察。常见于造口支撑棒、硬质底盘或封口夹等对皮肤引起的压迫，致器械压力性损伤而产生疼痛。

1. 支撑棒相关

造口支撑棒压迫下的皮肤疼痛，可见支撑棒下方受压的皮肤破损甚至出血、溃疡。

2. 底盘相关

较硬凸面底盘联合造口腰带对腹部皮肤造成的压迫，引起压痛。

3. 造口腰带相关

造口腰带含有硬质的长度调节扣和卡扣，可见硬扣下的皮肤有压痕、发红甚至破损。

4. 造口周围脓肿

揭除底盘后，可见造口周围伤口未愈合，按压后疼痛明显，可伴有脓液流出。造口周围脓肿发生时，可伴有底盘使用时间缩短或造口渗漏情况。

(三)胀　痛

1. 造口旁疝

造口旁疝表现为造口侧方薄弱部位脱出，站立时可见膨隆，平卧后造口处肿物变小或消失。患者可有坠胀感，严重者有胀痛感。大多数造口旁疝患者无明显症状，伴或不伴疼痛，可伴有轻度腹部不适。旁疝引起的疼痛可能表现为轻度腹部不适、背痛、间歇性绞痛或更剧烈的疼痛。法国有一项研究纳入了 782 例患者，发现造口旁疝疼痛的发生率为 35%，而因此导致造口粘贴困难伴渗漏的发生率为 28%，继而刺激造口周围皮肤或使其破溃，此时的疼痛为造口周围皮肤刺痛。疝囊内有肠管嵌顿或绞窄的患者可出现肠梗阻的症状，如恶心、呕吐及顽固性便秘，此时可表现为剧烈腹痛，需急诊处理。

2. 肠梗阻

除造口旁疝外，患者腹部较前膨隆，主诉有胀感，常伴有造口排气排便减少或消失，阵发性胀痛，考虑为肠梗阻引起的腹部胀痛，需立即就医。

3. 饮食原因

进食肠胃不适应的饮食，可导致肠蠕动增加，引起腹部胀痛。

(四)肿瘤相关

造口周围肿瘤相关疼痛：造口周围可见不规则肿物，疼痛，伴出血、恶臭、溃烂，渗液多时可引起造口底盘渗漏。肿瘤转移者不仅表现为造口周围的疼痛，也可有全身癌痛的主诉。

三　护理措施

除整体评估外，还需评估疼痛部位、性质、频率、程度、发生时间、持续时间，是否有伴随症状，注意鉴别疼痛是起源于造口及周围皮肤，还是腹部或其他部位，给予相应的护理措施。

(一)刺　痛

1. 刺痛伴造口底盘渗漏、造口周围皮肤发红、造口黏膜低平、造口排泄物偏稀、使用平面底盘等，考虑潮湿相关性皮炎，因渗漏引起，增加渗漏相关询问内容，如观察不同体位(坐、站、躺、弯腰)时造口周围皮肤形态、评估造口护理技术等(具体措施见渗漏的相关内容)。

2. 刺痛伴切口邻近造口者，应遵循伤口处理原则，采用切口内置/旁置造口护理技术，选择合适的造口护理产品，防止排泄物污染切口，促进切口愈合。

3. 刺痛伴有造口周围皮肤出现与造口底盘/其他接触的造口用品形状相近的发红、皮疹、水疱或糜烂，考虑造口周围皮肤过敏，常伴有瘙痒，结合患者是否有过敏史进行评估。

4. 刺痛伴有造口及缝线周围红色突起、质脆、容易出血的肉芽，则考虑造口周围肉芽肿。评估引起肉芽肿的原因，护理措施有：①评估造口周围缝线，是否存有时间过久未被吸收而残留的缝线，拆除不必要的缝线；②评估造口底盘是否因裁剪过小而造成摩擦造口黏膜，指导患者及家属正确的操作技术。

5. 对于刺痛伴支撑棒在位、支撑棒缝线牵拉者，护理措施包括：①评估支撑棒留置时间，与主管医生沟通后决定是否可以拆除；②支撑棒暂时无法拆除时，指导底盘正确裁剪，确保在贴入底盘时，不牵拉支撑棒缝线。

6.刺痛伴底盘下皮肤红斑、水疱、撕裂伤等,若患者皮肤菲薄、有暴力撕除造口底盘和清洗方法过于激进等行为,考虑为黏胶相关性皮炎。对该类问题的护理措施具体可参考造口周围医用黏胶相关性皮炎的相关内容。

7.刺痛伴造口底盘下毛发较多、较密,毛囊周围皮肤发红或脓疱,触之柔软,考虑为造口周围毛囊炎。对该类问题的护理措施具体可参考造口周围皮肤毛囊炎的相关内容。

8.疼痛伴瘙痒,底盘揭除后发现造口底盘下皮肤潮湿、底盘泛白,周围皮肤可见卫星状斑丘疹或伴有脓疱、发红等,考虑真菌感染。该类患者可能伴有底盘佩戴时间过长的问题。对该类问题的护理措施具体可参考造口周围真菌感染的相关内容。

9.造口周围皮肤接触性疼痛,可见增厚或疣状突起,质偏硬;周围皮肤色素沉着,可伴瘙痒、出血,考虑为造口周围皮肤增生。对该类问题的护理措施具体可参考造口周围皮肤增生的相关内容。注意必要时需行病理检查,排除皮肤恶性问题。

(二)压　痛

造口相关压痛常见于压力性损伤和造口周围脓肿引起的疼痛。患者主诉压痛时需重点评估疼痛位置及其皮肤状况。

1.支撑棒相关引起的压力性疼痛,伴或不伴有压力性损伤,该类问题解决的重点在于正确裁剪底盘、及时拆除、做好保护。具体可参考造口周围器械相关性压力性损伤的相关内容。

2.底盘和造口腰带等相关。定期适时调整体位,适当调节造口腰带松紧度。对该类问题的护理措施具体可参考相关压力性损伤的相关内容。

3.对造口周围脓肿的护理措施具体可参考造口周围脓肿的相关内容。

(三)胀　痛

1.评估造口排气排便情况,若造口排气减少或消失,考虑为肠蠕动减少引起的排气消失,须至外科就诊。

2.评估是否存在造口旁疝并发症。通过不同体位观察造口周围腹部情况。若站立时造口周围有突起肿物,平躺后肿物消失/缩小,咳嗽等腹部用力时可见肿物凸起,则考虑造口旁疝。对于不确定的患者,可进行CT检查。

造口旁疝以保守治疗为主,常见的护理措施重点为使用造口旁疝腹带、减少腹部压力、增强腹部肌肉锻炼、使用合适造口用品。当造口旁疝出现相关慢性腹痛、慢性背痛或髋部疼痛等严重影响患者生活质量时,考虑外科手术治疗。当出现下列症状时,须立即就诊:①造口黏膜颜色变深或持续疼痛;②造口无气体、大便排出;③腹胀、恶心、呕吐和食欲不振。对该类问题的护理措施具体可参考肠造口旁疝的相关内容。

四　思维导图

疼痛原因分析思维导图见图 15-2。

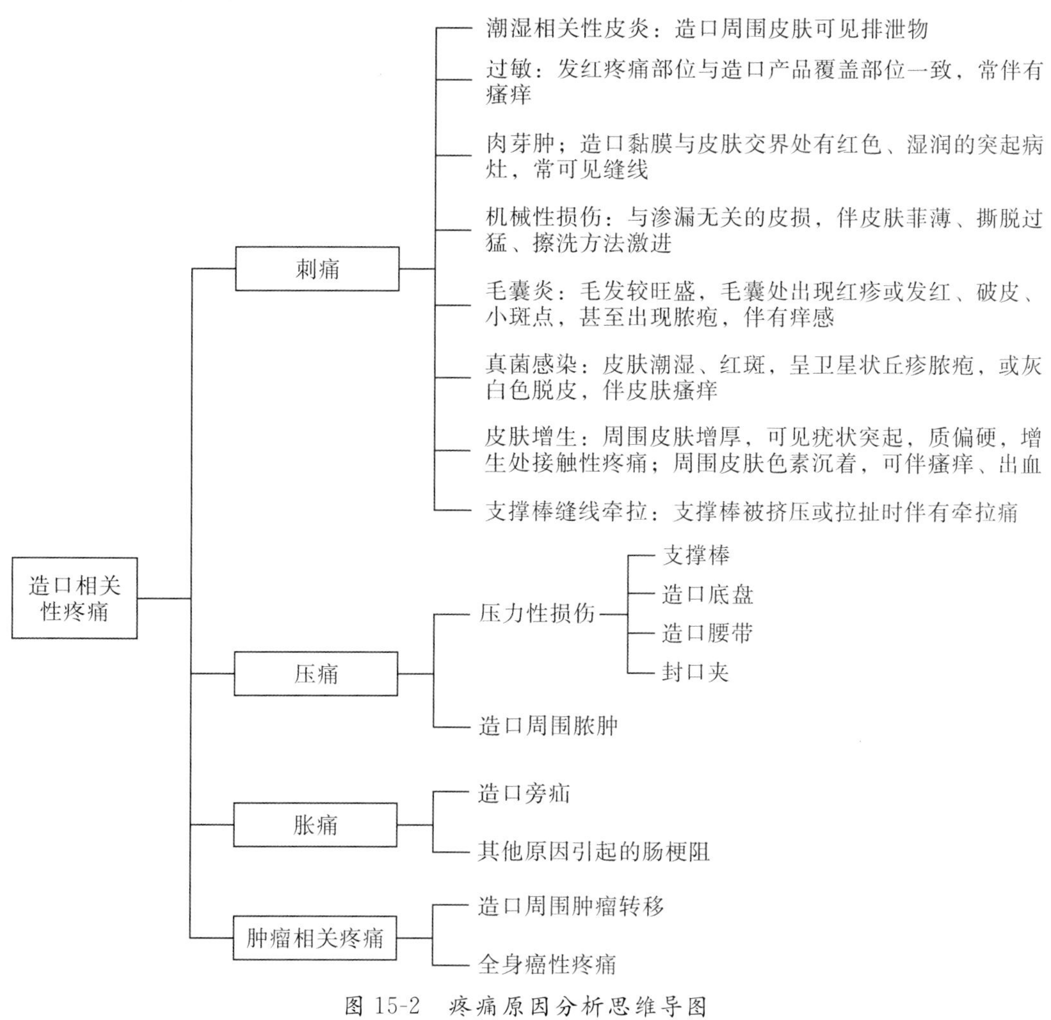

图 15-2　疼痛原因分析思维导图

第三节　腹　胀

一　主诉内容

1.肚子有坠胀感。

2.肚子有气排不出。

二 问题解析

腹胀表现为一部分或全腹部胀满;可以是消化系统本身疾病,也可以是全身性疾病在胃肠道的表现。轻者仅表现为腹部稍饱胀感,重者全腹膨胀,影响呼吸乃至生活。造口患者主诉腹胀,首先应关注腹部体征、近期造口排气排便量;若排气排便明显减少甚至消失,需尽快就诊。

造口患者腹胀的原因可能有以下几种。

(一)造口旁疝

造口旁疝的特征性表现:患者站立时,造口周围腹部增大,可见突出物;躺平后,突出物减小或回缩。造口旁疝是一种切口疝,其腹部突出物是腹腔内容物从造口周围薄弱或缺损的腹壁中突出。根据旁疝的严重程度,患者可出现胀痛等不适,严重者将导致肠梗阻。

(二)造口脱垂

造口脱垂是指肠管从造口脱出的长度大于5cm的情况,可发生于所有类型的造口。过度脱出的黏膜可使造口粘贴变得困难,长时间脱垂可导致肠水肿;若脱垂较严重,还可导致肠嵌顿或肠绞窄,引起腹胀。

(三)造口狭窄

造口狭窄是指造口变窄,可见造口出口小,伴有排便困难、大便变细。造口指检时发现肠管周围组织紧缩,手指难以进入,造口内呈缩窄状,导致排泄物排空不畅、排便困难,出现腹胀,严重者伴有腹痛甚至肠梗阻。

(四)非造口原因引起的腹胀

腹水增多、肠蠕动减慢或消失等出现的肠梗阻等也可表现为腹胀。

三 护理措施

评估内容:造口黏膜高度、造口大小、造口排气排便情况;患者腹部情况,如腹部有无膨隆、有无压痛及反跳痛等。

(一)造口旁疝

评估患者造口周围腹部形态,若站立时突出而平躺后变小或消失;指导患者轻轻咳嗽后可见肿物又突起,则考虑为造口旁疝。评估平时是否有腹压增高的动作,如咳嗽、造口侧腹部用力(提重物等)。

造口旁疝是常见的造口并发症,重在预防。造口旁疝常见形体上的变化及坠胀感。轻度造口旁疝的预防及干预措施可参见肠造口旁疝的相关内容。但当腹胀明显影响患者生活质量时,需就诊,考虑是否采取外科干预。当腹胀明显、造口排气排便消失伴腹部绞痛等时，需急诊入院检查。

(二)造口脱垂

当造口黏膜脱出体外大于5cm时，考虑造口脱垂。当造口脱垂患者有腹胀主诉时，须判断肠黏膜是否伴有水肿、出血、溃疡、发黑或发紫等。

无并发症的造口脱垂可通过一些方法保守治疗，当造口脱垂造成缺血性改变或重度黏膜刺激和出血时，可伴有腹胀，通常需要手术干预。可通过全层切除脱垂肠段和造口原位重建对脱垂进行局部修正。如果再次复发，可能需要切除更多的肠管，并改变造口位置。

(三)造口狭窄

评估患者造口大小，进行造口指检。若造口外观明显偏小甚至难以看见黏膜，或造口开口正常但指检时有紧缩感或手指难以进入，则考虑造口狭窄。评估患者近期饮食状况，判断是否摄入粗纤维过多等；评估近期造口排气排便情况。造口发生狭窄后，排泄物排空不畅，主诉腹胀，粪便变细，排便费力疼痛，有时有轻微的黏膜出血，严重者伴有不全性肠梗阻症状。

当造口狭窄患者有腹胀主诉、排气排便明显减少时，需及时就医，警惕肠梗阻的发生。轻度的造口狭窄可通过扩肛得到改善，重度则需要行手术治疗。

(四)非造口原因引起的腹胀

对于造口排气排便通畅者，须结合其他症状和主诉，建议外科就诊，以排除其他原因引起的腹胀，如腹水等；如造口停止排气排便，甚至出现呕吐等现象，需尽早就诊。

四　思维导图

腹胀原因分析思维导图见图15-3。

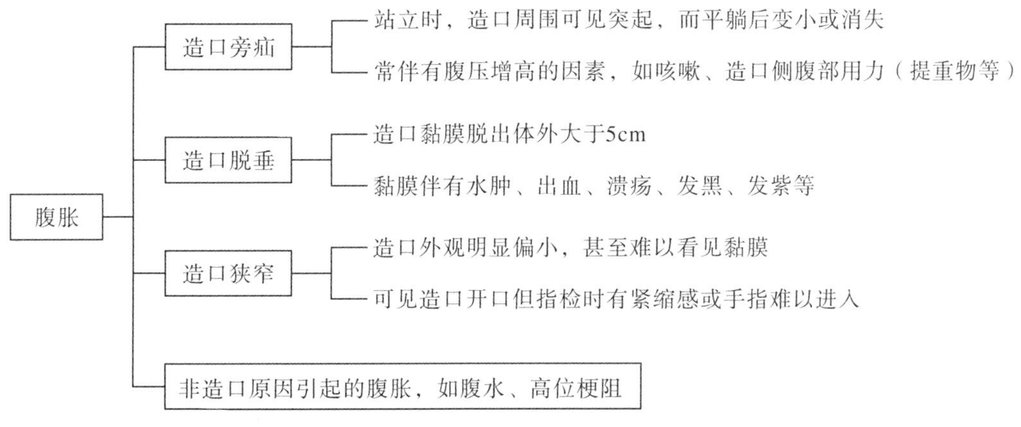

图15-3　腹胀原因分析思维导图

第四节　出　血

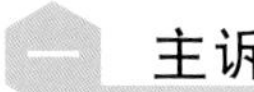

一　主诉内容

1. 擦洗时造口黏膜出血。

2. 撕开底盘时，造口周围和皮肤有血。

3. 造口袋里面有血。

二　问题解析

患者主诉的造口出血，即为在造口及周围可见的血性物质。临床上常见造口出血的原因为造口黏膜与底盘连接处的毛细血管或小静脉出血。但广义讲，造口出血可以包括造口黏膜出血、造口周围皮肤出血及造口内肠腔出血三个方面。造口出血常见的原因与以下情况有关：更换造口袋或清洁造口时使毛细血管受损，造口及周围皮肤相关并发症的发生，肠道疾病，患者服用特殊药物，假性造口出血等。无论造口出血的部位如何，如不及时采取适当有效的措施，都会使患者及其家属感到恐慌，心理负担和痛苦增加。

因此，在接到患者主诉后，应先进行评估：判断出血的来源，是造口黏膜出血、造口周围皮肤出血还是肠腔出血；同时评估出血量、颜色、性状及发生时间和频率等。鼓励患者及其家属学会正确规范拍照留取证据，以利于医护人员更精准判断。

（一）造口黏膜出血

少量的造口黏膜出血可能与擦拭时用物与黏膜发生摩擦，导致黏膜微血管出血有关，这是常见现象；也可能是造口底盘与黏膜摩擦后的出血，因此需观察出血的具体位置。若出血持续不止，则需关注凝血功能等指标是否正常。

1. 肠黏膜上轻度出血

可见肠黏膜上有少量出血点，常见于清洗擦拭造口时。

2. 造口底盘裁剪毛刺或者过硬与黏膜摩擦

揭除造口袋及底盘，清洗后可见底盘与黏膜连接处有少量出血点。

3. 自身凝血功能障碍等引起的出血

评估患者相关化验结果及疾病史、特殊药物服用情况，评估全身其他部位是否存在出血点及易出血情况。

4. 粗糙物品擦拭或撞击后导致黏膜出血

询问发生时间，评估患者所用清洗物品是否粗糙，评估黏膜是否有硬物撞击史。

5. 造口黏膜肉芽肿

造口清洗后，可见黏膜增生处易出血，有时可见黏膜与皮肤处有缝线残留。

6. 造口处肿瘤

造口清洗后，查看造口性状和大小，可见黏膜处或周围皮肤处有不规则质硬、脆的肿物，可伴有疼痛、溃疡、恶臭等。评估患者病情及手术情况。

(二)造口周围皮肤出血

造口周围皮肤相关并发症均可引起造口周围皮肤出血。

1. 潮湿相关性皮炎

粪液等长期刺激，引起皮肤破损而导致的出血，一般伴有造口渗漏史，主诉疼痛明显。

2. 造口用品过敏

揭除底盘后，可见底盘覆盖下的皮肤红肿、瘙痒，严重过敏者有渗血、糜烂表现。

3. 机械性皮炎

造口底盘更换次数过多、用力过大，或由于患者造口周围皮肤菲薄，撕除底盘时引起造口周围皮肤破损而致出血；支撑棒压迫下皮肤出血等。

4. 造口周围手术切口

可见造口底盘覆盖下有手术切口，且切口未愈合。

5. 造口周围皮肤慢性溃疡

造口底盘覆盖下的皮肤可见久不愈合的溃疡。

6. 造口皮肤黏膜分离

造口黏膜与周围皮肤缝线过早分离，可见缝线脱落或部分脱落，形成伤口，伤口面积和深度不一，分离的创面在清洗时易出血。

7. 造口周围肉芽肿

可见造口黏膜与周围皮肤交界处息肉样增生，有一枚或者多枚，增生的肉芽在触碰时易出血，可伴随疼痛、造口渗漏等。

8. 造口周围增生

造口周围皮肤增厚，可见疣状突起，质偏硬，周围皮肤色素沉着，可伴瘙痒、疼痛。增生的皮肤摩擦后易出血。

9. 造口周围静脉曲张

患者腹部静脉曲张；造口周围皮肤呈紫蓝色、薄、透，可见辐射状蜘蛛丝；患者常伴有肝功能问题。该并发症发生时，表现为无痛性出血，出血量有时较大。常见出血位置为造口黏膜与皮肤的连接处。

10. 毛囊炎、真菌感染等其他相关皮肤问题

造口周围毛发较多，毛发根部感染、皮肤破损；造口底盘下皮肤潮湿、发红破损等导致周围皮肤出血。

11. 造口周围肿瘤

可见造口周围不规则肿块、局部疼痛、出血、破溃，严重者有恶臭、造口狭窄等，常伴有全身肿瘤转移的情况。

(三)造口内肠腔出血

1. 自身凝血功能障碍

自身存在凝血功能障碍或相关疾病史；身体其他部位易出血或出血后止血困难；可结合实验室检查结果，如凝血功能、血常规等。

2. 肠腔内疾病

如消化道出血，经大便排出体外，在造口袋中可见有红色排泄物。不同部位的消化道出血，使得看到袋中大便的颜色有暗红色、深红色或鲜红色不等，暗色便易被忽略，但在清洗时变为明显的红色，进而被发现。

3. 静脉曲张

静脉曲张的特点为无痛性皮肤黏膜交界处出血，但出血量较大时可表现为血液从造口内流出。

4. 假性出血

食用相关红色食物引起，如红心火龙果等。

三 护理措施

评估患者所述造口出血的部位、量、颜色、性状，结合其他不适主诉和病史进行分析。

(一)黏膜出血

造口黏膜表面出血常出现于摩擦或者撞击等之后，因此需评估造口护理者的护理技术，关注活动和穿着。

1. 造口护理方面：①造口黏膜清洗时使用柔软的纸巾或毛巾；②造口底盘裁剪合适，底盘开口大于造口黏膜 1～2mm，造口脱垂者以最宽处黏膜为准；③硬质底盘裁剪时注意手法，减少毛刺，在裁剪后予以打磨光滑；④造口根部可使用防漏膏(或环、条)保护，减少底盘对黏膜的摩擦。

2. 穿宽松衣物，避免紧身衣和腹带对黏膜的压迫。

3. 注意安全活动，避免篮球等剧烈和近距离的运动方式，以免造口黏膜被撞击。

4. 当出血量多、出血原因为较严重的造口并发症时，需及时入院就诊。

(二)造口周围皮肤出血

1. 潮湿相关性皮炎

评估是否伴有大便渗漏、出血处皮肤刺痛等。处理方法包括提高护理技术,判断患者造口周围皮肤,选择和使用造口袋及其附件产品。轻度皮炎患者在选用合适的造口袋型号后,可用造口护肤粉联合皮肤保护膜促进潮湿相关性皮炎的愈合。严重者,建议到造口门诊就诊。值得一提的是,如发现造口底盘潮湿渗漏,需第一时间揭除底盘,用柔软无刺激的纸巾或湿巾清洗周围皮肤,以缩短粪便在皮肤上的停留时间,减少对造口周围皮肤的刺激和伤害。该类问题的护理措施具体可参考造口周围潮湿相关性皮炎的相关内容。

2. 造口用品过敏

过敏严重时会引起造口周围皮肤破损和出血,最重要的原则为去除过敏原。除更换造口用品商家外,建议至皮肤科医生处就诊。造口周围皮肤操作方法具体可参考造口周围过敏性皮炎的相关内容。

3. 撕脱性皮炎

撕脱引起的皮损可表现为出血,建议使用黏胶去除剂;选择柔软、黏性较弱的底盘,减少换袋的次数,避免再次撕脱引起的出血加重。

4. 造口周围手术切口

切口未愈合,伤口出血。手术切口涉及无菌操作,对于造口底盘下的伤口未愈合者,建议于线下造口专科门诊就诊。

5. 造口周围皮肤慢性溃疡

寻找发生溃疡的原因,建议患者于线下造口专科门诊就诊。具体可参考切口内置/旁置造口护理技术章节。必要时,伤口留取分泌物培养。

6. 造口黏膜皮肤分离

皮肤和黏膜分离形成的创面,在清洗时易出血。具体操作方法可参考造口皮肤黏膜分离的相关内容。

7. 造口周围肉芽肿

肉芽肿长于造口周围皮肤时,可表现为周围皮肤出血,评估造口周围缝线是否残留,拆除不必要的缝线;评估造口底盘是否裁剪过小或对周围黏膜和皮肤造成摩擦,指导患者应用正确的裁剪技巧;底盘过硬者,可以在造口周围使用防漏膏保护。具体操作方法可参考造口周围肉芽肿的相关内容。

8. 造口周围皮肤增生

评估造口护理技术,底盘裁剪不能过大,及时更换造口底盘;增生处皮肤可使用凸面底盘联合造口腰带压迫;必要时建议行病理检查,排除皮肤恶性问题。

9. 造口周围静脉曲张

具体操作方法可参考造口周围静脉曲张的相关内容。

10. 毛囊炎、真菌感染等其他相关皮肤问题

建议到皮肤科医生处就诊，使用相应药物。具体可参考造口周围皮肤毛囊炎、真菌感染的相关内容。

11. 造口周围肿瘤

到主管医生处就诊，确定为肿瘤者，造口底盘使用软底盘，以减少对肿块的摩擦等刺激；可使用带碳片的造口袋，减轻气味。同时关注患者心理状态。

(三)造口内肠腔出血

先排除出血部位来自肠黏膜和周围皮肤，肠腔内流出或混着大便排出红色或暗红色内容物，考虑造口内出血。原因有以下几点。

1. 自身凝血功能障碍

询问有无凝血功能障碍相关疾病，询问平时身体其他部位有无易出血或出血后止血困难的情况，可结合实验室检查结果，如凝血功能、血常规等。

2. 肠腔内疾病

了解排出物颜色、量及性状，建议入院就医，如短时间内排出大量血性液体，需立即就医。

3. 肠造口周围静脉曲张

一般无疼痛感，唯一的症状是自发性出血或更换造口袋时出血，出血更多见于造口黏膜与皮肤连接处，在患者看来更像是造口内出血，量较大，须立即就医。

4. 假性出血

排除上述原因后，询问近日饮食状况。有无食用相关红色食品，如红心火龙果等，建议暂停该类饮食，观察排便情况，可行粪便常规检查初步排除有无其他出血问题。

四 思维导图

出血原因分析思维导图见图15-4。

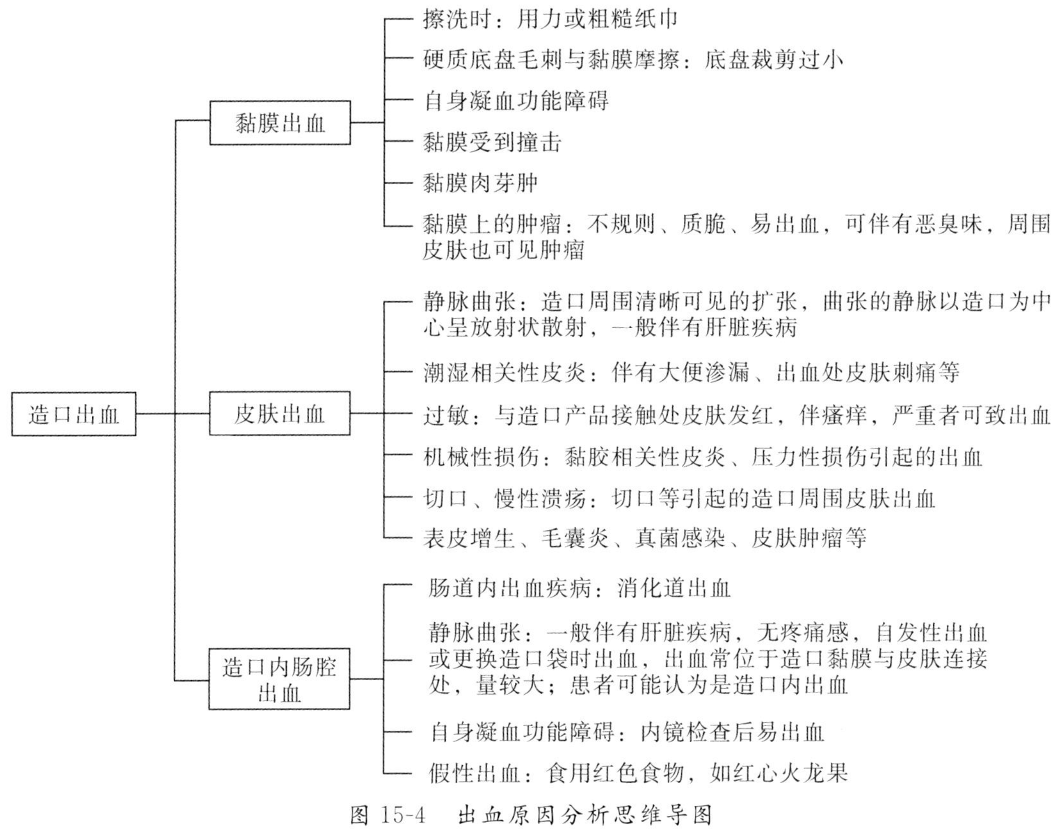

图 15-4　出血原因分析思维导图

第五节　造口周围皮肤改变

一　主诉内容

1. 造口周围皮肤颜色改变，如发红、发黑、发白。
2. 造口周围皮肤状态改变，如溃烂、增生、皱褶、瘢痕。
3. 造口周围皮肤感觉改变，如瘙痒、疼痛。

二　问题解析

(一)皮肤颜色改变

1. 皮肤发红伴或不伴有破损

皮肤颜色改变，表示造口周围皮肤存在相应的问题，常见皮肤发红有潮湿相关性皮炎、机械性皮炎、过敏性皮炎、坏疽性脓皮病及其他皮肤问题，如真菌感染等。

2. 皮肤发黑

常见的有色素沉着、造口周围皮肤增生和造口周围静脉曲张。

3. 皮肤发白

造口周围皮肤发白可能与造口周围皮肤潮湿、皮肤长时间被覆盖、底盘黏胶及防漏膏等残留有关。

(二)造口周围皮肤状态改变

造口周围皮肤状态改变,如溃烂、增生、皱褶、瘢痕。

1. 溃烂

造口周围皮肤并发症都有可能导致造口周围皮肤溃烂,如潮湿相关性皮炎、撕脱不当引起的机械性损伤、过敏性皮炎、坏疽性脓皮病、造口周围肿瘤等,需结合其他主诉和症状进行更进一步的判断。

2. 增生

造口周围皮肤增厚,可见疣状突起,质偏硬,周围皮肤色素沉着,可伴瘙痒、疼痛。

3. 周围皮肤皱褶

参考腹部形态改变的相关内容。

4. 瘢痕

造口周围皮肤有瘢痕组织,术后切口愈合瘢痕,随着体质的改变,部分患者瘢痕增生明显,导致造口周围皮肤不平整,可伴有瘙痒不适,同时易引起造口底盘渗漏。

(三)造口周围皮肤感觉改变

造口周围皮肤感觉改变,如瘙痒、疼痛。

造口底盘覆盖下的皮肤由于长期处于闷湿状态,且极易被排泄物污染,所以易出现皮肤感觉的改变,如瘙痒和疼痛。疼痛在前面章节中已做介绍,而肠造口周围皮肤瘙痒也是造口患者术后常见的并发症。

1. 瘙痒

瘙痒是皮肤的一种不愉快的感觉,激发了抓挠的冲动。瘙痒可伴发或不伴发皮肤病变。无论皮肤是否有可见表现,瘙痒都会诱发抓挠的欲望,从而可能导致皮肤损伤。长期抓挠会导致皮肤变粗、变厚(苔藓样变)。慢性抓挠的其他体征包括糜烂、角化过度和色素沉着。慢性抓挠引起的刮伤被称为痒疹。多项研究结果表明,造口患者普遍存在瘙痒。皮肤瘙痒可以由多种原因引起,其基本病因是内外各种因素刺激皮肤中的感觉神经末梢引起瘙痒。持续性皮肤瘙痒对健康相关生活质量产生负面影响。瘙痒症患者可能会感到不适和睡眠中断。在造口患者中,抓挠可损伤造口周围皮肤,并损害底盘的密封性。

肠造口患者瘙痒的最常见原因是暴露于造口排泄物刺激,其他为过敏、增生、真菌感染等周围皮肤疾病(如牛皮癣),以及瘢痕增生等。

2. 疼痛

参考造口相关疼痛章节。

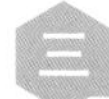

护理措施

(一)评估内容

1. 评估瘙痒、疼痛部位和持续时间，以及麻木等相关症状。

2. 评估患者的皮肤病或全身性疾病病史、年龄，及有无吸烟史。

3. 评估造口周围皮肤护理、造口用品类型、平均佩戴时间及有无渗漏情况等。

4. 评估造口周围皮肤有无可见的皮肤损伤。

(二)处理措施

1. 造口周围皮肤颜色改变

(1)发红：

①当造口周围皮肤的改变表现为周围发红、溃疡，同时伴有明显疼痛，患者主诉造口底盘易渗漏时，考虑发生造口周围潮湿相关性皮炎。发生该类并发症时的重点是采取措施减少底盘渗漏情况，具体处理措施参考第十三章第一节“造口周围潮湿相关性皮炎”。

②当造口周围皮肤发红和溃疡的部位与造口底盘或造口袋、造口附件产品接触部位一致，且受损部位形状与接触的造口用品一致时，考虑为造口周围皮肤发生过敏性皮炎。发生该并发症后需排查引起过敏的来源，并根据情况更改造口用品，具体处理措施参考第十三章第二节“造口周围过敏性皮炎”。

③当造口底盘下皮肤的发红表现为表皮撕脱样，伴有患者皮肤菲薄等易发原因时，考虑发生造口周围皮肤机械性损伤。该并发症需关注患者的造口护理技术水平，尤其是撕除造口底盘手法是否正确等，具体处理措施参考第十三章第三节“造口周围黏胶相关性皮肤损伤”。

④当造口底盘覆盖下的切口未愈合时也可见皮肤发红，有渗液，常伴有疼痛，考虑发生造口周围手术切口愈合不良。发生该并发症时，关注点为防止切口被粪便污染，具体处理措施参考第十三章第十六节“造口周围切口感染”。

⑤当造口周围皮肤发红，若为造口及黏膜处分开的创面，伴或不伴有出血和疼痛主诉，考虑造口皮肤黏膜分离。发生该并发症时，需根据分离创面的大小及深度采取不同方案，具体处理措施参考第十二章第四节“造口皮肤黏膜分离”。

⑥当造口周围皮肤发红为无明显原因引起的溃疡，伴有出血、疼痛，且持续 2 周及以上时，可以考虑为慢性溃疡。应寻找发生溃疡的原因，如患者造口护理技术、患者全身情况(血糖、营养水平等)、有无特殊治疗(如放疗、化疗)等。建议留取伤口分泌物行微生物培养。造口旁溃疡伤口具体处理措施可参考第六章第三节“切口内置/切

口旁置造口换袋技术”。

⑦造口周围皮肤发红，若表现为一颗至数颗凸起的小肉芽，且质脆，易出血，伴有造口周围缝线残留，触碰可有疼痛主诉时，可考虑为发生造口周围肉芽肿。若为残留缝线引起，必要时尽早拆除缝线，除去过高肉芽，具体处理措施参考第十三章第五节“造口周围肉芽肿”。

⑧造口周围皮肤发红，若表现为皮肤增生、质硬，伴有色素沉着，增生处触碰时有疼痛主诉，同时患者有造口底盘裁剪过大等原因时，可考虑发红原因为造口周围皮肤增生。发生皮肤增生时，需根据发生原因采取方案，具体处理措施参考第十三章第十节“造口周围皮肤增生”。

⑨当造口周围皮肤表现为毛囊周围的皮肤发红或有脓疱，触之柔软，移除造口袋时疼痛感明显，造口周围皮肤毛发较多、较密时，考虑发生造口周围皮肤毛囊炎。发生该并发症后，关注的要点为妥善处理造口底盘下毛发、减少暴力撕除动作等，具体处理措施参考第十三章第六节“造口周围皮肤毛囊炎”。

⑩若造口周围皮肤红肿、皮温较高、有压痛、按压有波动感，或有脓液流出，伴或不伴有体温升高，可考虑造口周围皮肤脓肿形成。发生该并发症时，需彻底引流脓液，同时要兼顾造口袋收集功能的完好，具体处理措施参考第十三章第七节“造口周围脓肿”。

⑪当造口周围皮肤发红呈现紫红色，并清晰可见以造口为中心呈放射状散射的纹路，且患者伴有肝功能异常或造口易出血等问题时，考虑为造口周围静脉曲张。静脉曲张最凶险的地方在于造口护理时易出现大量出血。因此一旦发现，建议及时入院就诊，具体处理措施可参考第十三章第十一节“造口周围静脉曲张”。

⑫当造口周围皮肤发红，伴有疼痛、刺激感、瘙痒和(或)烧灼感、糜烂，甚至溃疡、渗液等，患者现阶段有腹部放疗史，在排除其余造口周围皮肤问题后，可考虑放射性皮炎。具体处理措施可参考第十三章第十二节“造口周围放射性皮炎”。

造口周围皮肤发红常见的原因有以上几点，但又不仅限于这些。值得注意的是，造口周围皮肤发红只是症状之一，有时可并存多种并发症。如造口周围发生脓肿也极易发生造口周围潮湿相关性皮炎，因此在分析原因时，需仔细观察，多方评估，以正确评判，采取合理的措施，促进患者康复。

(2)发黑：①造口周围皮肤发黑，若为单纯色素沉着，无增生、无破损、无疼痛等异常，可暂不处理。②对造口周围皮肤发黑伴肉芽增生，常有疼痛主诉者，可酌情改用凸面底盘，具体处理措施参考第十三章第十节“造口周围皮肤增生”。③当造口周围皮肤呈现紫黑色时，可能发生了造口静脉曲张，具体处理措施可参考第十三章第十一节“造口周围静脉曲张”。

(3)发白：①造口周围一圈皮肤发白，揭除时观察底盘可见黏胶已被泡湿，造口底盘覆盖下的皮肤处于潮湿状态。该类皮肤发白见于底盘佩戴时间过长、排稀水便的造口患者。处理措施为减小更换频率、改用吸水性更强的底盘类型等。造口高排量者应及时就医。②造口周围皮肤发白，也有可能由防漏膏、底盘黏胶等残留引起，初看较正常皮肤更为白皙，肤色偏暗者略为多见。发生该类发白时无须特殊处理，建议使用不同类型的黏胶去除剂辅助去胶：揭除底盘时使用喷雾型除胶剂、防漏膏等黏胶残留皮肤者可使用擦纸型除胶剂。

2. 造口周围皮肤状态改变

(1)溃烂：几乎所有的造口周围皮肤并发症都有可能导致造口周围皮肤溃烂，如潮湿相关性皮炎、皮肤机械性损伤、过敏性皮炎、坏疽性脓皮病、造口周围肿瘤等，在评估皮肤状态时，积极寻找原因，对症处理。渗液多者可参考第六章第三节“切口内置/切口旁置造口换袋技术”进行处理。

(2)增生：造口周围皮肤增生常见于造口和皮肤的交接处，质硬，触碰时有疼痛主诉，伴有色素沉着。常由于潮湿、排泄物长期刺激导致不规则的皮层增厚、高低不平，常伴有痒感。因此，对于发生造口周围皮肤增生的患者，首先是减少排泄物等对皮肤的刺激，指导患者正确裁剪合适的造口底盘内径；其次，处理增生的皮肤，如使用硬质凸面底盘压迫或硝酸银棒点灼等。具体处理措施参考第十三章第十节“造口周围皮肤增生”。

(3)皱褶：①患者短期内体重下降过多时，原本平坦的腹部皮肤可出现皱褶；②部分平躺时造口周围腹部平坦者，坐位时可见造口周围皮肤有凹陷和褶皱。造口周围皮肤出现皱褶后易引起造口渗漏的发生。应根据患者情况适量增加营养，采用凸面底盘联合造口腰带，减少渗漏，同时在粘贴底盘前，绷开造口周围皱褶的皮肤，使底盘和皮肤更加贴合。

(4)瘢痕：随着时间的推移，造口周围皮肤手术瘢痕等增生明显，常见于瘢痕体质患者，导致造口周围皮肤不平整，瘢痕逐渐增大后易导致底盘发生渗漏。出现该情况者，建议到整形科就诊。同时，造口周围皮肤使用防漏膏（或条、环）以减少渗漏情况的发生。

3. 造口周围皮肤感觉改变

(1)造口周围皮肤瘙痒的处理措施：

①识别有造口周围皮肤问题风险的患者，如患者有皮肤疾病史、吸烟史和年龄≥70 岁。

②使用合适的造口产品，减少渗漏，减少皮肤受外源性的侵袭，维持造口周围皮肤的健康。由于渗漏可引起瘙痒，所以在造口周围皮肤建议使用造口护肤粉、皮肤保护膜及防漏产品。

③尽量减少对造口周围皮肤的摩擦，避免在造口周围皮肤上使用额外的黏着剂或过度频繁地更换造口底盘。

④避免使用可能含有损伤皮肤成分的产品，如含有香味、酒精、防腐剂和精油的

刺激性皮肤清洁剂,并对造口周围皮肤进行正确清洁。

⑤首选治疗潜在病因,而不直接使用皮质类固醇局部治疗。

⑥如果怀疑皮肤瘙痒是由造口产品过敏引起的(造口周围皮肤瘙痒、发红和溃疡部位,与底盘或造口袋相符合),则按过敏性皮炎处理。严重者建议咨询皮肤科医生。

⑦皮肤过于干燥而引起瘙痒者,清洗时水温不能过高;干燥皮肤清洗后,使用润肤剂,吸收 10～20 分钟后,再次清洗皮肤,再擦干,粘贴造口底盘。

⑧造口底盘下瘢痕瘙痒,适合者可考虑使用凸面底盘联合造口腰带加压治疗;严重者外科就诊,也可考虑联合药物治疗等。

⑨若怀疑存在其他潜在的皮肤疾病,积极入院检查并治疗。

(2)造口周围皮肤疼痛的处理措施:具体内容参考第十五章第二节“疼痛”。

四 思维导图

造口周围皮肤改变原因分析思维导图见图 15-5。

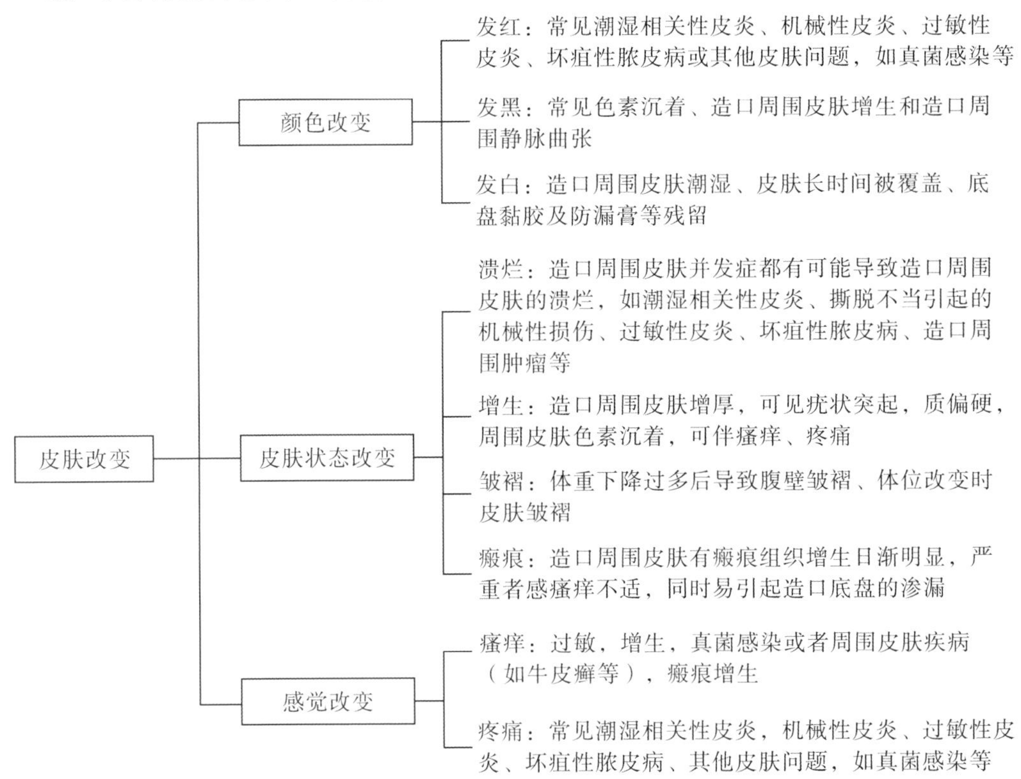

图 15-5　造口周围皮肤改变原因分析思维导图

第六节　造口形态改变

主诉内容

1.造口红色的东西比以前出来很多。

2.造口越来越小。

3.造口黏膜亮亮的、肿肿的。

4.造口颜色变白。

5.黏膜发暗、发黑。

问题解析

肠造口的常见形态包括造口黏膜形状、大小、高度和颜色等。造口的形状一般有圆形、椭圆形以及不规则形，以前两者居多。造口高度视不同造口类型的情况而定，理想的造口高度高于腹部皮肤表面约 2cm，尤其是回肠造口。有学者推荐，回肠造口端离皮肤的高度大约为 2.5cm，以避免出现造口回缩等相关并发症。造口高度过于平坦或回缩，易造成粪便在造口周围堆积，影响造口袋的收集能力而造成渗漏。造口过高易使造口护理困难，导致患者穿衣不便，甚至黏膜与造口用品过多摩擦引起出血可能。肠造口在护理不当时，会造成造口脱垂；也有可能由各种原因引起造口回缩。因此，在护理造口时，需要关注肠管的高低变化。肠造口的大小由患者所拉出的肠管决定，结肠造口一般比回肠造口大。同时，手术初期造口一般会有不同程度的水肿表现。因此，同一名患者的造口形态在不同的阶段会有所改变。造口黏膜形态变化常见原因包括以下几点。

(1)造口脱垂：肠造口脱出腹壁＞5cm，可伴有肠管水肿、黏膜出血，严重者可见嵌顿引起的黏膜发黑。脱出黏膜的长度可随肠蠕动的变化而变化。

(2)造口体形变小：造口黏膜大小较之前明显变小，或者往腹壁回缩。

(3)造口狭窄：造口指检时有明显的紧实感，严重者无法容纳患者本人小指前段，且出现排便困难时，考虑造口狭窄。

(4)造口水肿：造口黏膜可见水肿样发亮，淡粉色。

(5)贫血：造口黏膜颜色偏淡粉色、苍白。

(6)造口黏膜坏死：造口黏膜部分或全部发黑，伴黄色组织，护理时可闻及不同于粪便气味的臭味，可伴有造口渗漏主诉。

三 护理措施

(一)评估内容

评估造口形态的具体变化,如造口高度、大小;评估有无咳嗽、举重物等持续增高腹压的行为;评估大便是否通畅、有无腹痛腹胀等;评估患者全身状况、营养水平、血化验结果等。

(二)处理措施

1. 造口红色黏膜变长

造口红色黏膜变长,如高出皮肤表面 5cm,即可为造口脱垂。造口脱垂时注意保护脱出的肠管;选择一件式软底盘造口袋;如有水肿,先处理水肿问题再慢慢回纳,回纳后使用无孔腹带包扎;减少举重物等增加腹压的动作;咳嗽时用手按住造口处,以避免造口脱垂加剧;学会正确评估,若脱垂肠管发生坏死、糜烂等,需尽早就医。具体护理方法详见造口脱垂的相关内容。

2. 造口体形变小

造口体形变小的常见原因有两种。

(1)正常情况的造口黏膜水肿消退:表现为暴露的造口黏膜比出院前变小,同时黏膜皱褶较前明显增多。这是肠造口术后初期后出现的正常现象。造口术后初期,由于肠管水肿等,造口黏膜有不同程度的水肿,表现为黏膜不同程度的肿胀,淡粉色发亮,黏膜无明显皱褶,患者一般无自觉症状。在术后 3～6 周后,水肿消退,造口黏膜体形变小。

因此,不建议一次性裁剪多个底盘,尤其在术后早期,每次需重新测量造口黏膜大小,预裁剪式底盘需根据情况更换为更适合的小号开口底盘。

(2)造口回缩:常继发于造口处感染和缺血,缺血后造口回缩和狭窄往往同时存在。Shellito 等报道的结肠造口回缩发生率为 1%～6%,而回肠造口回缩发生率为 3%～17%。英国学者 Cottam 等的一项大型研究结果显示,无论回肠造口还是结肠造口,如果术后 48 小时内造口肠段高度小于 1cm,那么造口回缩的发生率可达 35%。部分患者由于造口术后活动减少、饮食增多,导致体重增加,腹围短时间内增加明显,引起造口黏膜相对往腹壁方向回缩而致造口低平,同时易伴有造口袋渗漏和周围皮肤潮湿相关性皮炎的发生。

造口术后需控制体重,BMI 20～25kg/m^2 为理想状态,同时结合造口术前自身的 BMI 基数。若造口回缩为体形改变所致,则需进一步进行体重管理,以免造口回缩加剧。对于易渗漏者,将造口底盘改为凸面底盘,并联合造口腰带使用。具体护理方法详见造口回缩的相关内容。

3. 造口狭窄

若造口变小甚至看不见黏膜，或伴有指诊困难，考虑为造口狭窄。对造口狭窄者建议扩肛锻炼，具体护理方法详见造口狭窄的相关内容。

4. 造口水肿

造口术后初期黏膜水肿为常见的正常现象。手术6周后，仍反复出现造口黏膜水肿，需考虑以下几点问题。①底盘裁剪过小，压迫黏膜引起黏膜水肿。要指导患者加强底盘裁剪技巧，使底盘与造口黏膜相差1～2mm为宜。②腹带压迫过紧：若因过紧压迫而致水肿，可适当放松腹带。③营养不良：低蛋白血症可引起全身水肿。在排除以上情况下，可通过实验室检查辅助判断造口黏膜水肿的原因，如血清白蛋白偏低，可伴有全身其他部位水肿（如双下肢）。在病情允许的情况下，进食优质高蛋白食物，如鱼、虾、奶、蛋类等。④肠管内部挤压：评估腹部体征，评估造口排气排便情况，造口旁疝、局部肿瘤复发等均可引起肠黏膜压迫，引起黏膜水肿。

5. 贫血

造口黏膜颜色发白，考虑两种情况。①造口黏膜水肿：原因及处理参见造口水肿的相关内容。②全身贫血：血液内血红蛋白水平降低，即贫血，会表现为全身各处黏膜（如唇黏膜、眼睑等）苍白。若患者伴有全身黏膜苍白表现，需严密监测血常规，判断贫血的原因，进行对症治疗。

6. 造口黏膜发黑发暗

①造口黏膜部分或全部发黑，伴黄色组织，可闻及不同于粪便气味的臭味，可伴有造口渗漏主诉，常见于术后早期，考虑为造口缺血坏死。具体处理措施参见造口缺血坏死的相关内容。②严重造口脱垂或造口旁疝时，部分肠管可因嵌顿等而引起黏膜发黑。发生该情况时，需立即就医治疗。③严重的外力撞击。除上述情况外，术后发生严重的外力撞击，可导致肠黏膜缺血发黑，需立即就医。

四　思维导图

造口形态改变原因分析思维导图见图15-6。

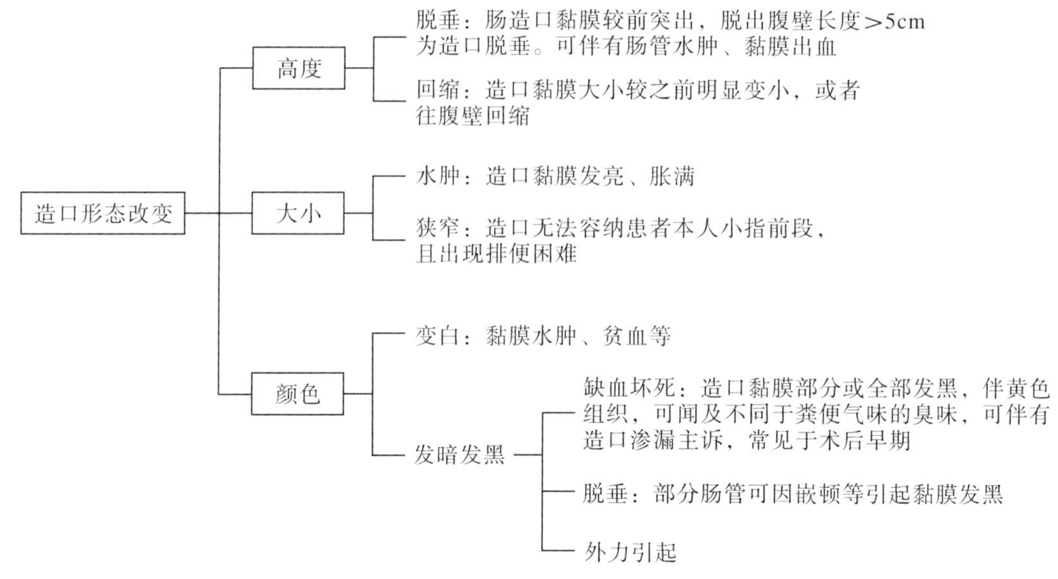

图 15-6　造口形态改变原因分析思维导图

第七节　腹部形态改变

一　主诉内容

1.肚子变大了，造口凹进去了。

2.造口周围皮肤皱褶。

3.站起来后，造口周围有一个突出肿物；躺下后，又没有或变小了。

二　问题解析

患者的腹部形态可随着体重、生活方式及疾病的改变而变化。根据体重管理方面专家的建议，造口患者最佳 BMI 为 20～25kg/m^2。体形增加过大或消瘦过快，均可致使造口周围腹壁形态发生改变，引起造口护理相关问题。

(一)体重增加

体重增加过多，脂肪聚积于腹部，致腹部明显膨隆。由于害怕伤口疼痛、观念传统陈旧、家属缺乏营养知识等，患者造口术后活动明显减少、过量使用富含蛋白质和脂肪食物而导致体形肥胖，腹部较前膨隆明显，圆弧状的腹部将影响造口底盘粘贴。

(二)造口周围皮肤皱褶

体重减轻较多者,腹部周围皮肤可出现凹陷和皱褶。术前未行造口定位,平躺时造口周围皮肤平整,但术后发现弯腰或坐位时皮肤皱褶明显。造口周围皮肤皱褶可引起造口渗漏。

(三)造口旁疝

典型的临床表现是造口处或造口毗邻部位膨隆,在站立位时明显,严重者造口及周围组织看似女性的乳房,但患者平躺后,膨隆变小甚至完全消失。患者可伴或不伴疼痛。由于体形的改变,造口患者发生造口渗漏的概率也增加。部分患者误认为是体重增加引起的腹部膨隆。

三　护理措施

(一)体重增加引起的体形增大

1. 评估内容

评估患者体重、腹围、近期活动量以及营养情况;评估造口及造口周围皮肤情况。

2. 处理措施

若由于体重增加引起的体形增大,可以调节饮食结构,适当增加运动量。对于造口易渗漏者,根据情况改用相应的造口袋型号;对于造口渗漏引起潮湿相关性皮炎者,按潮湿相关性皮炎处理方法处理。

(二)造口周围皮肤皱褶

1. 体重减少引起的造口周围皮肤皱褶

(1)评估内容:体重、腹围、近期饮食结构等;造口及周围皮肤情况。

(2)处理措施:①合理营养,进食鱼、蛋、奶、肉等易消化优质高蛋白食物,增加新鲜蔬菜水果的摄入;②造口护理:底盘粘贴时,需拉平造口周围皮肤,减少底盘下的皱褶,减少渗漏,必要时加用防漏膏(或环、条)等造口附件产品。

2. 不同体位下出现造口周围皮肤皱褶

评估患者站、卧、坐、弯腰等不同体位下造口周围皮肤状态。部分患者平躺时,腹部皮肤平整;但弯腰或坐位时可见明显皱褶,根据需要选择凸面底盘。其预防原则是保证术前定位的执行率。

(三)造口旁疝

1. 评估内容

评估患者直立位、平卧位时造口及周围腹部情况;评估平时有无腹部用力史,如慢性咳嗽、提重物、排尿困难等;评估造口及周围皮肤情况,有无造口渗漏史。

2. 护理措施

具体护理方法详见造口旁疝的相关内容。

对于造口后出现体重或体形改变而存在难治性造口周围皮肤破坏的患者，应及时转诊至有造口管理经验和专业知识的外科医生处。由整形外科医生进行脂肪移植、聚焦抽脂、瘢痕松解或多余皮肤切除，可能有助于患者造口袋有效收集和缓解造口周围皮肤问题。

四 思维导图

腹部形态改变原因分析思维导图见图 15-7。

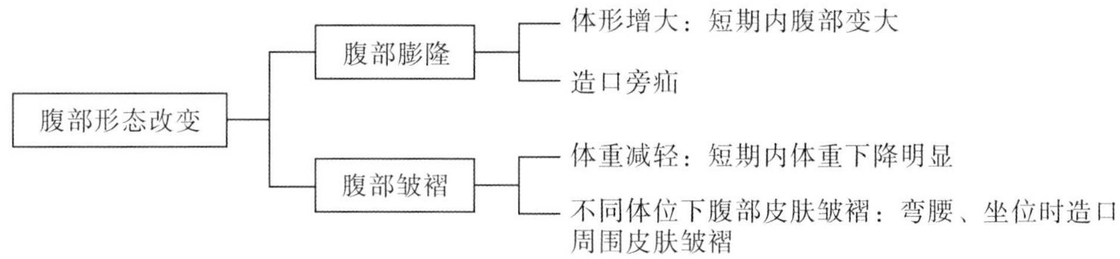

图 15-7 腹部形态改变原因分析思维导图

第八节 排泄物改变

一 主诉内容

1. 最近大便变干了，没有以前稀。
2. 造口排便困难，排出的粪便很硬、呈颗粒状。
3. 原本糊状或成形的大便最近变稀，次数增加明显。
4. 造口排量明显增多，多于 1500mL/d。
5. 造口袋内大便颜色改变。

二 问题解析

(一)大便性状改变

1. 回肠造口，大便由稀变糊

回肠造口由于粪便在回肠就排出体外，而肠道吸收水分的主要部位在后面的结肠，所以排泄物以稀便为主。新建回肠造口最开始排便量约为 1200mL/d，且为水样便，经过一定时间适应之后，排便逐渐变稠，其日排便量在 500～800mL。术后早期，患者饮食以流质、半流质为主，因此造口排泄物一般为稀水样便。随着时间的延长，饮食逐步归至普食状态，且回肠有一定的代偿功能，排泄物转为糊状。该类改变为正常状态。但若排泄物为硬块，则需至医院就诊。

2. 大便很干、很硬，呈颗粒状

首先考虑便秘。询问近期饮食状况，如有无纤维素类食物（蔬菜、水果）摄入量较少、饮水过少等；了解有无服用特殊药物（如氢氧化铝碳酸钙、吗啡类药物等）；评估肠道蠕动情况，如老年人肠道功能较弱或者长时间不活动的人群；评估精神状况，是否存在精神压抑、情绪低落等引起胃肠功能紊乱；排除造口狭窄和肠梗阻情况。

3. 造口排泄物已成糊状或成形，但是最近突然变成稀便，且次数增加

首先，考虑是否为腹泻，询问近期饮食，有无饮食不洁、吃刺激性食物或环境改变等。其次，考虑是否有特殊性治疗，如放化疗或服用相关药物等。

（二）排泄物量的改变

1. 回肠造口排量明显增多，高于 1500mL/d

肠造口排量＞1500mL/d 时，需警惕造口高排量而致代谢异常。术后 3 周内或出院前发生的是早期高排量，出院后发生的为远期高排量。造口持续高排量将导致患者机体水分及钠、镁等元素丢失，患者可出现口渴、皮肤干燥、少尿或无尿、乏力和眩晕等；伴有严重呕吐和腹泻；伴有发热；严重者可引起肾功能衰竭等危及生命的情况。因此，若出现造口高排量，须立即就医。

2. 排泄物突然变少

了解饮食情况，是否存在便秘；观察造口出口是否过小，造口狭窄引起的排便减少；有无存在造口旁疝、脱垂或其他问题引起的肠梗阻。若造口排气排便减少，需及时入院复查。

（三）排泄物颜色改变

肠造口排泄物颜色改变可见大便带有红色、血便，肠造口排泄物颜色呈绿色或变黑，以及较少见的白色、灰色等。常见原因为饮食引起的假性肠腔出血（色素）、药物导致的颜色改变、肠腔内出血，以及胆道阻塞、腹腔感染等。

三　护理措施

造口排泄物改变时，需评估造口类型、造口大小、手术时间、近期饮食、大便性状和量，及有无腹痛、腹胀等不适情况。

（一）造口排泄物由稀变糊或干

针对上述内容详细评估，如无其他变化，对于回肠造口者考虑为正常演变状态，予以安慰和解释，继续关注变化。

（二）大便很干，呈颗粒状

如排泄物排出困难、干燥甚至呈颗粒状，则需考虑是否存在便秘现象，该现象更多见于结肠造口。相应的处理措施有：①进行饮食结构调整，多吃新鲜蔬菜、水果以及粗纤维食物；②饮用足够的水分或者果汁；③适当地运动，按摩腹部；④必要时遵医嘱使用适量导泻药物。

(三)造口排泄物突然变成稀便，且次数增加

评估造口类型、手术时间、近期饮食、大便性状、量和气味，有无腹痛、腹胀等不适，尤其关注近期有无不洁饮食、肠道感染、刺激性食物、环境精神状态等改变，放化疗也可影响造口排泄物变稀。对于严重者，建议入院就诊判断。同时，腹泻时易发生造口渗漏，做好造口护理和皮炎预防。

(四)回肠造口高排量

1. 评估

评估造口排泄量、颜色、性状；评估患者精神状态、神志、尿量、有无口渴、饮食结构、皮肤状态；评估造口及周围皮肤情况。

2. 处理措施

(1)确定高排量者，建议立即就医。

(2)日常护理：指导且与患者及其家属强调监测肠造口排量的必要性，可建立造口排量日志，详细记录术后1个月内的饮食种类、量以及肠造口排量等相关内容。宣教肠造口排量的正常范围、高排量的基本判断标准及相关并发症、复查指征等。高排量时，减少低渗液体的摄入，如水、果汁、茶等，以避免电解质的加速流失。

(3)造口护理：造口排泄物为肠液，含有较多的消化酶，如发生外溢，极易引发造口周围潮湿相关性皮炎。

因此，选择耐用底盘类的大容量造口袋，增加底盘的吸水性；也可在造口袋内放入凝胶除味剂，可以固化稀便且能吸收排泄物的异味；使用造口护肤粉、皮肤保护膜和防漏膏(或环、条)等附件产品，同时及时倾倒排泄物，减少和避免排泄物外溢情况。

(五)排泄物颜色改变

评估造口排泄物颜色、量、性状；评估近期饮食、药物情况；评估近期复查指标，如肠镜检查、腹部B超、CT、凝血功能等；评估造口及周围皮肤情况，有无腹痛腹胀等。

1. 红色

首先了解大便中混有红色还是血便。①先排除药物和饮食引起的假性出血，如进食红心火龙果、甜菜等；②评估有无造口周围相关并发症，如周围皮肤静脉曲张而致出血混入造口袋内的大便；③了解近期有无创伤性检查，如肠镜，并了解检查结果；④评估有无自身凝血功能障碍，排除下消化道出血，如炎症、肿瘤等，必要时建议完善粪常规检查、血常规、凝血功能化验和内镜检查等；⑤若是血便，建议立即入院检查。

2. 黑色

肠造口排泄物变黑的常见原因为药物、饮食及上消化道出血相关疾病等。因此，

先排除近期有无进食或服用引起大便变黑的食物和药物，如血液制品、补血的铁剂、中药等。必要时，建议完善粪常规检查、血常规、凝血功能化验等，排除有无上消化道出血相关疾病。

3. 其他颜色

大便还可能呈绿色、灰土色等。进食甘蓝或者菠菜等绿叶蔬菜，可能会排出绿色的大便；回肠造口患者初期大便可表现为墨绿色；若绿便中混有脓液，则需排除是否为急性肠炎或菌痢；若大便为灰土色，需排除是否存在胆道梗阻情况。

大便颜色的突然改变可能是患者肠道功能和病变的反应之一，因此需根据情况完善各项检查，以明确问题的发生，提早干预。

四　思维导图

排泄物改变原因分析思维导图见图 15-8。

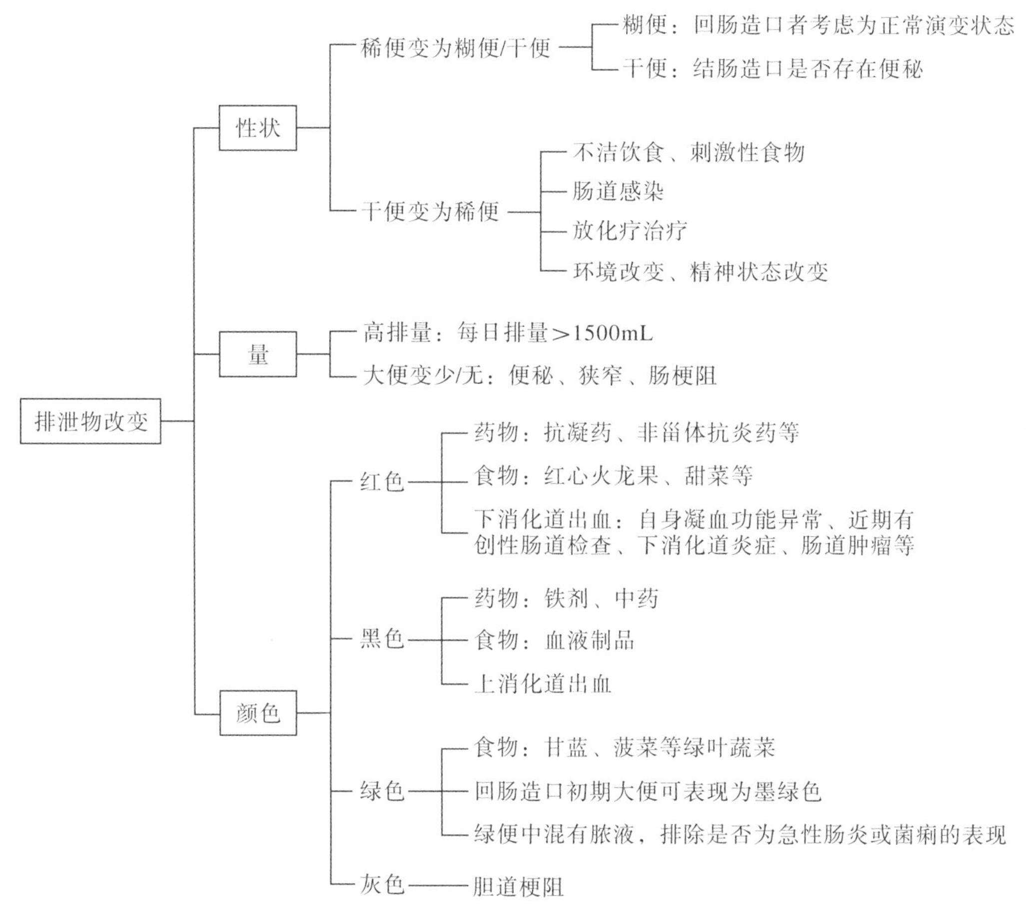

图 15-8　排泄物改变原因分析思维导图

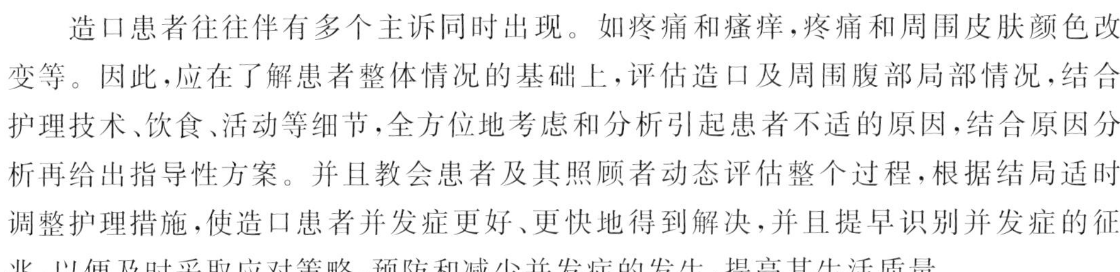

造口患者往往伴有多个主诉同时出现。如疼痛和瘙痒，疼痛和周围皮肤颜色改变等。因此，应在了解患者整体情况的基础上，评估造口及周围腹部局部情况，结合护理技术、饮食、活动等细节，全方位地考虑和分析引起患者不适的原因，结合原因分析再给出指导性方案。并且教会患者及其照顾者动态评估整个过程，根据结局适时调整护理措施，使造口患者并发症更好、更快地得到解决，并且提早识别并发症的征兆，以便及时采取应对策略，预防和减少并发症的发生，提高其生活质量。

第十六章 肠造口及造口周围并发症典型案例

第一节 造口水肿

一 案例介绍

(一)简要病史

患者,男性,48岁,既往体健,因肠镜检查发现直肠肿瘤,位置距肛门5cm,完善术前检查后在全麻下行"直肠肿瘤根治(Dixon)+回肠保护性造口术",术后恢复过程顺利,术后1周出院。家属在近期护理造口时发现造口黏膜一直肿胀明显,表示担忧,遂于术后第3周至造口专科门诊就诊。

(二)护理评估

1. 全身情况

患者术后3周,消瘦,身高176cm,体重55kg,BMI 17.76kg/m^2,近3个月内体重下降5kg。血生化示血清总蛋白55g/L,白蛋白30g/L,血红蛋白102g/L。患者高中学历,家庭和睦,经济状况良好。患病后,患者一直处于焦虑状态,自诉由于担心疾病预后,没有心情吃饭、不敢多吃,每日饮食多为米汤、白粥。由于伴侣需要上班,出院后由其母亲照顾。

2. 局部情况

患者造口位于腹部右侧,为回肠袢式造口。造口黏膜红润,水肿明显,造口高度约2cm,造口周围皮肤完整(见图16-1)。自诉术后造口水肿明显,未曾消退,排泄物为稀水便,量多,每天约1000mL。目前使用二件式平面底盘,揭除后发现造口底盘裁剪开口偏小。

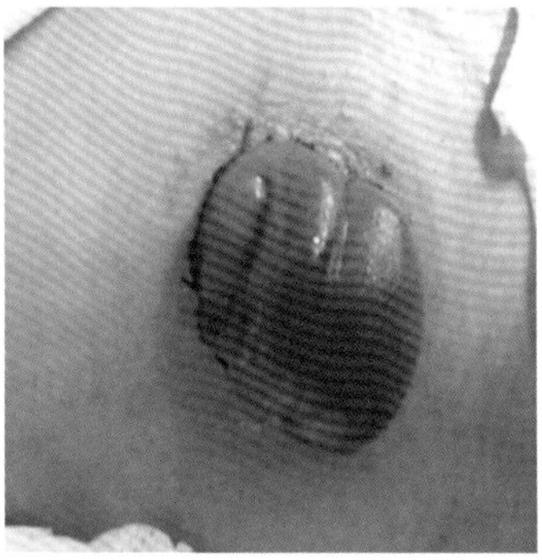

图16-1 造口水肿

二 案例分析

(一)发生造口水肿的原因

根据评估结果,考虑该患者发生造口水肿的原因有:①术后初期血液回流障碍引起暂时性水肿;②白蛋白等营养指标偏低;③造口底盘中心孔裁剪过小,压迫造口肠管周围,影响血液回流而致造口水肿。

(二)护理重点与难点

1. 营养支持

该患者发生造口水肿的原因之一是低蛋白血症。现为术后初期,肠功能仍处于适应阶段,肠蠕动明显,造口排量多,导致患者营养缺乏与体重下降;排泄物直接从回肠排出,影响维生素 B_{12} 吸收。患者也缺乏造口术后相关营养知识。

2. 护理技术

护理技术不熟练也是引起该患者造口水肿的原因。该患者照顾者为其母亲,年龄大,动手能力较弱,底盘裁剪困难。

三 处理方案

(一)饮食指导

指导患者高蛋白、易消化饮食,如水蒸蛋、肉泥、鱼肉、奶粉等,少量多餐,以不感到腹胀为准;摄入新鲜的蔬菜和水果,但避免粗纤维过量;造口排量高导致液体丢失,需指导患者补充水分及电解质,量出为入,可以肉汤、蔬菜汁等形式摄入。

(二)药物指导

建议找医生就诊,胃纳欠佳者,可遵医嘱服用肠内营养制剂作为补充;如造口持续高排量,可以遵医嘱服用地芬诺酯等抗动力药或益生菌等,以调整肠道微环境。

(三)护理指导

1. 消肿处理

指导其在发生造口水肿时可以在家采用白糖外敷法:清洗造口周围皮肤及黏膜,将绵白糖敷于造口黏膜表面约半小时后,再次清洗黏膜及周围皮肤。

2. 造口护理技术

指导选用柔软的平面造口底盘,测量造口大小。患者造口为“蘑菇状”,头大底小,裁剪底盘使底盘口径略大于造口最大直径 1～2mm,并用纸巾等打磨切缘一圈,以免摩擦造成黏膜出血。造口根部使用防漏贴环。鼓励患者自我护理。

3. 健康教育

加强患者健康教育。①在发生轻度水肿时,可等待水肿自然消退;严重时,可采用白糖外敷法。②强调造口水肿时的护理技术和注意事项，正确裁剪底盘和使用造口附件产品。③加强营养，定期复查，关注体重和营养指标。④告知就诊时机，若水肿长时间未消退，或伴随造口排气、排便不畅，或造口排量增多，及时至医院就诊。⑤加强心理护理。若患者及其家属有明显的焦虑和紧张情绪，告知水肿为术后常见现象，告知造口护理相关知识的获取方式，增加其应对简单造口护理并发症的方法。指导患者通过互联网咨询路径进行线上咨询。

四　思考题

1. 造口水肿外敷的注意事项有哪些？
2. 什么情况下的造口水肿需及时就医？

第二节　造口出血

一　案例介绍

（一）简要病史

患者，男性，15 岁，3 年前因肠扭转致肠坏死，经历多次腹部手术，成为短肠综合征患者。完善术前准备工作后，患者在全麻下行“亲缘性小肠移植术”，手术过程顺利，术后生命体征平稳。术后第 2 天，造口开始有少量排气排便。术后第 11 天，责任护士发现其移植肠造口袋内出现血性液体。

（二）护理评估

1. 全身情况

患者精神较软，身高 152cm，术前体重 48kg，BMI 18.5kg/m^2。出血当天，血红蛋白 98g/L，血小板 105×10^9/L，凝血酶原时间 19s，活化部分凝血酶原时间 42s。造口近日排气、排便通畅，每日排便约 1000mL，无明显腹痛、腹胀等不适。患者为亲体小肠移植术后，供者为其母亲。这几年为照顾患者，母亲放弃工作日夜陪护，家有一弟弟，全家经济重担落在父亲一个人身上。家庭关系和睦，全家对本次手术抱有很大的期待。患者现仍在监护室接受治疗，术后生命体征平稳。

2. 局部情况

回肠造口，大小为 3.3cm×3.0cm×2.1cm，造口袋中可见暗红色血性液体约 50mL；揭除造口底盘，造口周围可见暗红色血凝块，造口黏膜与皮肤缝线 5 点钟至 7 点钟方向处有渗血，造口黏膜红润，周围皮肤完整。

二 案例分析

(一)发生造口出血的原因

移植术后,为预防排斥反应和血管并发症的发生,需大量使用激素、抗凝剂等,引起凝血功能障碍,可表现为造口持续渗血。

(二)护理重点与难点

1. 凝血功能要求

小肠移植术后发生血管并发症是影响移植小肠存活的主要原因之一。血管并发症主要表现为任何血管吻合口处的出血、血栓形成、狭窄以及动脉吻合口处发生动脉瘤,血管并发症一旦发生,会危及血供。为了预防血栓的发生,常使用抗凝治疗,如低分子肝素钠、维生素 K 拮抗剂等,但这又增加了出血的风险。因此,在使用抗凝药物的同时,需严密监测患者血常规、凝血功能等相关指标,既要防止血栓的形成,又要警惕血管吻合口出血的发生。较好的范围是凝血酶原时间控制在 12～28s,活化部分凝血酶原时间在 32～48s。

2. 严密监测

观察出血症状,警惕出血并发症的发生。评估出血的部位、量、颜色;评估患者生命体征;查看近期血常规、凝血功能相关化验指标及趋势;评估患者腹部症状及造口排气排便情况。

3. 止血处理

寻找出血部位,根据出血部位采取不同的处理措施,及时给予止血。

三 处理方案

(一)调整抗凝药物使用

向医生汇报,根据患者凝血功能调整抗凝药物的使用。

(二)局部止血处理

1. 揭除造口袋,轻轻擦洗造口及周围皮肤,找到出血部位,发现该患者在造口黏膜与皮肤缝线处 5 点钟至 7 点钟方向有渗血,并排除肠内出血(经造口肠镜检查)。

2. 用纱布压迫止血,无明显出血后,使用生理盐水清洗造口及周围皮肤,向造口黏膜与皮肤交界处喷洒适量造口护肤粉。

3. 造口黏膜与皮肤出血处使用藻酸盐敷料以吸收渗液和止血,外层覆盖超薄水胶体敷料,造口周围根部再使用防漏贴环。

4. 改用底盘柔软的一件式造口袋,裁剪底盘口径略大于造口直径 1～2mm,裁剪后用手指捋平,避免底盘开孔毛刺摩擦肠黏膜而造成出血(见图 16-2)。

(三)造口袋更换

隔日更换一次造口袋,渗漏时随时更换。该患者在第三次造口护理时未发现敷料渗液,停用藻酸盐和水胶体敷料。

(四)严密监测

严密监测患者生命体征,关注血压、心率、体温以及腹部情况,关注造口排气排便和出血情况。

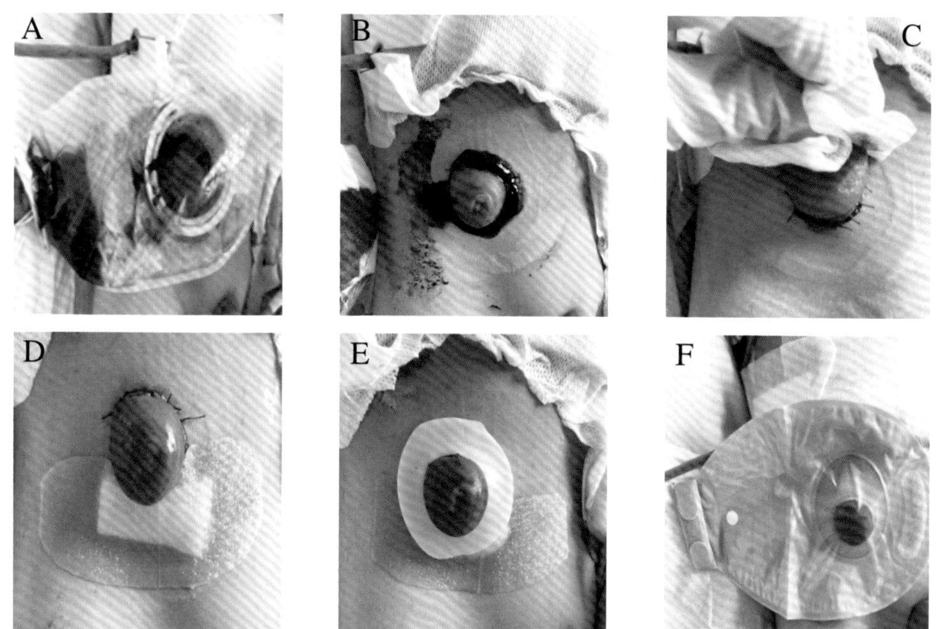

图 16-2 造口出血。图 A:造口袋内见血性液体。图 B:揭除造口底盘。图 C:明确出血部位。图 D:出血处使用伤口敷料。图 E:使用防漏贴环。图 F:粘贴造口袋

四 思考题

1. 造口出血的原因有哪些?
2. 造口出血的预防措施有哪些?

第三节　造口缺血坏死

一　案例介绍

(一)简要病史

患者，女性，71岁，因无明显诱因下出现阴道流血1个月而就诊。进一步检查后诊断为“直肠癌侵犯宫颈及阴道”。经多学科讨论，给予新辅助治疗，完善术前准备工作后，在全麻下行经腹直肠癌切除、近端造口、远端封闭术（Hartmann术）。术后第4天，发现造口呈暗紫色，考虑缺血坏死（见图16-3）。

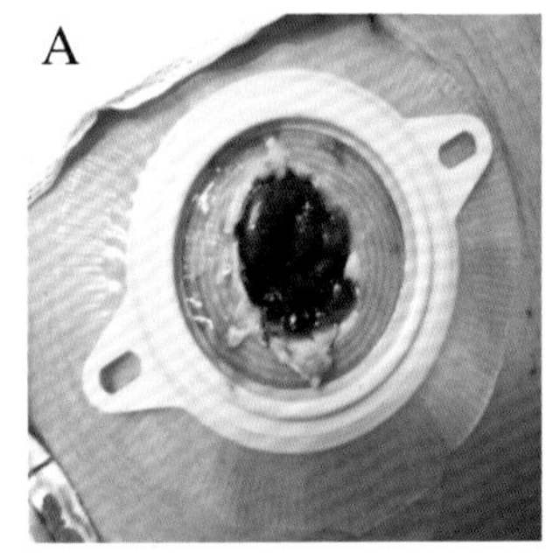

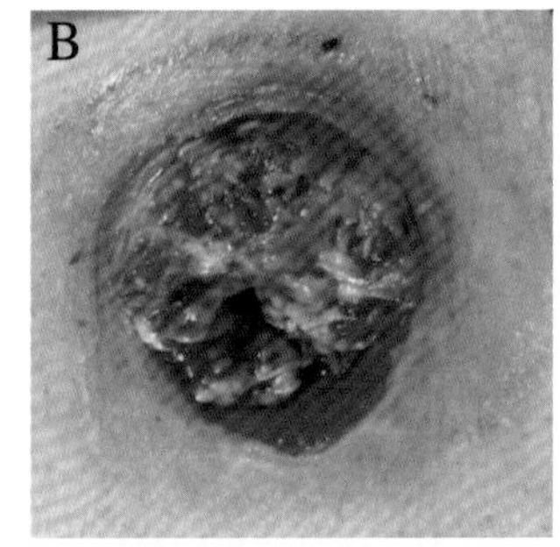

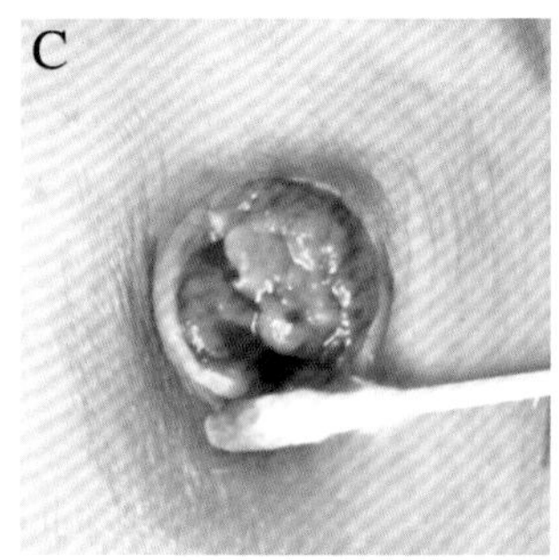

图16-3　造口缺血坏死。图A：造口缺血坏死。图B：坏死组织脱落后。图C：造口内陷

(二)护理评估

1. 全身评估

患者经历术前放化疗和大手术，精神软，卧床，术后尚未下床活动。体温37.8℃，白蛋白26.1g/L，超敏C反应蛋白90.11mg/L。患者情绪紧张，担心造口坏死需要再次手术。患者退休，由丈夫照顾，子女均不在同一个城市。

2. 局部评估

患者造口表面干燥，无分泌物，无异味，可见外露造口黏膜全部坏死，用力摩擦肠黏膜可以见到黏膜出血。用玻璃试管和手电筒观察造口下方肠管颜色偏暗、无光泽，评估造口坏死尚在腹壁筋膜之上。

二　案例分析

(一)选择手术处理还是保守治疗？

造口坏死的治疗方案主要根据坏死的范围和进展的速度来决定。该患者造口坏死尚在腹壁筋膜上，因此可先选择保守治疗。但需严密观察坏死趋向，若坏死区不向深部扩展，待健康组织与坏死组织界线明确后，或出现坏死组织脱落时，可清除坏死组织，等新鲜肉芽组织增生愈合。

（二）护理重点与难点

1. 造口坏死的观察与判断

造口坏死最常发生在术后早期，关键的评估内容是确定坏死的范围。较为简便的方法是采用针刺造口黏膜，观察有无新鲜出血，若可见出血，表示造口仍具活力；若未见出血，则需采取更进一步的方法。该案例采用的方法是向造口内插入一根涂有润滑剂的透明玻璃测试管，并用手电筒查看近端黏膜。如果条件允许，可使用屈性乙状结肠镜或带光源的肛门镜，用该方法观察更直观、准确。对该案例，选择严密观察，待坏死组织脱落再行清创处理。但坏死组织脱落后可导致造口回缩、皮肤黏膜分离等造口并发症的发生，需加强观察。若肠壁全层脱落，易导致肠段掉入腹腔，肠内容物可能渗漏到腹腔内导致急性腹膜炎，甚至危及生命。

2. 造口用品的选择

早期建议使用底盘柔软的造口袋，待坏死组织脱落。因该患者造口黏膜低平，为有效收集造口排泄物和预防后期回缩带来的风险，由平面底盘改用凸面底盘联合造口腰带方案。

3. 远期并发症的预防

保守成功后，缺血的肠段坏死脱落，患者可能面临造口回缩、造口狭窄等造口并发症。护理过程中，需动态关注造口的变化。

三 处理方案

（一）病情观察

1. 严密观察感染相关指征，包括生命体征、腹部体征及实验室检查中的指标（如白细胞、C 反应蛋白）等。

2. 严密观察造口肠管的血供情况，关注造口排气排便情况。

（二）造口护理

1. 选择造口袋。早期坏死组织未脱落时，使用平面两件式造口袋；后期造口低平后，改用凸面底盘联合造口腰带。

2. 在 10 天后，坏死肠黏膜脱落，可见部分红色组织。5 点钟至 6 点钟方向造口黏膜与皮肤分离，予以银离子敷料填塞，使用水胶体敷料和防漏膏隔离粪便，继续使用凸面底盘联合造口腰带。2～3 天更换一次造口袋并换药。

3. 在 3 周后，造口皮肤黏膜分离创面基本愈合，见图 16-3。停止使用银离子敷料，造口周围皮肤使用结构化皮肤护理方案。患者造口高度仍低平，排便通畅，继续使用凸面底盘。

(三)营养支持和心理护理

1. 营养支持

患者处于术后初期，禁食期间遵医嘱予以输注肠外营养；待进食流质饮食后，建议患者逐渐适量增加含有优质蛋白质和维生素食物的摄入，如水蒸蛋和新鲜果汁等，以促进机体营养的恢复。

2. 心理护理

患者及其家属担心造口坏死需要再次手术，医护人员应及时与其沟通，解释造口坏死的病因、治疗方案和预后等，让患者及其家属了解现状，并减少担忧。

四 思考题

1. 如何有效评估造口缺血坏死？
2. 该患者后期可能继发哪些并发症？应如何预防？

第四节 造口皮肤黏膜分离

 案例介绍

(一)简要病史

患者，男性，63岁，因反复便血1年、腹痛1月余入院。肠镜检查提示：距肛门9cm可见巨大肿块，无法进镜。病理确诊为直肠中分化腺癌。完善检查后，在全麻下行Hartmann手术，术后出现肺部感染转入ICU；术后第11天，病情稳定后转回普通病房。当天，责任护士在为其更换造口袋时发现造口皮肤黏膜分离，周围伴有脓性浑浊渗出(见图16-4)。

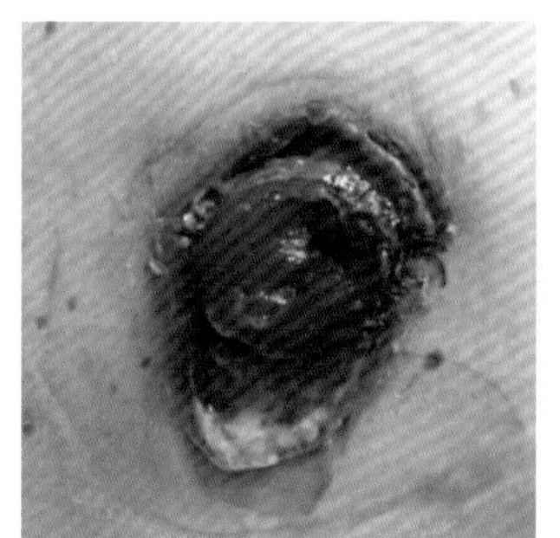
图16-4 造口周围感染伴皮肤黏膜分离

(二)护理评估

1. 全身评估

患者转回普通病房当天血白蛋白30.3g/L，体温37.9℃，白细胞计数及C反应蛋白水平均偏高。查体腹部略膨隆，无明显压痛，轻度腹胀。进流质饮食，少量多次，胃纳欠佳，医嘱予以补充肠内营养制剂。

2. 局部评估

左下腹乙状结肠单腔造口，排气排便存在。移除造口袋后可见造口黏膜红润，造口高度与皮肤平齐，4 点钟至 7 点钟方向缝线脱落，皮肤黏膜分离，分离最宽处为 6 点钟方向，宽约 4cm，深度约 0.2cm，考虑分离面至浅筋膜层，最长潜行约 4cm（7 点钟方向），中等量脓性渗液，略有臭味，伤口内 50％为黄色腐肉、50％为暗红色肉芽，使用数字评定量表（NRS）疼痛评分 3 分。渗出液细菌培养提示大肠埃希菌感染。

二　案例分析

（一）确定护理问题

患者造口皮肤黏膜分离创面较大，可见脓性分泌物。在护理前需要确定的问题是如何准确分辨该患者分离的解剖深度、防止腹腔感染。

（二）护理重点与难点

1. 每次换药如何进行分离创面评估？

造口皮肤黏膜分离创面深浅不一，分离创面会影响造口底盘的粘贴，引起粪水渗漏，处理不当可加重皮肤黏膜分离的程度和继发感染，因此正确评估创面是处理该并发症的前提。在揭除造口底盘后，清洗造口黏膜及周围皮肤，消毒伤口，清除疏松坏死组织，使用生理盐水棉球清洗伤口，用钝性镊子或棉签探查分离的深度和潜行情况。

2. 如何正确选择创面敷料？

创面敷料的选择与分离创面的大小、深度及伤口渗液量息息相关。若为浅层分离伤口，无须使用特殊伤口敷料，在造口周围皮肤及分离处使用造口护肤粉、防漏膏等造口附件产品隔绝创面与粪便即可。若创面分离较深且渗液较多，则需考虑使用易于完整取出的高吸收性敷料填充伤口基底。

3. 如何构建造口袋粘贴平面且防漏？

造口皮肤黏膜分离创面有渗液持续渗出，将导致造口底盘有效粘贴平面减小，使底盘黏胶的黏性受损而致造口渗漏。为保证底盘粘贴平面有足够面积，在创面使用高吸收性敷料后，裁剪片状水胶体敷料作为二层敷料，造口根部使用防漏膏（或环、条），这样既可以避免排泄物污染伤口，又可以给伤口提供一个湿性愈合的环境。对于创面大、渗液多且易渗漏者，也可考虑持续负压引流吸引治疗。

4. 如何判定造口袋和敷料的更换时机？

造口皮肤黏膜分离并发症发生期间，造口袋和伤口敷料的更换时机主要取决于伤口渗液量及底盘有无渗漏。常见更换频率为每周 2～4 次。每次更换时，需评估伤口敷料、底盘潮湿程度及造口周围皮肤状况，并根据情况做相应调整。

三 处理方案

(一)全身护理

1. 观察患者精神状况,监测体温、血压等生命体征,密切关注患者血化验结果和腹部体征;谨防感染加重导致继发性腹腔感染。

2. 积极纠正营养不良,遵医嘱做好肠内、肠外营养护理,鼓励进食高蛋白易消化食物(如水蒸蛋等),以促进伤口愈合。

(二)局部处理

确定分离程度,伤口局部处理遵循湿性愈合理论,选择合适敷料抗感染。处理方法如下(见图 16-5)。

1. 行腹部体表 B 超检查,确定分离的深度,了解分离创面与腹腔的距离。

2. 每次换药时进行分离创面评估,去除脓液及坏死组织,彻底消毒创面。评估创面及其周围皮肤情况,使用较软的棉签轻轻探入脓肿处伤口,探查创面深度及潜行处。

3. 选择创面敷料。该患者分离创面渗出液细菌培养提示大肠埃希菌感染,且体温略升高,同时伤口面临随时被粪便污染的风险,因此选用抗菌银离子敷料填塞创面抗感染。

4. 构建造口底盘粘贴平面且防漏。使用水胶体敷料及防漏膏加固密闭,减少粪便渗漏至伤口,并采用凸面底盘加腰带防止渗漏。

5. 根据渗液情况每日或隔日换药及更换造口袋,渗液减少后酌情延长更换间隔时间。每次换药时观察并记录渗漏情况及伤口情况。复查伤口分泌物细菌培养。

6. 健康教育。分离创面愈合后警惕造口狭窄的发生,因此出院后告知定期到造口专科门诊复查。

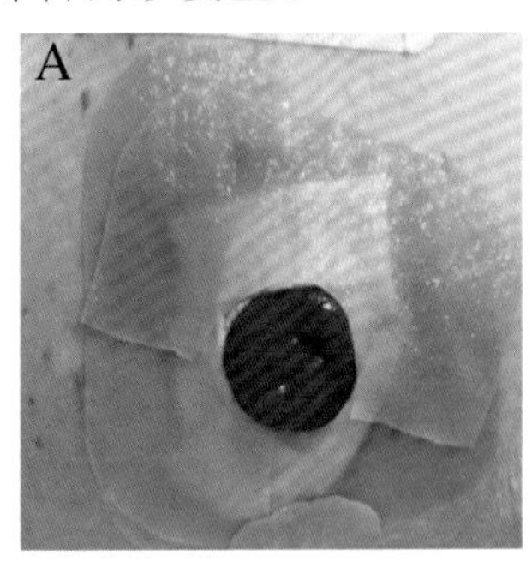

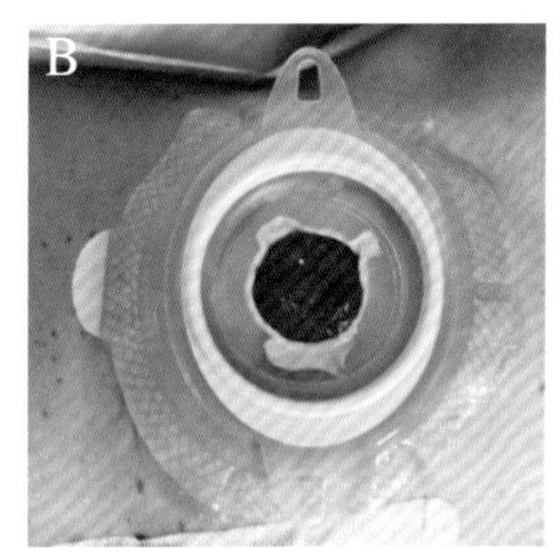

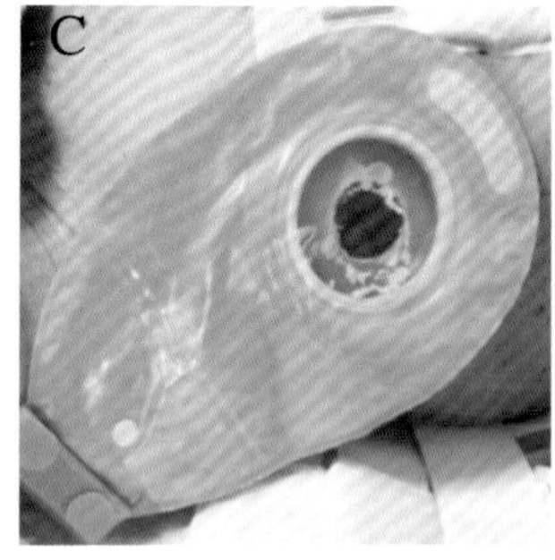

图 16-5 造口周围感染伴皮肤黏膜分离局部处理。图 A:用银离子敷料填塞伤口,水胶体敷料保护。图 B:使用凸面底盘。图 C:联合造口腰带使用

四 思考题

1. 如何有效预防造口周围感染?

2.该患者并发了造口周围感染伴皮肤黏膜分离，愈合后可能继发哪些并发症？应如何预防？

第五节　造口回缩

案例介绍

（一）简要病史

患者，女性，82岁，因腹痛发现结肠肿瘤伴肠穿孔，在急诊全麻下行“剖腹探查+结肠造口术”，术后造口黏膜红润，高度约0.5cm，于术后12天出院。术后第20天，患者因发现造口黏膜越来越低，造口袋渗漏明显，一天需更换多次造口袋，伴周围皮肤破损，NRS疼痛评分3分，遂于造口专科门诊就诊。

（二）护理评估

1.全身情况

患者既往有高血压和系统性红斑狼疮病史，血压控制良好，精神较软，身高160cm，体重63kg，术后体重增加约2kg，BMI 24.6kg/m^2，腹围92cm。患者育有三个子女，家庭和睦，经济状况良好，胃纳好，营养状态佳，造口排气排便畅，腹软，无腹胀。患者术后以卧床和室内活动为主，丈夫负责饮食起居，儿子协助造口护理。近期由于造口底盘频繁渗漏，导致周围皮肤发红伴疼痛，而儿子需下班后才能帮忙更换造口袋，因此患者较为焦虑且睡眠状况差。

2.局部情况

患者佩戴平面造口底盘，排泄物偏稀，揭开造口袋，底盘已出现渗漏。结肠造口位于左下腹略靠近脐部，黏膜红润，造口低于腹部皮肤，造口黏膜与皮肤周围缝线大部分已分离，12点钟方向可见分离创面，造口周围1点钟至11点钟方向皮肤破损、发红，使用造口周围皮肤评估工具DET评分为10分，NRS疼痛评分3分。

案例分析

（一）发生了何种并发症？发生的原因是什么？

该患者自诉“近期造口往肚子里面掉”，排泄物浸渍周围皮肤引发皮肤破损和疼痛，判断患者发生了造口回缩和造口周围潮湿相关性皮炎。

该患者所接受的是急诊手术，可能游离肠管不充分，术后患者体重较前增加，造口周围腹部张力增加，引发缝线过早脱落而导致造口回缩（见图 16-6）。

（二）护理难点与重点

1. 动态评估造口回缩的深度，警惕排泄物漏入腹腔。造口回缩严重时可至筋膜层甚至腹腔内。评估造口周围皮肤软组织感染程度；当粪便流入腹腔时，会导致严重的并发症。

2. 选择适宜的方法进行创面处理，同时做好伤口保护，预防被粪便污染。

3. 选择合适的造口护理用品，减少渗漏，防止造口进一步回缩。

三 处理方案

（一）判断造口回缩的严重程度

使用棉签评估造口黏膜出口与腹部表面的高度，探查分离深度。彻底清洗伤口及造口周围皮肤，探查腔隙最深处约 1.5cm，考虑不与腹腔相通。

（二）伤口及造口处理

1. 创面处理

洗净消毒后，皮肤黏膜分离创面及造口周围皮肤渗液处伤口使用亲水纤维银覆盖，二级敷料为片状水胶体。

2. 造口护理用品选择

造口根部涂抹防漏膏，改用微凸型造口底盘（见图 16-6），将造口腰带调节至合适松紧度，造口腰带收紧带动底盘向下的压力，可以使造口乳头突出，以利于更好地将排泄物收集到造口袋内，有利于造口周围潮湿相关性皮炎的愈合。

（三）健康教育

1. 指导患者关注腹部症状，如有腹痛、腹胀、造口高度继续变低，立即就诊。

2. 指导患者及其家属使用造口附件用品，定期到造口专科门诊就诊复查。

3. 指导患者合理饮食、适当运动，避免体重过度增加。

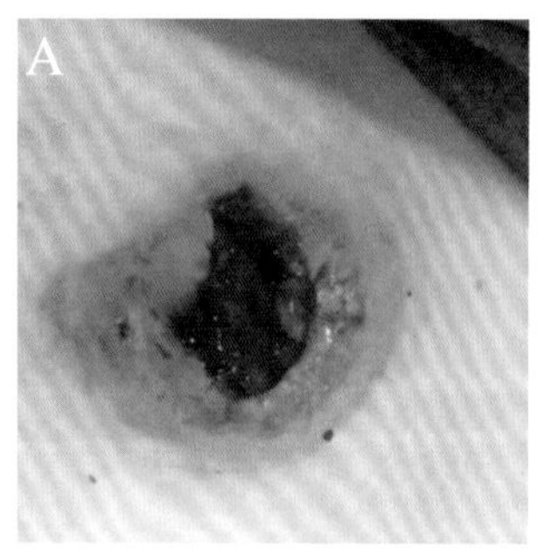

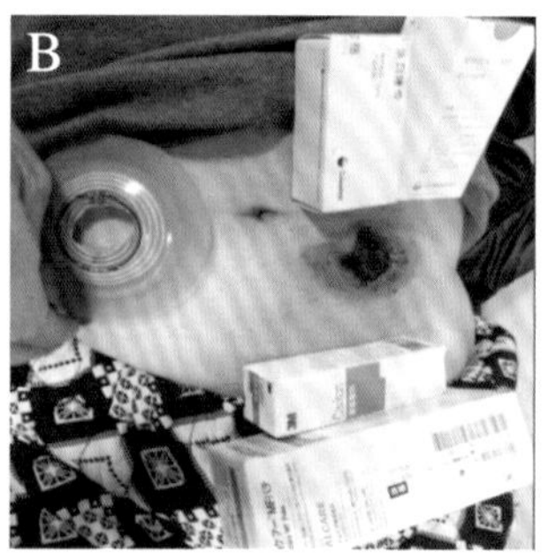

图16-6　造口回缩。图 A：造口回缩。图 B：改用微凸底盘

四　思考题

1. 导致造口回缩的原因有哪些？
2. 怎样通过护理预防造口回缩？

第六节　造口狭窄

一　案例介绍

(一)简要病史

患者，男性，66 岁，因肛管恶性肿瘤行 Miles 术后 1 年余，术后恢复顺利，能自行造口护理。最近 1 个月发现造口明显变小，两天大便未解，有少量排气，腹胀较明显，遂至造口专科门诊就诊。

(二)护理评估

1. 全身情况

患者近期饮食无明显变化，无明显腹痛，主诉腹胀。由于造口越来越小、大便明显变细，害怕造口会继续缩小而至医院就诊。患者高中学历，退休，育有一女，与妻子同住，家庭和睦，经济状况良好。

2. 局部情况

乙状结肠单腔造口，佩戴平面造口底盘。揭开造口袋，可见造口与皮肤齐平，开口细小，造口大小约为 2.0cm×1.8cm，造口形状不规则，周围皮肤有环状色素沉着带。近期大便变细，近日排便困难，有时需借助外力按压腹部才能排出。指检仅小指指尖可探入，无疼痛不适。

二　案例分析

(一)造口狭窄程度的评估

在临床上，排便费力但尚能排便的，通常被认为是轻度狭窄；排便费力，需借助手按压腹部或使用药物协助的，被认为是中度狭窄；排便困难，用手按压腹部或使用药物无效，伴随腹痛、腹胀甚至出现不全梗阻的，被认为是重度狭窄。

该患者大便变细、排便较困难但无腹痛，考虑为中度狭窄(见图 16-7)。

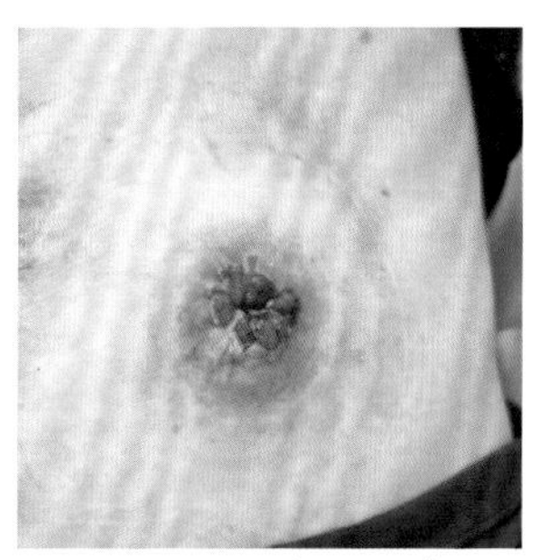

图 16-7　造口狭窄

(二)护理重点与难点

1. 协助解决患者排便困难的问题。

2. 教会患者或家属扩肛方法和注意事项。

三 处理方案

(一)全身处理

评估患者腹部有无明显胀痛,评估近日排气排便情况,评估近日饮食等情况。建议患者到医生处就诊,开具缓泻剂或适当软化粪便的药物。必要时行腹部CT检查。

(二)局部处理

1. 扩肛指导

患者取平卧位,嘱患者深呼吸放松腹部。戴手套,小指上涂抹润滑剂,轻柔缓慢进入造口,该患者第一次只能被探入小指指尖深度,进入后停留5～10分钟。

2. 协助排便

扩肛时可及粪便,质硬,使用液状石蜡30mL经造口处灌肠,软化、润滑大便。静置10分钟后,使用细棉签协助使大便松软,掏出陈便。

3. 造口护理

使用结构化皮肤护理方案和微凸底盘方案(微凸底盘+造口腰带),抬高造口黏膜,防止造口进一步缩小。

4. 健康教育

(1)扩肛技术指导:扩张造口每天2次,每次5～10分钟,持续3个月左右,选择二件式造口袋,扩肛时分离造口袋即可,无须每次揭除底盘。当小指扩肛可以深入第二指节且已有疏松感时,改用食指。不建议使用玻璃棒、不锈钢棒等坚硬物品,以免损伤肠黏膜甚至引发肠穿孔。

(2)饮食指导:该患者排便困难最主要的原因是造口出口狭小,与传统意义上的便秘不同。若为传统便秘,则可指导患者多食用粗纤维食物。但该患者为造口出口小,过多的粗纤维食物会使粪团过大而堵塞出口。因此,应指导低纤维饮食,遵医嘱服用缓泻剂解除便秘,增加液体摄入,每天至少饮水1500～2000mL,以保持大便柔软,避免进食难消化食物(如玉米、坚果等)。

(3)告知就诊时机:若扩肛效果欠佳或出现肠梗阻的症状,如急性腹痛、停止排便排气、恶心呕吐等,应及时就诊。

四 思考题

1. 导致造口狭窄的原因有哪些?

2. 可以从哪些方面预防造口狭窄?

第七节 造口脱垂

案例介绍

(一)简要病史

患者,女性,65岁,直肠肿瘤根治(Dixon)+回肠保护性造口术后2月余,主诉造口肠管脱垂,偶见造口袋内有血,遂至造口专科门诊就诊。患者高中文化,经济状况良好,与丈夫共同生活,术后一直有断断续续咳嗽。因为肠管脱出且伴有出血,患者及其家属有害怕、焦虑情绪。

(二)护理评估

1. 全身评估

患者身高158cm,体重62kg,BMI 24.22kg/m^2。生活自理,精神较好。患者腹部无明显胀痛,排气排便正常,饮食无殊。

2. 局部评估

患者腹部平软,右侧腹部可见回肠袢式造口,造口位于脐部与右侧髂前上棘连线偏上,使用凸面底盘+造口腰带;轻轻揭除造口底盘,清洗后观察造口黏膜红润,肠管脱出约6cm,脱垂肠段呈牛角状,出口端造口水肿明显,部分黏膜颜色偏暗;平卧时不能自行回纳,周围皮肤无疤痕、无破损等特殊情况。自诉造口脱出至该长度已有1周时间。

案例分析

(一)导致造口脱垂和造口出血的可能原因

该患者造口未处于最理想位置,且患者年龄较大,体形偏胖,腹壁肌肉较为薄弱,慢性咳嗽导致腹压升高,同时使用凸面底盘联合造口腰带使造口周围压力过大,这些都是引起造口脱垂的危险因素。

造口黏膜上有丰富的血供,肠管脱出时部分黏膜与硬质凸面底盘发生摩擦,同时由于肠段长时间留置于外面,所以在活动时也易受到摩擦或者挤压,引起患者造口出血。

(二)护理难点与重点

1. 肠管回纳前准备

造口脱垂处理的首选方法是通过操作使脱出肠管回纳入正常位置。脱出的肠段水肿，消肿可以提高肠管回纳的成功率。

2. 脱出肠管的手法回纳操作

回纳过程中需要手法和操作正确，以免损伤肠管。

3. 回纳后的预防

手法复位后，指导患者针对原因进行处置，预防再次发生脱垂。

三 处理方案

(一)局部处理

1. 肠管水肿处理

患者取平卧位，放松腹部，揭除造口袋，清洗造口周围皮肤及黏膜后，将白糖均匀撒在肠管脱出部分，析出水肿肠管的水分，肠管周围包裹纱布，吸收水分(见图 16-8)。30 分钟后，肠管缩小，消肿效果较好。再次清洗造口及周围皮肤。

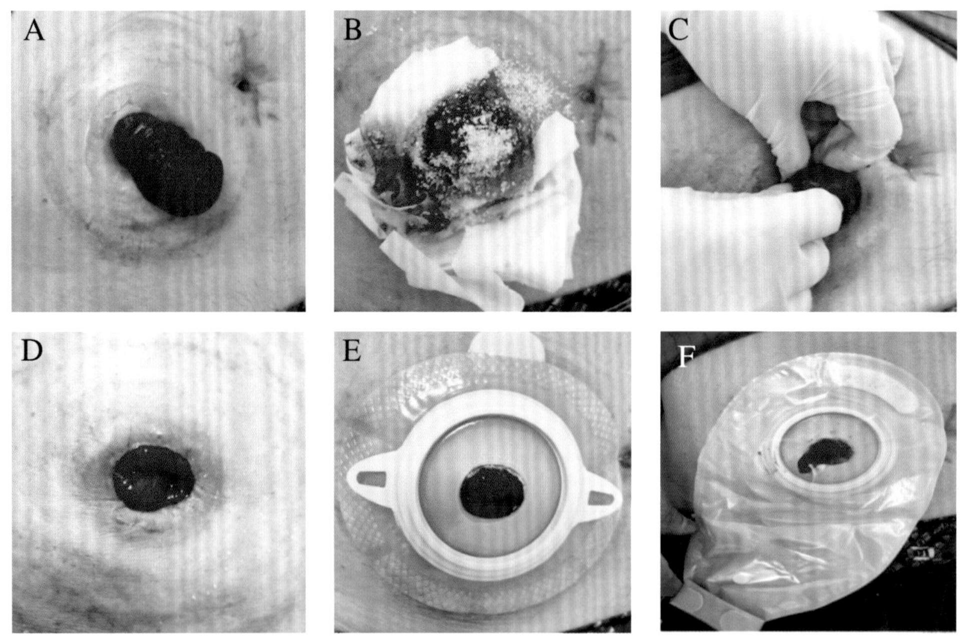

图 16-8 造口脱垂。图 A：造口脱垂。图 B：白糖外敷。图 C：手法回纳。图 D：回纳成功。图 E：粘贴底盘。图 F：扣合造口袋

2. 手法复位还纳

用左手托住脱垂的肠管，右手食指涂抹液状石蜡后，从造口开口处缓慢进入肠管，根据肠蠕动的方向顺势将脱垂的肠管向腹腔里送。回纳过程中不扭转肠管，食指

慢慢退出以防已回纳的肠管再次带出。造口手法回纳后，造口高度与腹部齐平。回纳过程中指导患者均匀呼吸，不要屏气。

3. 选择合适的造口用品

回纳成功后，再次清洗造口并拭干。选用柔软平面底盘造口袋。外用腹带加压固定，预防再次发生脱垂。

（二）健康教育

1. 使用腹带

除卧床休息时间外，建议持续使用腹带，定期松绑腹带，防止大便堵塞。

2. 减少腹部压力

避免剧烈活动和重体力活，腹部用力时（如咳嗽、打喷嚏）用手按压造口部位，以防脱出；建议到呼吸内科就诊，积极处理慢性咳嗽。

3. 指导造口再次发生脱垂时的应急处理方法

轻微的造口脱垂患者可以平躺在床上，让造口自行回纳；也可以用手轻轻缓慢地将肠造口推回腹腔内，不可用蛮力将脱垂的造口强行塞回。

4. 告知紧急就诊时机

发生脱垂后，若出现腹胀、腹痛，24 小时内无粪便排出，造口黏膜颜色呈紫黑色等，立即至医院急诊就诊。

四　思考题

1. 造口脱垂发生的主要原因是什么？
2. 如何预防造口脱垂的发生？

第八节　造口旁疝

一　案例介绍

（一）简要病史

患者，男性，67 岁，因直肠癌行 Miles 术后 2 年余。术后早期使用两件式平面造口袋。自诉近半年来左侧腹部逐渐变大，站立及活动后尤为明显，造口袋易脱落，更换频率高，利用不锈钢碗自制大便收集器（见图 16-9）。近日自觉左下腹造口旁有下坠感，患者比较担忧，在家属陪同下到造口专科门诊就诊。患者与妻子共同生活，育有一儿一女，家庭经济情况一般，手术恢复后半年开始下地干农活。

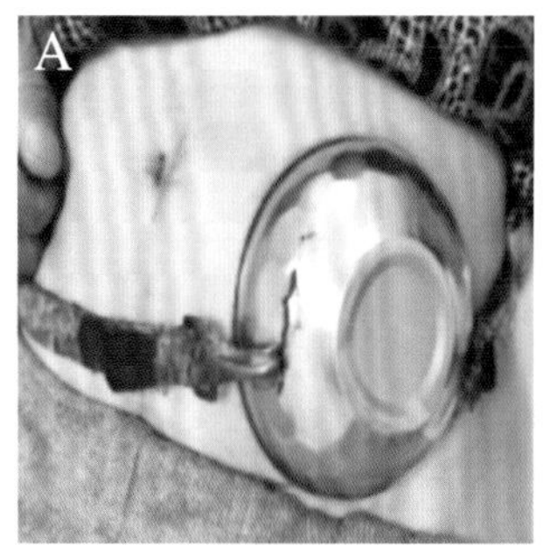

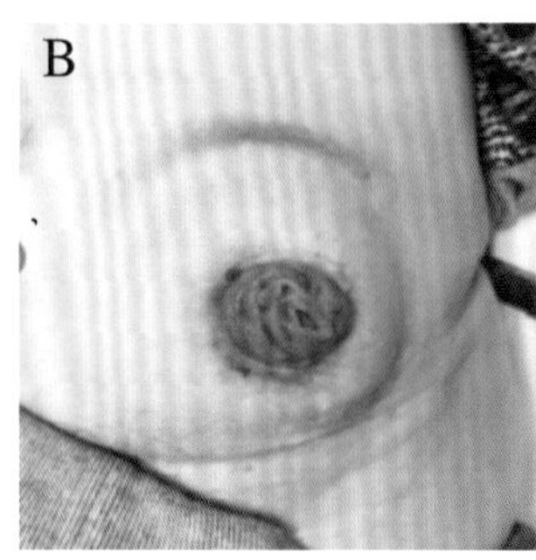

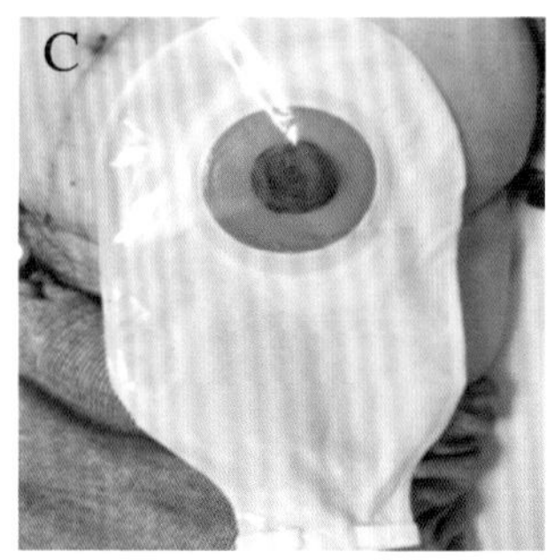

图 16-9 造口旁疝。图 A:自制大便收集器。图 B:可见造口旁疝。图 C:使用一件式平面造口袋

(二)护理评估

1. 全身情况

患者精神状态良好。生活自理,平日自己护理造口。身高 172cm,体重 80kg,BMI 27.04kg/m^2。腹部触诊软,近日进食正常,站立时左腹坠胀感较明显。近期腹部膨隆现象加重,患者害怕该肿物为肿瘤复发或转移,担心需要再次治疗和手术,明显有焦虑情绪。

2. 局部情况

结肠造口位于左下腹,靠近腹直肌外侧,造口高度约 1cm,黏膜红润,排气排便存在。平卧时腹部膨隆,触诊造口周围腹壁软组织大片缺失,疝环直径约 5cm;站立位可见左侧腹部明显高于右侧,造口周围可及硬块,直径约 12cm。造口周围皮肤无破损、发红。

二 案例分析

(一)出现造口旁疝的原因

1. 年龄大和肥胖均为该患者发生造口旁疝的高危因素,可导致腹部肌张力下降。
2. 患者术后早期即从事体力劳动,导致腹压持续增高,诱发肠管从造口旁脱出。

(二)护理重点与难点

1. 如何有效收集粪便

患者造口旁疝后因体形改变而导致造口底盘粘贴困难,易渗漏。因此,需动态评估腹部形态,重新选择合适的造口用品。

2. 如何预防造口旁疝加重

造口旁疝在发生后会随着时间的延长而加重。针对该患者发生造口旁疝的原因,给予有效措施,延缓造口旁疝的进展。

3. 指导患者学会自我监测

造口旁疝最危险的并发症是肠管嵌顿而致肠梗阻、肠坏死等,指导患者学会自我监测,定期评估造口旁疝的严重程度、造口排气排便、腹部体征等情况。

三 处理方案

(一)局部处理

1. 造口袋选择

选用一件式大底盘、柔软、顺应性好的造口袋(有条件的地区可以选择相应弧度的凹面底盘的造口袋)。指导患者若造口底盘仍发生翘边,可在底盘外围加用弹力贴环固定,或将造口底盘外圈呈放射状裁剪。

2. 指导患者正确使用造口腹带

选用无孔造口旁疝腹带,腹带具有一定的宽度和支撑性。使用时先取平卧位,将腹带平铺于腰部,嘱患者放松腹部,轻轻按摩腹部,将疝内容物推入腹腔,适量用力佩戴好腹带,腹带需保持支撑性,但松紧度以不影响患者呼吸为宜。进餐后 1 小时内及夜间卧床时可不佩戴腹带。

3. 健康教育

①合理饮食、控制体重,避免体重再增长。②避免增加腹压的动作,如提取重物、长时间弯腰、持续慢性咳嗽等,建议选择轻体力农活。③保持饮食规律和排便通畅,定期到造口门诊随诊。④指导患者观察是否有肠梗阻症状。当出现造口颜色变化、腹部疼痛、造口停止排气排便,或者腹胀、恶心、呕吐时,提示出现肠梗阻,需紧急就医。当造口旁疝伴有肠脱垂、疼痛,明显影响生活质量时,也需及时就诊。

四 思考题

1. 有哪些因素可能导致造口旁疝?怎样预防?
2. 发生造口旁疝后,有哪些非手术管理方式?哪些手术治疗方式?

第九节　造口周围潮湿相关性皮炎

一 案例介绍

(一)简要病史

患者,男性,71 岁,因大便变细 3 个月至医院就诊。门诊肠镜发现距肛门 8cm 处的直肠肿瘤,病理报告为中分化腺癌,以"直肠癌"收治入院。完善检查和术前准备后在全麻下行"直肠肿瘤根治(Dixon)+回肠保护性造口术"。术后病理报告示:直肠溃疡型中分化腺癌，侵及肌层。术后第7天，患者顺利出院。术后15天，患者因造口周围疼痛、造口袋粘贴困难，至造口专科门诊就诊。

(二)护理评估

1. 全身情况

患者身高171cm，体重50.5kg，BMI 17.3kg/m^2，精神较软，诉“晚上睡眠质量不好，老是怕漏床上。这几天根本无法多活动，老是漏，一天要换好几个”。术后胃纳可，体重与术前相仿。近日造口周围皮肤破损，疼痛明显，NRS疼痛评分3～5分，患者因此心烦意乱。造口底盘按照护士指导方法裁剪，但结构化皮肤护理方法操作顺序错误，先喷皮肤保护膜，再喷洒造口护肤粉；皮肤出现发红后，担心造口底盘封闭伤口而将底盘开孔剪大。患者初中文化，与妻子共同生活，造口由妻子协助护理。女儿住在同一个城市，工作较忙，偶尔探望。患者眼睛已老花，更换造口袋时需要佩戴眼镜，双手灵活度良好。

2. 局部情况

腹部切口愈合良好，回肠袢式造口，黏膜颜色红润，造口高度1cm，排泄口靠近内侧，排泄物偏稀，造口周围皮肤皱褶，以造口为中心，3点钟至10点钟方向皮肤发红，面积约为3.5cm×3.5cm，有不规则破溃、渗液，NRS疼痛评分4分，DET评分10分。患者使用一件式平面造口底盘，底盘裁剪直径大于造口直径约2cm，粪便渗漏，局部皮肤糜烂(见图16-10)。坐位时造口周围皮肤可见明显皱褶。按照国际伤口创面评价标准，该患者发生造口周围皮炎为Ⅳ度。

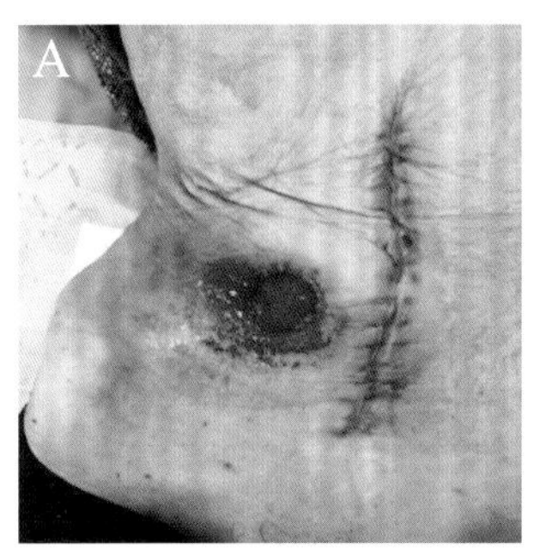

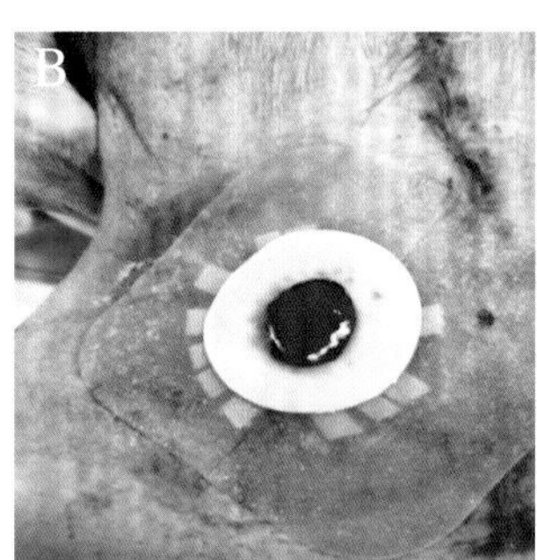

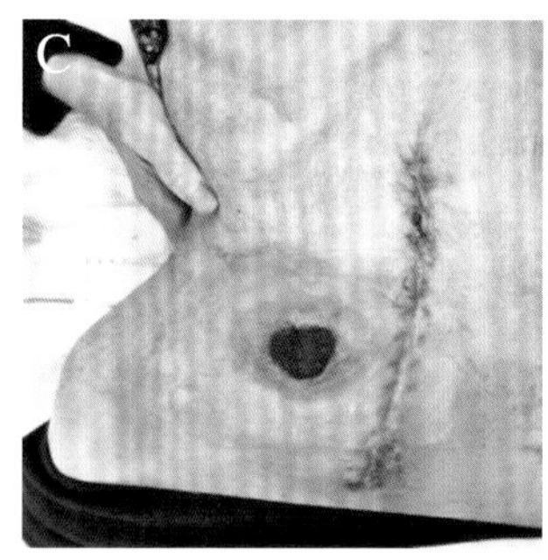

图16-10　造口周围潮湿相关性皮炎。图A：造口周围Ⅳ度皮炎。图B：使用伤口敷料及防漏贴环。图C：造口周围皮炎好转

二　案例分析

(一)发生造口周围潮湿相关性皮炎的原因

1. 造口原因

造口位置低平，回肠造口的排泄物为水样便，含有大量消化酶，对造口周围皮肤腐蚀性强；患者消瘦明显，坐位时造口周围皮肤有皱褶。

2. 护理技术和知识缺乏

未规范使用造口附件产品，在出现皮肤问题后，自认为造口周围皮肤不能被底盘覆盖，致使裁剪底盘开口过大使皮炎加重。

（二）护理难点与重点

1. 造口用品的选择

根据患者的体形、造口形态、造口出口低平、大便性状，选用深凸面造口底盘联合造口腰带。

2. 皮炎的处理

选用高吸收性敷料＋水胶体敷料处理皮炎，造口周围使用防漏贴环。

3. 营养指导

患者体形消瘦，BMI 偏低，造口周围皮肤皱褶明显。在局部处理的同时，需加强营养指导，促进其康复。

三　处理方案

（一）皮炎处理

使用无菌生理盐水清洗造口周围皮肤，裁剪适合大小的亲水纤维银敷料置于皮炎处，外用片状水胶体敷料覆盖伤口。

（二）造口用品选择

造口根部使用防漏贴环，改用凸面底盘联合造口腰带。患者取平卧位，粘贴底盘前，操作者使用另一只手轻轻拉平造口周围皮肤，尽量减少造口周围腹壁皮肤皱褶，使底盘粘贴于平整皮肤上，减少渗漏的发生。

（三）造口周围皮肤护理

每 2～3 日至造口专科门诊更换伤口敷料和造口袋，第 3 次换药后，皮炎明显好转，渗液少，停用亲水纤维银和水胶体。造口周围皮肤采用结构化皮肤护理方案。

（四）健康教育

1. 指导更换造口袋技巧，尤其是准确裁剪底盘的意义和重要性，直到患者领会；指导正确使用皮肤护理用品，可以在附件护理用品瓶体或外包装上用油性水笔标注阿拉伯数字，以示使用的步骤，避免老人再次使用错误。

2. 指导患者更换造口袋的时机，防止因底盘使用过久而发生渗漏。

3. 营养指导。指导其增加鱼、肉、蛋、奶等优质高蛋白食物的摄入，增强营养；适量增加新鲜蔬菜水果的摄入；食物软烂适中，少量多次进食，以不发生腹痛腹胀、造口排气排便通畅为准。必要时可遵医嘱补充肠内营养制剂的摄入。

四 思考题

1. 简述造口周围潮湿相关性皮炎发生的主要原因。
2. 如何预防造口周围潮湿相关性皮炎的发生?

第十节 造口周围过敏性皮炎

一 案例介绍

(一)简要病史

患者,男性,56 岁,大便次数增多伴变细 3 个月而至医院就诊,门诊肠镜检查发现距肛 6cm 处直肠有肿瘤,病理报告为高分化腺癌,以“直肠癌”收治入院。完善检查和术前准备后在全麻下行“Dixon+回肠保护性造口术”,病理报告示直肠溃疡型高分化腺癌。术后 6 日出院,出院前患者学会造口护理。术后第 6 周,患者主诉造口周围皮肤瘙痒,遂至造口专科门诊就诊。

(二)护理评估

1. 全身评估

患者生活自理,精神软,自诉皮肤较为敏感,易对黏胶过敏。患者近期在服用化疗药物治疗,白细胞、血小板、中性粒细胞等指标均偏低。患者初中文化,退休,与妻子、女儿共同生活。造口袋多由妻子更换,对造口周围皮肤问题缺乏重视,认为忍到造口回纳术后皮肤问题可自行解决,因周围皮肤瘙痒严重才至医院就诊。

2. 局部评估

回肠袢式造口,高度 1.5cm,无渗漏,造口黏膜红润,造口周围防漏贴环以外面积皮肤发红、无明显破损,形状与造口底盘粘贴范围一致(见图 16-11),DET 评分 5 分。

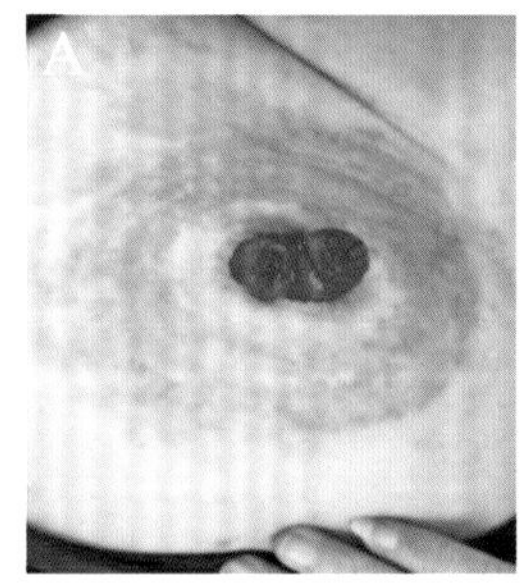

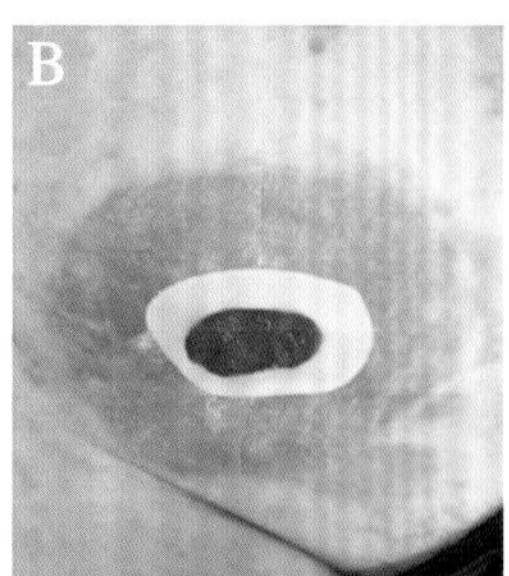

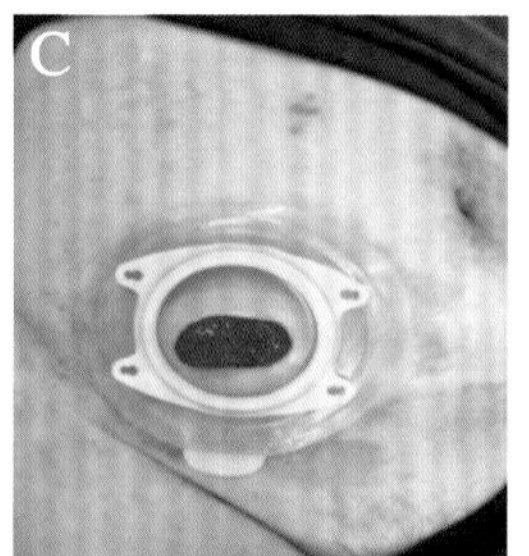

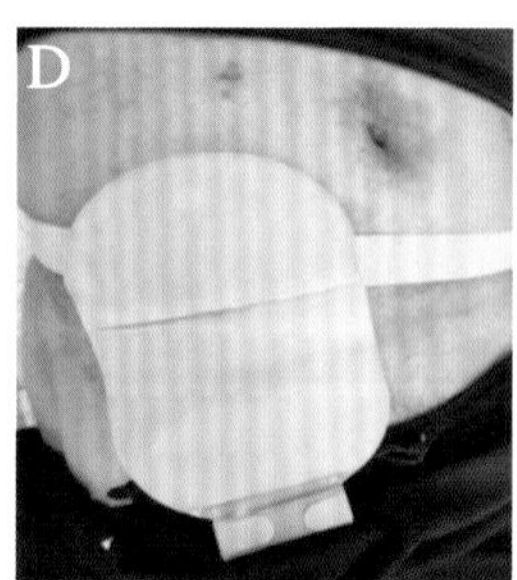

图 16-11 造口周围过敏性皮炎。图 A:造口周围皮肤过敏。图 B:造口周围皮肤保护。图 C:更换造口袋品牌。图 D:扣合造口袋

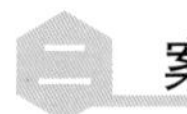

二　案例分析

(一)造口并发症类型判定

根据患者造口底盘下皮肤瘙痒，皮肤发红的部位与底盘一致的情况，可以考虑为造口底盘过敏；患者为过敏体质，易对黏胶过敏；且患者正处于化疗阶段，白细胞、中性粒细胞、血小板等指标偏低，机体抵抗力较弱，皮肤预防及修复能力降低，更易出现过敏反应。

(二)护理重点与难点

如何判定患者对重新选择的造口用品是否过敏是该患者护理的重点与难点。

可以通过斑贴试验寻找患者不易过敏的造口用品。斑贴试验是主要诊断迟发型(Ⅳ型)变态反应的一种方法，用于确定患者是否存在接触性变态反应，并评价接触过敏与皮炎发生之间的关联性。原则上，斑贴试验适用于临床上所有疑似接触性变应原引起的变态反应的病因检测。

禁忌证：①有速发型接触性反应史(如接触性荨麻疹)的患者；②有接触性变应原相关的全身性过敏反应史的患者；③可疑刺激原/变应原为对皮肤有明显刺激性的物质，如酸、碱、盐、腐蚀性化学物质等；④妊娠期和哺乳期妇女；⑤无行为控制能力或不能保证斑贴试验条件的患者。

选取原型号造口底盘和拟用的造口底盘，裁剪大小约为 2cm×2cm，贴敷于受试者皮肤上，用标记笔做好标记。试验应在完好的皮肤上进行，测试部位首选上背部，以脊柱两侧部位最佳。如患者背部面积不足或因其他原因(如瘢痕、痤疮或大面积纹身等)而不能选用时，也可选上臂或大腿外侧。下背部和前臂屈侧皮肤由于吸收能力差，易致假阴性，不宜进行斑贴试验。也可选取造口对侧腹部相应完好的皮肤位置。

三　处理方案

(一)造口周围皮肤护理及造口用品的选择

造口周围用生理盐水清洗干净，用纱布拭干。将造口护肤粉均匀洒在皮肤红斑区域，造口周围皮肤使用保护膜。裁剪片状水胶体敷料(与原造口品牌不同厂家)贴于造口周围皮肤，使底盘与皮肤之间隔绝，造口根部使用防漏贴环。使用其他系列造口底盘和袋子。复查时造口皮肤仍有瘙痒，但患者主诉已较前明显好转。

(二)造口用品过敏患者斑贴试验的操作和判读

选取原型号造口底盘(1 号)和拟用的造口底盘(2 号)，裁剪大小约为 2cm×2cm，贴敷于受试者皮肤上。48 小时后除去测试物，半小时后进行判读，可见 1 号轻度发红和丘疹伴瘙痒，2 号敷贴位置无明显区别。因此，判定患者前期过敏是由底盘材质引起的，可改用另一品牌底盘。

判读标准：根据国际接触性皮炎研究小组（International Contact Dermatitis Research Group，ICDRG）的推荐，过敏反应一般为可触及的（隆起性）红斑，重者可以有水疱或大疱，边界不清（见表16-1）。皮疹多扩展至斑试器外，甚至沿淋巴管扩展呈细红线状，瘙痒明显。在去除测试物后，皮疹仍然可能加重，然后逐渐消退，持续数天。需注意鉴别刺激反应。特征性的刺激反应包括以下表现：①表皮起皱，出现皱纹纸样外观；②干燥、脱屑；③孤立、散在的丘疹；④色素性紫癜样改变；⑤边界非常清楚的红斑，如使用方形斑试器时红斑呈边界清楚的方形；⑥脓疱；⑦坏死或溃疡；⑧有痛感及烧灼感；⑨在去除测试物后，皮疹一般不会继续加重，至第4天多消退。对于造口周围皮肤的斑贴试验，出现刺激性皮炎者，也建议更换产品，或在使用产品前先做好隔离保护。

表16-1 国际接触性皮炎研究小组推荐的斑贴试验结果判读及记录方法

代号	图示	含义	皮肤表现
—	—	阴性	正常
?+		可疑	仅有轻度红斑
+		弱阳性	红斑、浸润，可有少量丘疹
++		阳性	红斑、浸润、丘疹、水疱
+++		极强阳性	红斑、浸润明显，出现水疱、大疱
IR		刺激反应	红斑、大疱、坏死
NT	—	未试验	—

参考来源：斑贴试验临床应用专家共识（2020修订版）. 中华皮肤科杂志，2020，53(4)：241.

（三）斑贴试验注意事项

斑贴试验注意事项如下。①测试期间停用可能影响试验结果的药物，包括糖皮质激素、免疫抑制剂等。②测试期间注意不要淋浴、搔抓贴敷部位，勿做剧烈运动，减少出汗，避免暴露于阳光下。③如果斑贴试验处皮肤反应强烈，尤其当出现疼痛或烧灼感时，应及时去掉。④斑贴试验需由经过专门训练的医师或技术人员操作。

（四）外用抗过敏药物的选择和使用

常见的抗过敏外用药物为膏状，然而膏状油性药物会严重影响造口底盘的黏性，因此对于造口底盘过敏者，建议使用局部类固醇喷雾剂，待干，再使用造口用品。

四 思考题

1. 如何判断过敏原?

2. 如何辨别过敏性皮炎与潮湿相关性皮炎?

第十一节　造口周围黏胶相关性皮肤损伤

一 案例介绍

(一)简要病史

患者,男性,76 岁,既往体健,因排便次数增多、大便变细入院检查,门诊肛门指检可触及一肿物,指套染血,肠镜下发现距肛门 6cm 有一肿块,占圈约半周。完善术前准备后,于全麻下行“直肠肿瘤根治术(Dixon)+回肠保护性造口术”。术后 1 个月,患者主诉近几日造口周围疼痛明显,NRS 疼痛评分 3 分,遂至造口专科门诊就诊。

(二)护理评估

1. 全身评估

患者精神状况良好,生活基本能自理,体重与术前相仿,近期血化验指标无明显异常,造口排气排便通畅,无腹痛、腹胀。既往有糖尿病病史 10 余年、类风湿性关节炎病史 15 年,口服降糖药、类固醇药物,血糖控制良好。患者与妻子一同生活,家庭经济情况较好,平日造口袋由妻子更换。由于天气炎热,患者害怕造口袋异味大,每两天甚至每天更换一次造口袋。患者现使用造口袋为女儿互联网上所购,由于底盘黏性较强,每次需用较大力才能揭除。

2. 局部情况

回肠造口位于患者右腹部,造口黏膜红润,高度约 1.5cm,排糊状便,移除底盘后可见造口周围皮肤 6 点钟至 1 点钟方向发红,伴斑片状表皮损伤,界限较清晰,近造口根部皮肤无明显损伤(见图 16-12)。主诉每次揭除造口底盘时疼痛感强烈,NRS 疼痛评分 3 分。

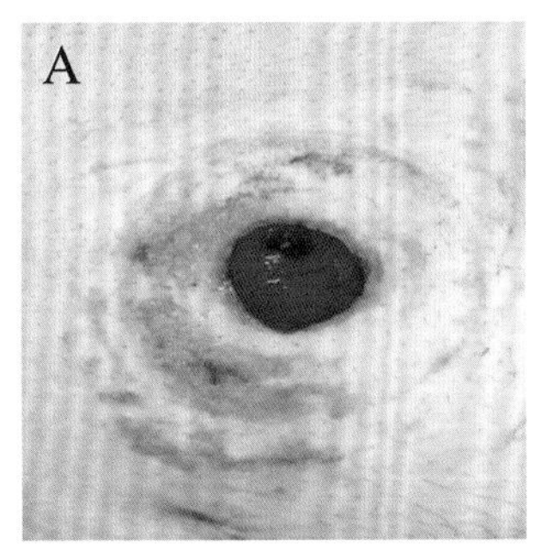

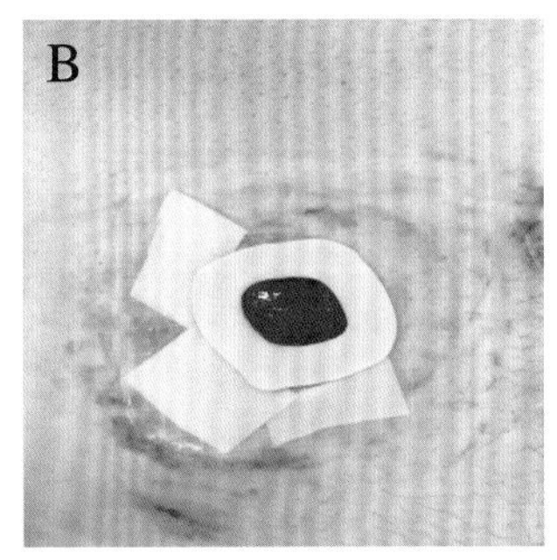

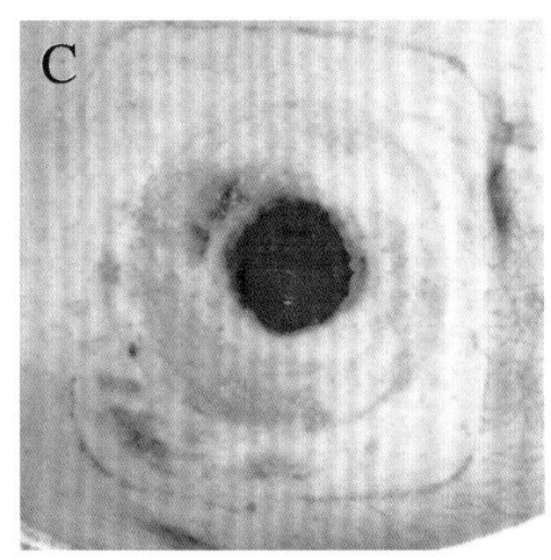

图 16-12　造口周围黏胶相关性皮肤损伤。图 A：造口周围黏胶相关性皮肤损伤。图 B：使用敷料及防漏贴环。图 C：造口周围黏胶相关性皮肤损伤好转

二　案例分析

(一)患者发生了何种造口并发症?

患者造口周围皮肤发红，伴斑片状表皮损伤，范围局限于造口底盘粘贴区域覆盖下的皮肤。造口出口高度约 1.5cm，糊状便，造口根部皮肤无明显损伤，亦未发现明显渗漏迹象，故考虑与排泄物浸渍无关。结合患者主诉，推断造口周围黏胶相关性皮肤损伤(medical adhesive-related skin injury，MARSI)可能是由于更换造口袋过于频繁、揭除底盘时手法错误、动作粗暴而导致的。

(二)护理重点与难点

1. 造口周围皮肤损伤的处理。

(1)正确评估：评估患者的皮肤状态；评估造口周围皮肤损伤的颜色、程度、范围、渗液情况、严重程度等，判断损伤类型。评估使用造口用品相关黏胶情况、造口更换频率及造口护理技能水平。

(2)损伤皮肤根据严重程度选择护理方案：若渗液量少，则使用造口护肤粉等附件产品；若渗液较多，会影响造口底盘的黏性，导致渗漏而加重皮炎，则需根据皮肤损伤程度选择相应的伤口敷料。

2. 如何预防再次发生黏胶相关性皮肤损伤?

评估患者发生黏胶相关性皮肤损伤的具体原因，如揭除底盘手法错误、造口底盘黏胶材质过黏、造口底盘更换频率过勤或患者皮肤菲薄等，根据情况解决相应问题。并且每次在撕除黏胶前，配合使用黏胶去除剂，可以大大降低黏胶相关性皮肤损伤的发生率。

三　处理方案

(一)轻轻揭除造口底盘

揭除造口底盘时，一手轻轻揭起底盘手柄或一角；另一手按压底盘下皮肤，并向

揭除方向移动。亦可选用黏胶去除剂，揭起底盘一侧大约 45°，向底盘下方喷洒适量黏胶去除剂，保持揭除角度并等待数秒后，慢慢移除整个底盘。

(二)造口周围皮肤损伤的处理

根据切口内置/切口旁置造口换袋技术处理(具体见第二篇第六章第三节)。

(三)健康教育

健康教育的内容主要是促进皮肤损伤愈合和预防黏胶相关性皮肤损伤的再发生。

1. 造口用品的选择

揭除底盘时，不能强硬揭除，撕除前配合使用黏胶去除剂；同等情况下选用与皮肤更友好、更易揭除的造口用品。在减少异味方面，建议使用两件式造口袋，增加清洗次数；推荐选用带碳片的造口袋。

2. 造口日常护理指导

指导日常造口袋更换时机，避免更换过度频繁；对于患者担心造口异味的问题，建议避免在有社交需求前摄入过多产生异味的食物，如卷心菜、花椰菜、洋葱、大蒜、玉米、芦笋、鱼类、蛋类及香辛类食品等。

四　思考题

1. 造口周围皮肤发生黏胶相关性皮肤损伤的原因有哪些？如何预防？
2. 如何鉴别造口周围皮肤黏胶相关性皮肤损伤、潮湿相关性皮炎、过敏性皮炎？

第十二节　造口周围肉芽肿

一　案例介绍

(一)简要病史

患者，男性，65 岁，1 年前因直肠恶性肿瘤行“直肠肿瘤根治术＋结肠造口术”。患者自诉近段时间清洁造口时发现易出血，造口周边长了一颗颗红色小肉球，遂至造口专科门诊就诊。

(二)护理评估

1. 全身情况

患者精神状态良好，既往无高血压、糖尿病等病史，近期无抗凝药物使用史，凝血功能无殊，进普食，造口排气排便通畅。患者为独居老人，造口术后 3 个月开始自己独立护理造口。由于造口易出血导致造口底盘粘贴困难，所以患者较为紧张。

2. 局部情况

结肠单腔造口，高度 0.5cm，黏膜红润。揭除底盘可见造口 3 点钟至 12 点钟方向的黏膜皮肤交界处有多枚大小不等的红色肉芽颗粒，最大的直径约 0.2cm，肉芽肿围绕造口周围一圈，触碰易出血，NRS 疼痛评分 2 分。患者使用二件式平面裁剪式底盘，底盘裁剪开孔与造口大小一致（见图 16-13）。

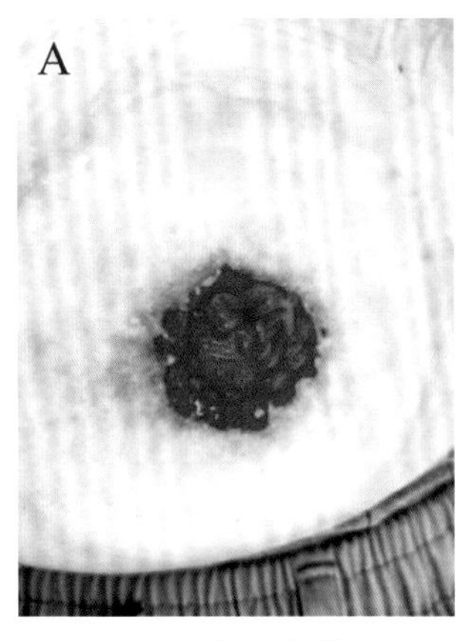

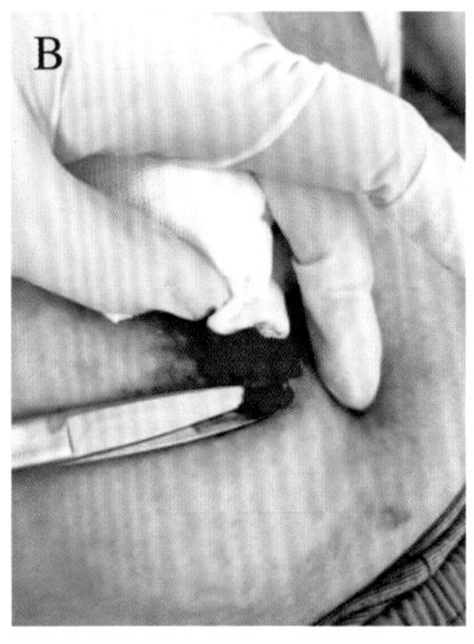

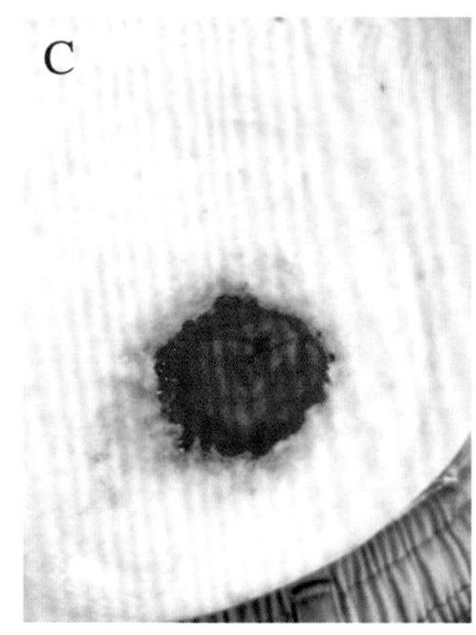

图 16-13 造口肉芽肿。图 A：造口肉芽肿。图 B：剪除肉芽肿。图 C：肉芽肿修剪完成

二 案例分析

（一）发生了何种并发症？

患者造口黏膜皮肤交界处有多枚红色肉芽颗粒，伴疼痛、出血，判断该患者发生了造口黏膜肉芽肿。

（二）护理难点与重点

1. 该患者的肉芽肿适合哪种处理方式？

造口周围肉芽肿可根据其大小，选择不同的处理方式。

（1）小的肉芽肿（小于 0.5cm）：可用硝酸银烧灼，点灼至肉芽肿根部即可，不宜一次点灼过深，肉芽变白后转黑，最后坏死脱落或肉芽肿变小；排除抗凝药物使用、高血压等情况，可直接用剪刀或止血钳剪除，压迫止血。

（2）有蒂的肉芽肿：可用丝线在肉芽肿根部结扎，待肉芽肿缺血坏死后自行脱落。

（3）较大肉芽肿（大于 0.5cm）：可用高频电烧灼，必要时分次进行。该患者肉芽肿不大但数量较多，因此选用较为简便的剪除法。

2. 剪除后处理造口创面。

3. 防止肉芽肿的再次发生。

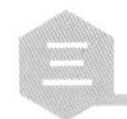

三　处理方案

(一)局部处理

1. 剪除多余肉芽

造口周围皮肤及造口黏膜消毒，使用无菌剪刀逐颗剪除肉芽颗粒，同时检查造口周围是否有手术缝线残留。剪除后使用纱布压迫止血。于造口黏膜创面喷洒藻酸盐粉，起到止血和吸收渗液的作用。

2. 使用造口用品

完全止血后，再次喷洒少量藻酸盐粉于创面，创面覆盖防漏贴环。改用凸面底盘联合造口腰带，底盘裁剪开孔比造口黏膜大约1～2mm，使底盘套入时不摩擦黏膜，裁剪后捋平开孔以减少毛刺。

(二)健康教育

1. 处理2天后至造口专科门诊复查，检查是否有肉芽肿残留以及造口周围伤口是否愈合。

2. 强调正确的护理技术，尤其造口底盘裁剪大小需适当，避免底盘经常摩擦造口边缘。裁剪好后，用手指捋平造口底盘内径，感受是否平滑、有无毛刺。造口腰带需有一定的力度，不可过松。

四　思考题

1. 怎样预防造口肉芽肿？
2. 若该患者凝血功能异常，处理该肉芽肿的最佳方案是什么？

第十三节　造口周围脓肿

一　案例介绍

(一)简要病史

患者，女性，56岁，发现直肠恶性肿瘤，准备完善后，在全麻下行“直肠肿瘤根治(Dixon)＋回肠保护性造口术”。术后6天出院。术后3周，发现造口旁7点钟方向有脓性分泌物流出，患者主诉疼痛感明显，NRS疼痛评分3分，遂至造口专科门诊就诊。

(二)护理评估

1. 全身评估

患者体温37.9℃,血化验检查结果示白细胞计数11.3×10^9/L,血红蛋白85g/L,血生化结果显示总蛋白61.2g/L,白蛋白32.0g/L,超敏C反应蛋白44mg/L。患者高中文化,经济状况良好。患者在家属陪同下至造口专科门诊就诊,由于疼痛明显,渗漏频繁,患者及其家属非常焦虑,情绪低落。自诉造口护理太难,对疾病预后十分担忧,害怕伤口不能愈合而需要再次手术。

2. 局部评估

回肠袢式造口,造口皮肤黏膜有部分分离。造口6点钟及7点钟方向周围皮肤破溃、红肿、皮温高,伤口大小为1.5cm×3.8cm,挤压有脓性分泌物,NRS疼痛评分5分(见图16-14)。

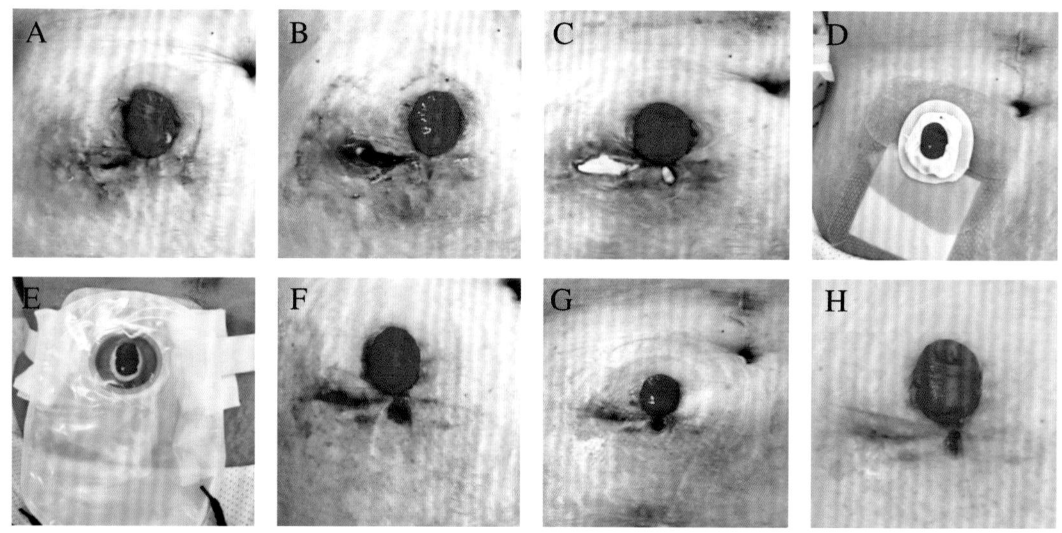

图16-14 造口周围脓肿。图A:造口周围脓肿。图B:脓肿切排后。图C:伤口填塞银离子敷料。图D:覆盖二级敷料。图E:使用凸面底盘联合造口腰带。图F:处理2周后。图G:处理4周后。图H:创面基本愈合

二 案例分析

(一)发生了何种造口并发症?

患者造口周围皮肤发红、肿痛、皮温升高,形成脓肿,自行破出,流出脓液,因此考虑该患者发生了造口周围皮肤脓肿。

(二)护理难点与重点

1. 控制感染,促进伤口愈合

首先,应分析造成造口周围脓肿的原因,去除病因。再者,脓肿形成阶段予以扩

创引流。伤口特点为口小底深，易发生引流不畅。因此，扩开创面后，选择用银离子敷料填塞，保证引流彻底，同时需要考虑敷料是否能被完整取出，防止残留，银离子填塞后尾端留在伤口外。

2. 在规范处理伤口的同时减少换药次数

造口周围脓肿创面，因换药时需要同时更换造口底盘，结合患者减少就医频率的需求，选择抗感染、强吸收的敷料；造口根部使用防漏膏或贴环，联合选用凸面造口底盘，使造口高度略微抬高，避免因渗漏而导致需要换药。

三 处理方案

（一）局部处理

1. 伤口处理

（1）用无菌生理盐水清洗伤口，深入创面留取分泌物做细菌培养。

（2）切开脓肿，挤出脓性分泌物，彻底清创；创面处使用聚维酮碘溶液消毒后，再用无菌生理盐水洗净，用纱布拭干，填塞加强版条状亲水性纤维银敷料（不易断、不易残留），裁剪泡沫敷料使其靠近造口边缘粘贴，外用超薄水胶体保护被剪除的泡沫敷料部分，以免粪便渗入。

2. 造口用品的使用

使用防漏贴环联合防漏膏双重加固防漏，粘贴凸面造口底盘和造口袋，扣上并调节造口腰带。

3. 换药频率

处理初期每 2 天更换 1 次。每次处理伤口时应根据评估结果选用合适的敷料。后期根据伤口愈合情况和渗液情况调整换药频率。

（二）全身处理

1. 每次评估患者腹部情况，有无腹痛、腹胀，关注体温、疼痛等生命体征情况。根据细菌培养结果，遵医嘱全身用药。患者 3 天后伤口细菌培养结果显示耐甲氧西林金黄色葡萄球菌，遵医嘱予以万古霉素静滴治疗。

2. 根据接触隔离标准执行医院感染防控措施，对患者及其家属进行相关宣教。

3. 给予营养支持。指导患者进食营养丰富的新鲜蔬菜水果及高蛋白食物。

4. 做好疼痛管理及心理护理，鼓励患者增强对疾病预后的信心。

四 思考题

1. 造口周围脓肿形成的原因有哪些？

2. 如何预防造口周围脓肿？

第十四节　造口周围真菌感染

一　案例介绍

(一)简要病史

患者,女性,56 岁,因直肠恶性肿瘤行"直肠肿瘤根治(Dixon)+回肠保护性造口术"后 2 月余,近期出现造口周围皮肤瘙痒难忍,遂至造口专科门诊就诊。

(二)护理评估

1. 全身评估

患者既往有类风湿性关节炎病史,长期服用抗风湿性药物、糖皮质激素等。患者初中文化,与丈夫共同生活,造口袋更换频率每 5～6 天一次,或渗漏后再更换。造口周围皮肤瘙痒反复发作 1 周余,因瘙痒加重,遂至造口专科门诊就诊。

2. 局部评估

回肠袢式造口位于腹部右侧,高约 2.0cm,造口黏膜红润,揭除造口袋,造口底盘内圈发白、发软,造口周围一圈皮肤有色素沉着,外圈皮肤有界限清楚的红斑,呈卫星状丘疹脓疱,瘙痒感明显。分泌物培养结果显示白色念珠菌感染。

二　案例分析

(一)患者出现何种造口相关并发症?

患者周围皮肤有色素沉着,可能为既往发生造口周围潮湿相关性皮炎愈合所致。外圈皮肤有界限清楚的红斑,呈卫星状丘疹脓疱(见图 16-15),瘙痒感明显,分泌物培养结果显示白色念珠菌感染,故可确诊为造口周围真菌感染。

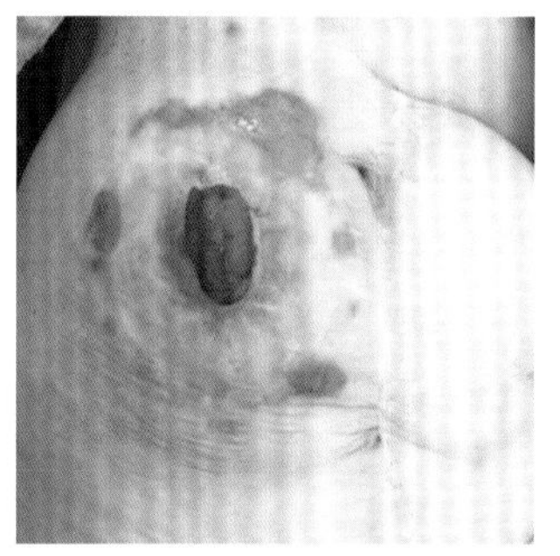

图 16-15　造口周围真菌感染

(二)护理难点与重点

如何辨别造口周围皮肤并发症?

1. 外观

真菌感染的特征性表现为界限清楚的红斑,呈卫星状。

2. 危险因素排查

①直接因素:底盘下的皮肤是否潮湿,观察有无渗漏、底盘佩戴时间过长等;②主观感受:痒、潮湿;③自身原因:抵抗力、免疫力方面,如有无处于放化疗时期、有无基

础疾病等；④其他原因：长期使用抗生素。

3. 确诊

当患者合并多种高危因素或高度怀疑真菌感染时，可采取真菌镜检、真菌涂片法或微生物培养判定有无真菌感染。

(1)真菌镜检是指通过取样直接镜检的方法找到菌丝和孢子，以结果判断是否有菌。常用来检测皮肤、指甲、须发等部位的浅部真菌问题。直接镜检阳性表示存在真菌，但一般不能确定菌种；阴性表示不能完全排除。这常是用来分辨皮肤是否感染真菌/细菌的最快、最有效的方法。

(2)真菌涂片法是通过刮取疑似真菌感染的皮损表面的皮屑或者脱落细胞，用氢氧化钾溶解，然后通过酒精灯加热固定后，通过高倍显微镜来观察是否有荧光显色来确诊。该检测方式不仅准确率高，而且效率也高，一般半小时内即可出结果。

(3)微生物培养是通过咽拭子刮取病灶皮肤上的分泌物，无菌状态下送检，培养结果约需3～7天，同时也可以判断是否有细菌感染，可以根据结果选择敏感药物进行治疗。

三　处理方案

1. 真菌涂片

造口周围用生理盐水清洗干净，用纱布拭干。行真菌涂片检查，留取分泌物行微生物培养。涂片检查结果为真菌感染，皮肤科医生开具抗真菌药物。

2. 药物应用

使用无菌棉签均匀涂抹2%咪康唑粉。其余造口周围皮肤使用造口护肤粉，喷洒皮肤保护膜，造口根部使用防漏贴环，粘贴造口袋。

3. 健康教育

造口底盘的更换在初期为每2天一次，每次清洗周围皮肤后使用抗真菌粉末；炎症好转后可改为每3～4天一次；症状消失后仍需持续使用抗真菌药2～3周，避免复发。指导患方注意造口袋更换频率，造口底盘见泛白时即可更换；鼓励患者多进食新鲜蔬菜水果、高蛋白食物，以增强抵抗力。

四　思考题

1. 造口周围真菌感染的特点主要有哪些？

2. 如何辨别过敏性皮炎与造口周围真菌感染？

第十五节 造口周围坏疽性脓皮病

一 案例介绍

(一)简要病史

患者,男性,73岁,因肠穿孔行结肠造口术后1年,糖尿病病史10余年,胰岛素治疗,近期空腹血糖控制在7.0～11.0mmol/L。患者平时在养老院生活,生活能自理,护工负责造口护理工作。近日,护工发现造口周围皮肤水疱破损后短期内范围明显增大,疼痛加剧,造口袋经常渗漏,患者家属遂带患者至造口专科门诊就诊。

(二)护理评估

1. 全身评估

患者体温37.2℃,检查结果示中性粒细胞75%,血红蛋白98g/L,血生化显示总蛋白61.2g/L,白蛋白28.5g/L,超敏C反应蛋白28mg/L,空腹血糖9.8mmol/L。患者初中文化,经济状况良好,家属不在身旁。患者造口护理技术欠缺,护工未经过专门造口护理培训,近期由于造口周围破溃,疼痛感强烈,造口底盘粘贴不牢,较为焦虑。

2. 局部评估

结肠单腔造口,造口3点钟至12点钟方向有皮肤破溃,边缘不规则,面积为8.3cm×4.0cm,颜色暗红,伴大量渗液,表面有较多脓性分泌物,患者疼痛感剧烈,NRS疼痛评分5分。

二 案例分析

(一)发生了何种造口并发症?

该患者造口旁出现不明原因水疱,破溃后发展迅速,面积扩大伴大量渗液,表面有较多脓性分泌物,疼痛感强烈。根据以上条件无法直接得出是否为造口周围坏疽性脓皮病,但需做出鉴别诊断。首先,需要排除其他原因引起的造口旁溃疡,如缝线引起的脓肿、接触性皮炎、伤口感染以及肠造口的微小穿孔。其次,判断是否存在潜在的活动期的肠道疾病。最后,需要排除系统性疾病,如脉管炎、红斑结节等。该患者有糖尿病病史10余年,血糖控制不稳定,造口护理技术欠佳,造口经常渗漏,导致皮肤刺激,结合周围皮肤的症状(见图16-16),高度怀疑造口周围坏疽性脓皮病,需要皮肤科医生联合诊治。

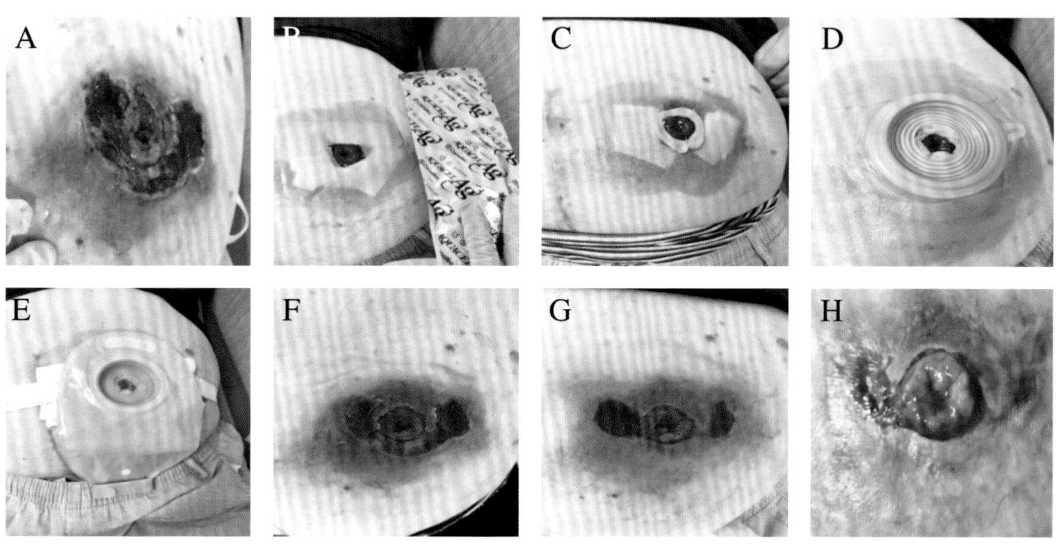

图 16-16 造口周围坏疽性脓皮病。图 A：造口周围坏疽性脓皮病。图 B：使用伤口敷料。图 C：涂抹防漏膏。图 D：粘贴底盘。图 E：扣合造口袋。图 F：处理 6 周后。图 G：处理 10 周后。图 H：创面基本愈合

(二)造口护理难点与重点

1. 伤口处理

当疑有坏疽性脓皮病时，需遵循伤口处理原则，减少对创面的刺激，尽量避免清创术，因为清创可能使伤口扩大和加重。因此，在清洗伤口时需选择温和的生理盐水且手法要轻柔。

2. 造口用品选择

有研究报道，对造口坏疽性脓皮病患者不主张使用凸面底盘，因为底盘过硬会对皮肤产生刺激。但该患者造口高度与腹部齐平，使用平面底盘易发生渗漏，排泄物持续刺激反而对创面愈合不利，且严重影响患者的生活质量。经权衡考虑，该患者改用凸面底盘联合造口腰带。

三 处理方案

(一)疾病治疗

建议先到皮肤科医生处就诊。医生于伤口处留取分泌物细菌培养、周围皮肤行组织活检。连续两次伤口培养结果均呈阴性，病理结果提示为中性粒细胞密集浸润，经皮肤科、内分泌科、结直肠外科及造口专科护理多学科会诊，诊断为坏疽性脓皮病。皮肤科医生开具糖皮质激素喷剂外用和口服药物。

(二)造口护理

对于造口周围皮肤及伤口，使用生理盐水轻轻清洗，避免暴力清创。创面使用糖

皮质激素喷剂，略待干后，其余操作同切口内置/旁置造口护理技术，选用微凸造口底盘联合使用造口腰带。

（三）更换频率

初期每2天更换造口袋并处理伤口。每次处理伤口时应评估渗出液的颜色、性质、量和气味，测量创面大小、深度、潜行，观察创面基底情况，根据评估结果选用合适的敷料和更换频率。

（四）健康教育

进食营养丰富的新鲜蔬菜水果及高蛋白食物；疼痛感强烈时，换药前可在医生指导下提前服用止痛药物；严格遵医嘱使用口服药积极控制血糖。

四　思考题

1. 造口周围坏疽性脓皮病形成的原因有哪些？
2. 如何区分造口周围坏疽性脓皮病、造口周围脓肿等并发症？

第十六节　造口周围静脉曲张

一　案例介绍

（一）简要病史

患者，女性，50岁，因直肠恶性肿瘤行回肠造口术后半年，既往有血吸虫性肝硬化病史，近日因造口周围皮肤反复出血至造口专科门诊就诊。

（二）护理评估

1. 全身情况

患者腹部较为膨隆。实验室检查血红蛋白92g/L，总胆红素42mmol/L，白蛋白30.1g/L，凝血酶原时间25.6s，活化部分凝血活酶时间44.5s。腹部CT检查提示肝硬化、脾大。

2. 局部情况

回肠造口，造口黏膜红润，造口周围皮肤薄透，可见大量红血丝及蓝紫色曲张血管。

3. 社会心理情况

患者初中学历，与丈夫共同居住，经济状况良好。患者依从性较低，未按医嘱服用护肝药物，最近因造口周围皮肤易出血而较为紧张和焦虑。

二　案例分析

(一)为何发生造口周围静脉曲张?

该患者有肝硬化病史3年,门脉高压通过肠系膜静脉丛的各级高压静脉丛之间的相互作用形成,肠造口术后并发造口旁门-体静脉分流,形成造口周围静脉曲张。

(二)护理难点与重点

1. 造口周围静脉曲张出血的止血

当有少量出血时,可在出血处洒造口护肤粉并用纱布按压或冰敷按压止血;当有大量出血时,可采用加压包扎、应用止血药(硝酸银烧灼或肾上腺素棉球压迫)、医生缝扎或结扎造口处曲张静脉止血、局部注射硬化剂等局部治疗措施,以及降低门静脉压力的门-体静脉分流治疗等方案。

2. 造口用品的选择

若合并有肝硬化或腹腔积液,不可使用过硬的凸面底盘,因为此时腹部微血管及皮肤非常脆弱,而硬质的凸面底盘联合造口腰带的压力,会对造口周围皮肤和肠管造成压力而引起出血。

三　处理方案

1. 轻轻清洗周围皮肤,避免用力摩擦皮肤及造口黏膜;使用造口护肤粉、皮肤保护膜和防漏贴环。选用柔软的平面造口底盘,裁剪内圈口径应略大于造口直径,以避免摩擦出血。

2. 联系外科医生。患者完善检查后,医生予以行部分造口周围静脉曲张环形缝扎术(3点钟至9点钟方向)。1周后,可见缝扎后的皮肤血管曲张已完全消失(见图16-17)。

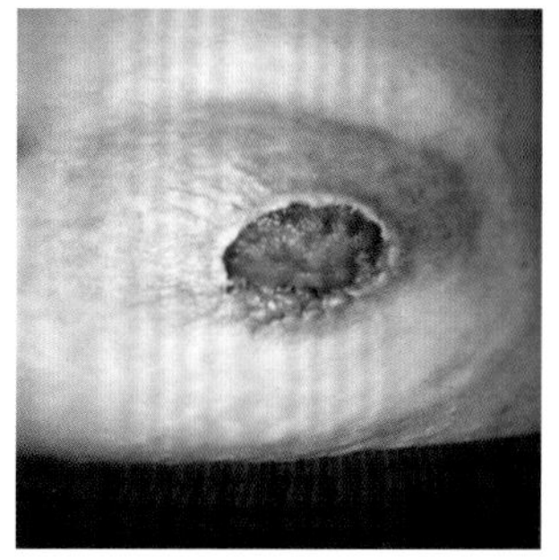

图16-17　造口周围静脉曲张环形缝扎术后

3. 做好健康教育。更换造口袋的手法应轻柔,揭除造口底盘时可配合使用黏胶去除剂,避免暴力撕除导致出血;裁剪造口底盘时,口径应偏大,裁剪后用手指捋平内圈,检查是否平滑;保持大便通畅,减少摩擦刺激;遵医嘱按时服用护肝药物;出血严重时及时至医院就医。

四　思考题

1. 造口周围静脉曲张的主要表现有哪些?

2. 造口周围静脉曲张患者对造口底盘选择有哪些要求?

第十七节　造口周围器械压力性损伤合并周围皮肤增生

一　案例介绍

(一)简要病史

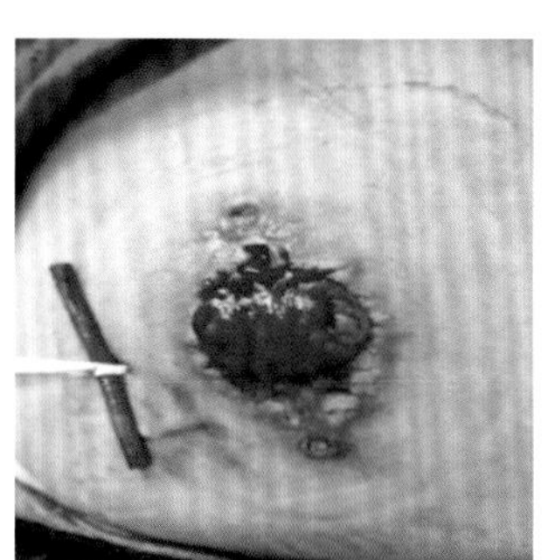
图 16-18　造口周围皮肤器械压力性损伤伴造口周围皮肤增生

患者,女性,71 岁,因直肠恶性肿瘤行"直肠肿瘤根治术(Dixon)+回肠保护性造口术"。6 周后至造口专科门诊复查,拆除支撑棒后发现支撑棒下的皮肤发生器械压力性损伤合并造口周围皮肤增生(见图 16-18)。

(二)护理评估

1. 全身情况

患者精神软,生活基本自理。既往有高血压、糖尿病病史,药物控制效果可。进普通饮食,糊状便,室内活动。因路途遥远,未按照医院要求在术后 2 周、4 周随访复诊。患者与丈夫、儿子共同生活,经济情况良好。丈夫为主要照护者,对造口护理表示担忧,由于造口支撑棒的存在,所以造口底盘裁剪、粘贴困难,造口护理的难度较高。

2. 局部情况

患者腹部略膨隆,回肠袢式造口,大小为 2.7cm×2.9cm×0.3cm,造口黏膜红润,周围皮肤可见多处增生,有压痛,NRS 疼痛评分 2 分。患者使用一件式平面底盘造口袋,底盘裁剪大于造口直径约 0.6cm。拆除支撑棒后,可见造口 5 点钟、11 点钟方向皮肤溃疡,形状与支撑棒一致。

二　案例分析

(一)发生了何种造口并发症?

患者腹部较膨隆,拆除支撑棒后造口周围皮肤可见溃疡的形状、方向均与拆除的支撑棒一致,溃疡累及全皮层,考虑为支撑棒导致的造口周围皮肤 3 期压力性损伤。另造口周围皮肤疣状凸起,为底盘裁剪过大后皮肤外露引起的增生。

(二)护理难点与重点

1. 压力性损伤处理

找到并适时解除压力源,处理创面,预防感染,促进其愈合。

2. 预防渗漏

该患者腹部较膨隆，造口黏膜高度较低，周围皮肤不平整，存在渗漏的风险，需评估患者现有造口护理用品是否适用。

3. 皮肤增生的处理

皮肤增生时间尚短，可考虑压力治疗。

三　处理方案

1. 造口护理

操作方法同切口内置/旁置造口护理技术。先用聚维酮碘溶液对皮肤破溃处进行消毒，再用无菌生理盐水洗净后用纱布拭干；伤口处覆盖亲水纤维银敷料，外层使用片状水胶体，造口周围环绕防漏贴环。

2. 增生处理

选用凸面底盘，指导家属裁剪底盘使其内径大于造口直径 1～2mm，粘贴底盘并调节造口腰带压迫增生处皮肤。

3. 健康教育

在并发症未治愈前定期到造口专科门诊就诊，一周 2 次。指导造口周围皮肤愈合后造口护理注意事项，并告知定期复查。

四　思考题

1. 对于造口有支撑棒的患者，如何选择造口底盘并正确裁剪、粘贴？

2. 对于刚拆除造口支撑棒的患者，造口护理时有哪些注意事项？

第十八节　造口黏膜移位

一　案例介绍

(一)简要病史

患者，女性，51 岁，直肠癌根治术后(Miles)1 年余，近期由于造口底盘频繁发生脱落，到造口专科门诊复查。

(二)护理评估

1. 全身评估

患者生活自理，胃口较好，自诉近期造口袋粘贴困难，原本 1 周更换一次，近期

1天更换一次。患者既往体健，术后行放疗28次。患者小学文化，退休，与丈夫、女儿共同生活，女儿工作忙碌，造口袋多由丈夫更换。由于家距离造口门诊较远，出院时配置的造口用品用完后均由女儿在互联网上购买，未定期至造口专科门诊复诊。

2. 局部评估

结肠造口黏膜红润，高度约0.2cm。揭除造口袋时发现底盘部分覆盖于黏膜处，裁剪较小，造口周围一圈有宽度在0.3cm至1.0cm不等的红色肠黏膜，患者主诉红色黏膜的范围较半年前逐渐扩大，触碰易出血，无疼痛等不适。

二 案例分析

(一)可能导致造口黏膜移位的原因有哪些？

患者术后未定期至造口专科门诊复诊，未使用合适的造口底盘，且底盘长期裁剪过小，导致周围黏膜损伤，损伤部位逐渐向外扩展。

(二)护理难点与重点

1. 如何判定正常的黏膜或移位的黏膜？

当造口周围红色黏膜平铺于腹部表面，不规则，且有逐渐扩大的趋势时，可考虑为移位的黏膜(见图16-19)。

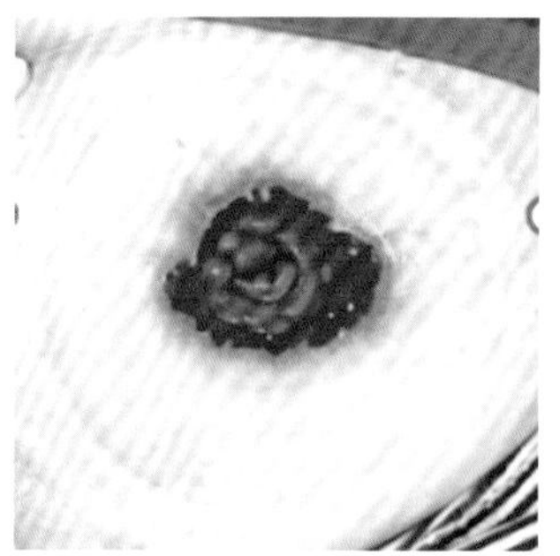
图16-19　造口黏膜移位

2. 移位的黏膜是否需要及时处理？

移位的黏膜若可导致黏膜面积逐渐增大，可超出底盘最大裁剪范围，使选择底盘的类型受限。黏膜上的渗液易浸湿底盘而致渗漏，增加潮湿相关性皮炎的发生。因此，对移位黏膜的正确处理，是该并发症的处理重点。

三 处理方案

1. 造口及周围皮肤护理

用生理盐水清洗造口及周围皮肤、移位处的黏膜，使用硝酸银棒轻轻地从边缘开始点状烧灼，逐步往内部缩小范围。造口周围皮肤使用造口护肤粉、皮肤保护膜、造口防漏膏。更换材质较为柔软的造口底盘，测量造口大小，裁剪底盘，佩戴造口袋。

2. 健康教育

更换造口袋时，动作应轻柔；造口大小可能发生变化，每次裁剪造口袋前应先测量造口大小，底盘开口比造口大1～2mm为宜，不能过小；选用适宜的造口袋；定期至造口专科门诊复诊。

四　思考题

1. 导致造口黏膜移位的原因有哪些?

2. 造口黏膜移位可进一步导致哪些造口并发症的发生?

第十九节　造口处肿瘤转移

一　案例介绍

(一)简要病史

患者,男性,48岁,直肠肿瘤伴肝转移,行结肠造口术后2年,术后接受化疗和放疗。近1个月,发现造口处有赘生物慢慢变大,易出血,家属非常担心,遂至造口专科门诊就诊。患者家庭和睦,经济状况良好,由于疾病进展及造口问题,家属和患者均较为焦虑。

(二)护理评估

1. 全身情况

患者身高182cm,体重61kg,BMI 18.4kg/m^2,精神较软,直肠恶性肿瘤晚期,术后间断放化疗,胃纳欠佳,睡眠质量较差。血清白蛋白30g/L,血红蛋白92g/L。

2. 局部情况

左腹部结肠单腔造口,患者使用两件式平面造口底盘,造口排气排便通畅。底盘隔日更换一次,揭除时可见底盘黏胶已有大半部分泛白,气味较重,带有轻度腥臭味。造口3点钟至5点钟方向有菜花样赘生物,伴渗出,易出血,NRS疼痛评分2分。

二　案例分析

(一)发生了何种情况?如何制订护理计划?

结合患者病史,初步判断为造口处肿瘤转移(见图16-20)。在制订护理计划前,了解患方家庭对造口处肿瘤转移的了解程度和整体治疗目标,患者及其家属希望能积极治疗。建议该患者在造口护理门诊随诊的同时至外科就诊,进行相关检查和治疗。

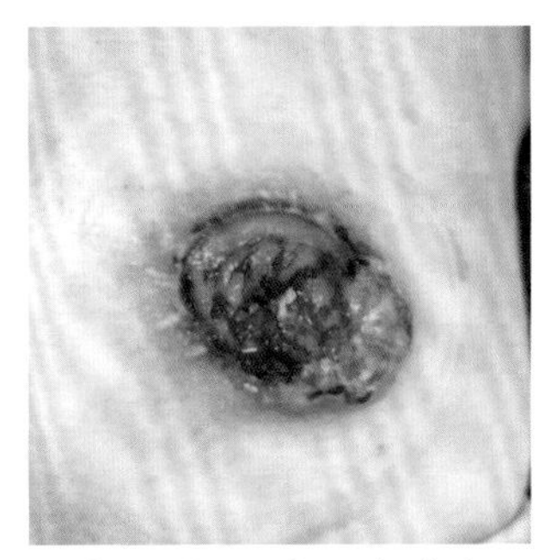

图16-20　造口处肿瘤

(二)护理难点与重点

1.癌肿出血的预防和处理

癌性伤口血供丰富,肿瘤细胞易侵袭到血管,长期多次放化疗,导致血小板功能降低,使得该患者造口周围易发生出血。

2.造口用品的选择

选择易被揭除、较柔软的大平面底盘的造口袋。

三 处理方案

1.用生理盐水清洗造口及周围皮肤,用聚维酮碘溶液轻轻消毒造口周围伤口,在伤口及周围皮肤处喷洒造口护肤粉,在造口周围皮肤再喷洒皮肤保护膜。

2.为减少不必要的造口底盘更换,减少造口周围皮肤的机械性损伤,建议使用底盘柔软的一件式开盖式造口袋,癌肿渗液或出血时可以开盖处理。底盘裁剪完后用手指捋平内口,确保裁剪平滑、无毛刺。

3.做好健康教育。①若发现造口有少量出血,可在出血处洒护肤粉后用棉球或纱布按压止血,若出血量较大,及时就诊。②关注造口排气排便情况,若排气排便明显减少、腹胀明显,考虑肿瘤逐渐增大引起肠梗阻的可能,需立即就医。

4.对患者及家属进行心理护理,采取积极方式鼓励,避免表现出对患者嫌弃的态度;尊重患者人格,保护其隐私和尊严;鼓励患者积极治疗。

四 思考题

1.造口肿瘤转移有哪些临床表现?

2.造口肿瘤转移对造口护理有哪些要求?

第二十节　造口周围切口感染

一 案例介绍

(一)简要病史

患者,女性,64岁,因肠穿孔引发腹膜炎,在全麻下急诊行“剖腹探查+结肠单腔造口术”,术后转入ICU。术后11天,患者生命体征平稳,转回普通外科病房。责任护士发现造口渗漏,且周围伤口被粪便污染。遂请造口专科护士会诊。

(二)护理评估

1. 全身评估

患者神志清,精神软,体温 37.8℃,心率 90 次/分,呼吸 24 次/分,血压 140/82mmHg。既往有高血压病史。BMI 23.5kg/m^2。NRS 疼痛评分 3 分。实验室检查提示白细胞、中性粒细胞和超敏 C 反应蛋白水平均偏高。造口已恢复排气排便,按医嘱予以流质饮食,同时予以抗炎、营养支持治疗等。患者高中文化,退休,独居老人,独生女儿在另外一个城市工作。患者因疾病突发——肿瘤引起的肠穿孔,且为急诊手术,所以对手术和造口都还未能完全接受。术后造口易渗漏,伤口及造口疼痛明显,伴有紧张和焦虑情绪。

2. 局部评估

患者腹部无明显膨隆,腹部正中切口长约 20cm,左右两根腹腔引流管已拔除。结肠单腔造口靠近切口左下侧,最短距离约 2.5cm。专科护士接诊时可见造口渗漏且腹部正中切口受污染。造口黏膜红润,大小为 2.6cm×2.5cm,造口周围整圈可见皮肤黏膜分离,分离宽度约 0.5cm,深度约 1.0cm,造口高度略低于腹部皮肤表面,造口周围皮肤有潮湿相关性皮炎。靠近造口的切口及局部皮肤发红,轻轻挤压后可见浑浊渗液。伤口分泌物培养结果提示为大肠埃希菌。伤口测量后深约 3cm,且 6 点钟和 12 点钟方向均有潜行,6 点钟方向潜行约 3cm,12 点钟方向潜行约 8cm。

 案例分析

(一)出现手术切口感染的原因

该患者急诊肠穿孔手术切口为三类切口,即污染切口。污染切口的感染率为 15%~20%。急诊手术没有常规行造口术前定位,导致患者造口位置不理想,造口靠近切口而未在腹直肌内,易引发造口渗漏,增加了切口感染的发生风险。

(二)护理难点与重点

1. 造口护理

有效收集粪便,处理造口皮肤黏膜分离伤口,使用正确的造口用品,使造口抬高,减少渗漏。

2. 伤口处理

伤口需有效引流,考虑是否需要拆除部分缝线,以利于引流和清创。评估伤口感染的深度和范围,选择合适的伤口敷料。

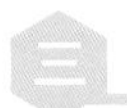 处理方案

(一)局部处理

1. 伤口处理

用生理盐水清洗伤口,再次留取分泌物行微生物培养。拆除两针缝线,对伤口彻底清创,去除脓液及黄色腐肉。使用条状亲水性纤维银敷料填塞入伤口底部,表层伤口覆盖片状亲水纤维银敷料,外层覆盖超薄水胶体,以搭建足够面积的底盘粘贴平面(见图 16-21)。

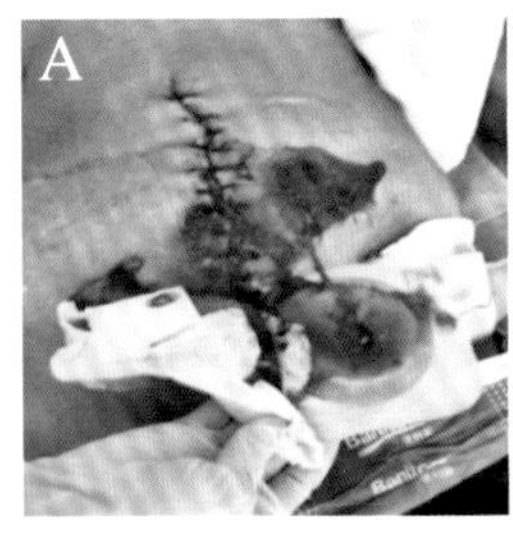
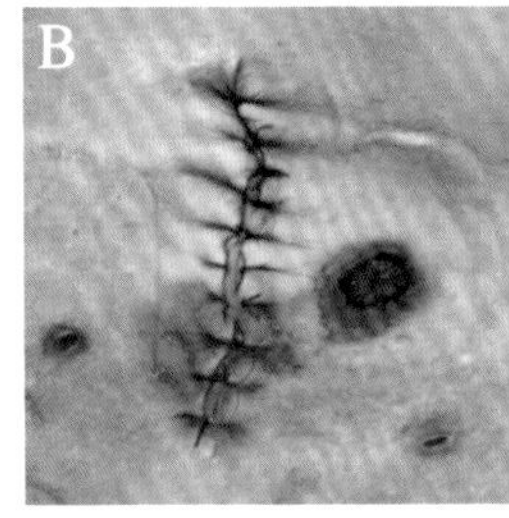
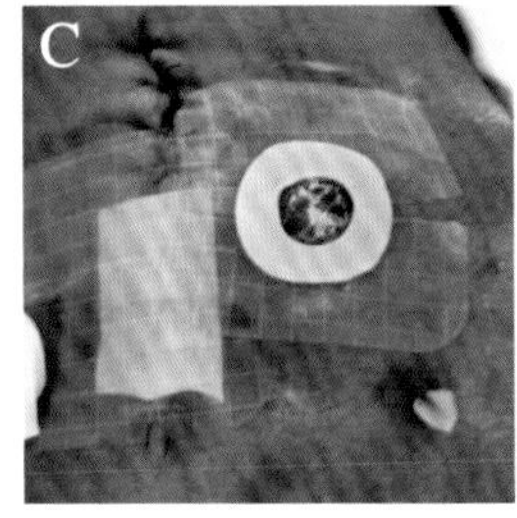
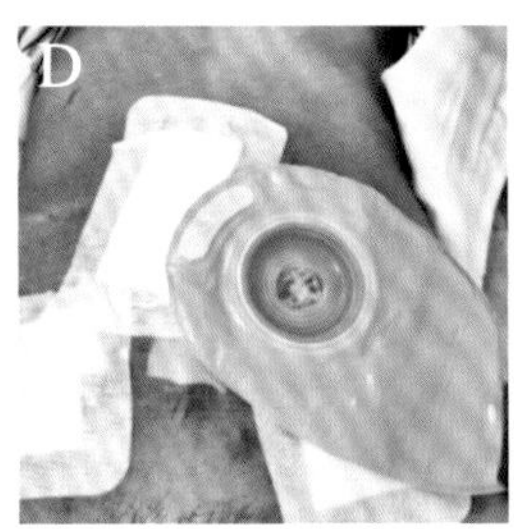

图 16-21 造口周围切口感染。图 A:造口发生渗漏,切口污染。图 B:清洗后的造口及伤口。图 C:伤口及造口周围皮肤处理。图 D:粘贴凸面底盘

2. 造口护理

造口皮肤黏膜分离处创面消毒后,用银离子敷料覆盖,造口周围皮肤使用结构化皮肤护理方案,创面及周围皮肤覆盖水胶体敷料;改用凸面造口底盘,并且联合造口腰带,使造口乳头微微抬高,减少渗漏。

3. 定期更换

根据渗液量和造口底盘渗漏情况,及时换药和更换造口袋,早期隔日更换一次;切口炎症控制后,每周更换 2 次。

(二)全身处理

密切关注患者生命体征、实验室检查结果,关注患者腹部情况及造口排气排便情况;根据伤口分泌物培养结果,遵医嘱使用相应抗生素;加强营养支持。

(三)健康教育

关注患者情绪,每次换药时告知进展,让其增加信心。宣教造口相关知识,提供造口宣教内容,供患者随时了解,以提高对造口的认知及掌握造口护理技能。

四 思考题

1. 该患者易发生哪些造口并发症,该如何预防?
2. 怎样对该患者做好健康教育?

第二十一节　小肠联合腹壁移植术后造口水肿（移植肠段造口）

一　案例介绍

（一）简要病史

患者，女性，25 岁，因急性出血坏死性肠炎，经多次手术后呈短肠状态，腹壁有胃横断造口、胆囊造口、结肠造口和十二指肠乳头体外造口，所有消化液均经体外排泄，需全静脉营养支持治疗。经多学科诊治和护理，患者于 6 个月后在全麻下行“同种异体小肠移植联合腹壁移植术＋移植肠回盲部终末型造口术”，术中留置胰肠引流管、脾窝引流管及盆腔引流管各 1 根，保留胆囊造口引流管。术后第 7 天，造口专科护士床边查房时发现造口水肿明显。

（二）护理评估

1. 全身评估

患者神志清，卧床休息，体形消瘦，体重 36.2kg，身高 160cm，BMI 14.1kg/m^2，贫血貌。患者主诉切口疼痛，生命体征平稳。血常规示白细胞计数 4.1×10^9/L，血红蛋白 79g/L，血小板计数 26×10^9/L；腹腔引流液淀粉酶测定 41731U/L；血白蛋白 30.5g/L；腹腔引流液细菌培养示肺炎克雷伯氏菌。患者病情复杂、病程长、手术难度巨大，术后转至监护室后予以保护性隔离，患者担忧移植器官功能恢复不顺利，对移植肠造口存有顾忌，焦虑明显，夜间入睡困难。

2. 局部评估

（1）肠造口评估：肠造口位于左下侧腹部自体皮肤处，为移植肠回盲部终末型造口，造口黏膜红润，呈椭圆形，大小为 6.5cm×6.0cm，高出皮肤 5～6cm，肠蠕动时造口肠段可突出体表 8～10cm，造口黏膜表面可见血痂黏附和局限性的浅溃疡，水肿明显（见图16-22），以造口头端、背侧和下垂部位黏膜为主，造口排出褐色液体约 250mL。造口周围皮肤可见陈旧性疤痕组织，造口距移植腹壁切口左侧 2cm，距左侧髂前上棘 3cm，距左侧脾窝引流管 5cm。

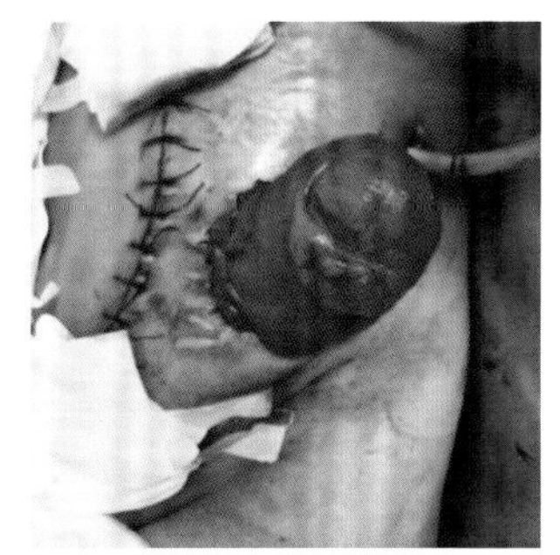

图 16-22　移植肠造口水肿

（2）腹部评估：腹部正中为 27cm×15cm 的移植腹壁，切口呈椭圆形，切口无红肿热痛，切口皮温 36.8～37.5℃。左侧腹部留置 1 根脾窝引流管，右侧腹部有 3 根引流管，包括胆囊造口引流管、胰肠吻合口引流管、盆腔引流管各 1 根。

二 案例分析

（一）造口伤口专科护理目标是什么？

1. 全身护理目标

改善患者营养状态；抗感染、抗排斥治疗有效；减轻患者焦虑感。

2. 局部护理目标

减轻造口水肿，维持造口排泄功能，有效收纳粪便，避免造口排泄物渗漏导致移植腹壁切口感染和造口周围皮肤损伤；移植腹壁切口愈合。

（二）护理难点和重点

1. 造口体形大，位置偏，造口水肿明显，以造口头端、背侧和下垂部位黏膜为主，且肠蠕动活跃。

2. 造口与移植腹壁、引流管、左侧髂前上棘距离相近，造口袋粘贴有效面积受限，造口周围皮肤不平整，一旦发生造口渗漏，移植腹壁切口易受污染，切口感染的风险增加。

3. 移植肠造口由于疾病的特殊性而无法常规行造口定位，位于侧腹壁，缺少腹直肌的保护，更易发生造口并发症。

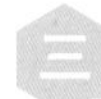

三 处理方案

（一）切口管理和造口周围皮肤保护

在伤口消毒后，用生理盐水清洗，靠近造口侧的移植腹壁切口和脾窝引流管切口处覆盖亲水纤维银离子敷料＋超薄水胶体敷料保护，以增加造口底盘的有效粘贴面积，使用防漏贴环在造口根部围合密封，以预防渗漏，保护造口周围处切口（见图 16-23）。

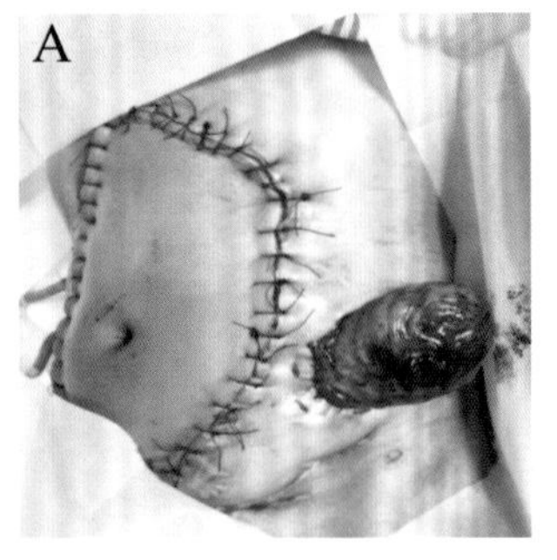

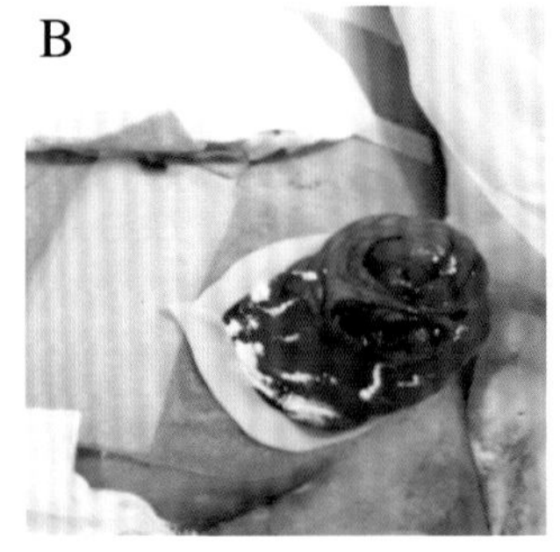

图 16-23　图 A：小肠联合腹壁移植术后切口及造口。图 B：造口周围皮肤及切口处理

（二）造口袋的选择

选用灭菌一件式带观察窗的大容量造口袋，透明观察窗可随时打开，方便随时对造口进行观察和处理；上拉式的连接环扣合时不会对腹壁和肠段产生压力，避免了切口疼痛和对肠黏膜的摩擦损伤（见图 16-24）。

（三）造口水肿处理

用3%高渗盐水浸湿纱布，采用垫高环绕湿敷法处理造口水肿。具体方法：打开造口袋观察窗，将湿敷纱布散开对角折成宽为5～6cm的纱条2条，回绕造口水肿部位上下交叉环绕，露出造口排泄口，并在造口背侧用4～5块纱布垫高托起造口，3次/日，20～30分钟/次（见图16-25）。指导其以右侧卧位为主，使造口处于高位，促进血液和淋巴回流，减轻水肿（见图16-26）。

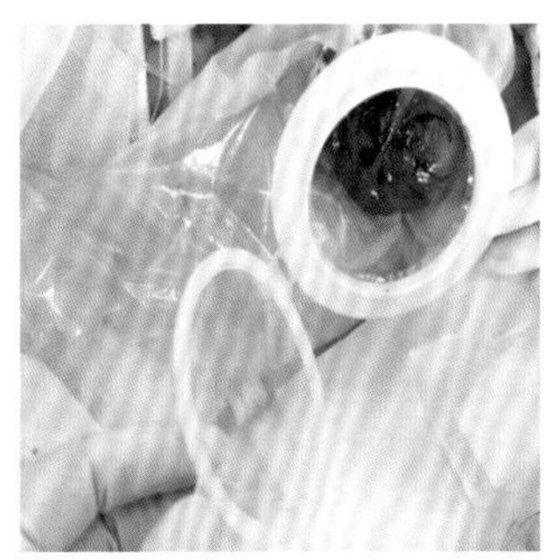

图16-24　一件式带观察窗的大容量造口袋

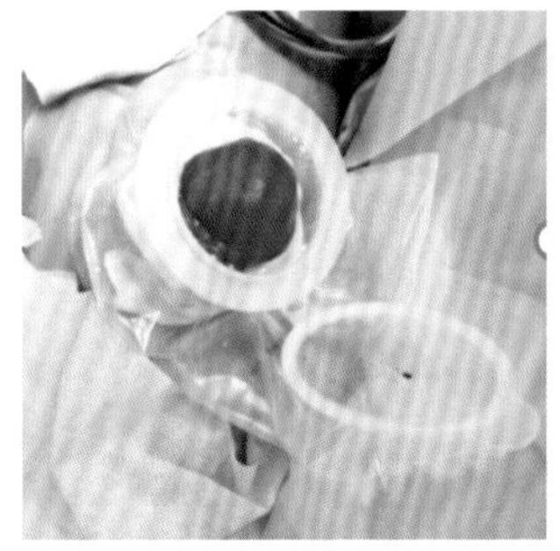

图16-25　高渗盐水纱布垫高环绕湿敷

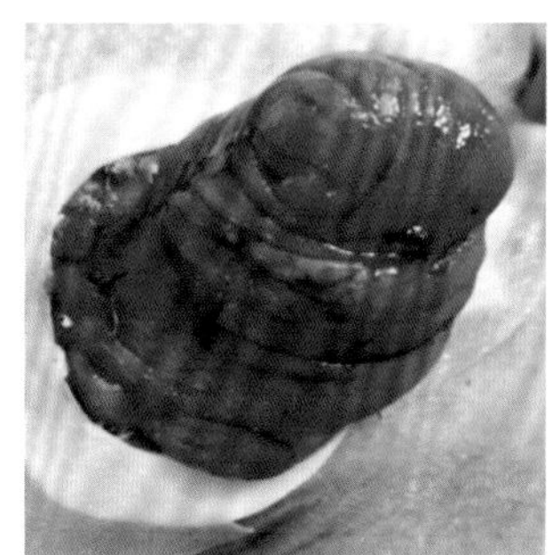

图16-26　水肿较之前消退

（四）加强营养支持

禁食，遵医嘱予以全静脉营养，输血及血浆、白蛋白等治疗。动态评估胃肠功能恢复情况，观察有无恶心、呕吐、腹痛、腹胀，观察造口排泄量的变化。

（五）心理护理

关心患者情感需求，为其提供与家人视频聊天等，给予亲情支持。护理操作尽量集中，翻身时动作轻柔。

（六）健康教育

水肿时期，指导其以右侧卧位为主，使造口处于高位，促进血液和淋巴回流。恢复期（见图16-27），指导患者及其家属学会造口护理；宣教如何预防造口相关并发症，如造口脱垂、造口旁疝等，指导其避免增加腹压的动作。

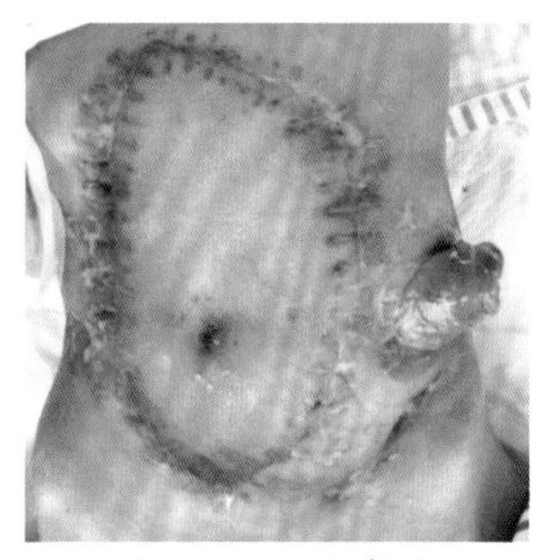

图16-27　恢复期

第二十二节 造口相关代谢并发症

一 案例介绍

(一)简要病史

患者,男性,27 岁,因肠扭转坏死在全麻下行"急诊全结肠切除+部分小肠切除+回肠造口术"。术后第 3 日起,患者回肠造口排量明显增多,约 2000mL/d,术后第 5 日 16 时,护士查房时发现患者乏力,口渴,尿色深,造口排稀水样便量多,但具体量家属无法描述,只表示已清理过三四次。患者主诉造口袋易渗漏,周围皮肤 NRS 疼痛评分 3 分。

(二)护理评估

1. 全身情况

患者精神较软,心率 100 次/分,血压 92/56mmHg。造口排量当日估计有 2000mL,尿色偏深,尿量当日 300mL。血生化结果显示钠 125mmol/L,血钾 3.5mmol/L,镁 0.76mmol/L。患者处于禁食状态,但可进开水,因口渴较明显,家属已协助其当日饮白开水共计约 500mL;当日已补液约 2500mL,包括 5%葡萄糖氯化钠注射液、肠外营养制剂等。患者大学文化,术后由母亲陪护。患者为青年,经受突如其来的大手术,患者本人及家属承受巨大的心理压力,且术后腹部有造口袋,同时造口排泄量大、周围皮肤疼痛等,心情焦虑、担忧。

2. 局部情况

右侧腹部回肠造口可见造口袋内有 3/4 袋的暗绿色水样便(见图 16-28)。揭除造口袋后,可见造口黏膜红润,造口大小约为 3cm×2.8cm×2cm,造口底盘已部分发胀呈白色,造口周围皮肤平坦,部分皮肤已发生潮湿相关性皮炎。造口 3 点钟至 6 点钟方向皮肤发红,面积为 1.5cm×2.6cm,NRS 疼痛评分 3 分。

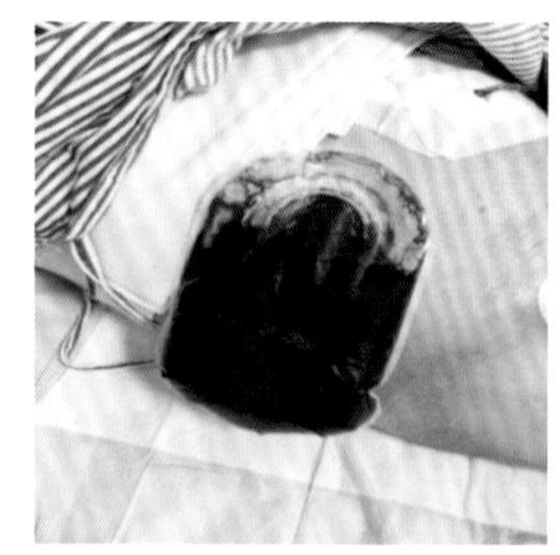

图 16-28 高排量造口

二 案例分析

(一)发生哪种肠造口并发症?其主要原因是什么?

该患者肠造口排泄量大,且出现乏力、口渴、尿色深等临床表现,为典型的造口高排量。

该患者已行全结肠切除＋部分小肠切除＋回肠造口术，由于回肠造口改变了大便的流出通道，失去了结肠对水分的重吸收作用，持续的高排量导致低钠血症，随后有可能出现低钾血症、低镁血症致急性和慢性水电解质消耗，严重者发生心、肾衰竭的代谢并发症。

（二）护理难点与重点

1. 如何准确判断造口排量

对造口代谢并发症患者，重要的护理内容之一是评估排量，现有的造口袋一般无刻度显示，因此无法直接准确估计袋内排泄物量而导致误差。对于有高排量风险者，应做好量的准确评估。①改用可接引流袋的造口袋，推荐大容量回肠造口专用款。对确定排出液为液体者，也可用泌尿造口袋外接引流袋，但需密切关注有无发生堵塞。通过引流袋的刻度准确记量。②使用普通造口袋者，建议排放时倒入有刻度的量杯或尿壶中。③排放次数多者，记录每次排放时间和量。

2. 造口高排量患者的饮食选择

患者口渴时通常会多喝水，大量饮用低渗或等渗液体反而会加重高排量的发生，因此低渗或等渗液体口服量需控制在 500～1500mL/d。对该患者，建议进半流质饮食，如面条、粥、羹、泥类等，以减少胃肠蠕动和消化道分泌，降低肠道通透性，增加食物在肠道内的停留时间，促进水分吸收，从而减少造口排量。根据情况补充口服营养制剂，可食用黏稠、不发酵、可形成凝胶的可溶性纤维补充剂，如燕麦麸、果胶、车前子壳等。

三　处理方案

（一）全身处理

1. 遵医嘱静脉补液，根据血电解质结果准确补液，使用葡萄糖、电解质溶液、止泻药、生长抑素等。

2. 做好观察和记录。每班记录肠造口排量，关注患者主诉，密切监测患者神志、生命体征、造口每日排量、尿量，关注实验室检查结果，如电解质和微量元素、肾功能、营养指标等。

3. 限制白开水等低渗液的摄入量。

（二）局部护理

1. 造口袋及造口附件产品的使用

改用大容量耐用底盘造口袋，尾部接引流袋，减少渗漏和排放次数。该患者造口周围皮肤已发生轻度皮炎，予以清洗后，对造口周围皮肤依次使用造口护肤粉、皮肤保护膜、防漏贴环。

2. 准确评估造口排量

指导患者及其家属做好每日排量记录，利用引流袋准确估计排量。关注造口袋的引流是否通畅，造口袋内排泄物1/3～1/2满时需及时倾倒。

3. 健康教育

做好出院前健康教育。鼓励患者出院后建立造口排量日志，填写每日造口排量、饮食等内容。出院后早期进食易咀嚼食物，逐渐增加膳食纤维，少量多餐，避免辛辣刺激易腹泻食物。定期造口门诊复查。如造口排泄量连续3日每日大于1500mL，且伴有乏力等不适，需及时就诊。

四 思考题

1. 肠造口代谢并发症发生的主要原因有哪些？
2. 高排量造口的护理要点主要有哪些？

第二十三节　造口周围脓肿(外科清创术后)

案例介绍

(一)简要病史

患者，女性，69岁，因直肠低位恶性肿瘤行Miles手术。2个月后发现造口旁有破溃，并且有脓性分泌物流出，患者主诉疼痛感明显，NRS疼痛评分3分，在当地医院处理4个月未见好转，体温反复升高，遂于结直肠外科门诊就诊后收治入院。住院时，医生请造口专科护士会诊。

(二)护理评估

1. 全身评估

患者当日体温37.5℃，检查结果示白细胞计数11.1×10^9/L，白蛋白35.0g/L，超敏C反应蛋白20mg/L。腹部无明显膨隆，造口有排气排便。进半流质饮食，胃纳欠佳。患者小学文化，育有一子一女，家属关心，经济状况良好。患者及家属较为焦虑，对疾病预后十分担忧，害怕伤口不能愈合，担心引发更严重的疾病。

2. 局部评估

(1)清创手术前：结肠单腔造口，造口1点钟到4点钟方向皮肤黏膜可见分离，皮肤破溃，破溃处伤口长3.5cm，宽2cm，潜行最长约3cm，挤压有少量脓性液体流出，破溃处周围皮肤红肿、皮温高，有压痛，NRS疼痛评分3分；造口5点钟方向，距造口2cm

处有一硬结，NRS疼痛评分3分。创面分泌物微生物培养结果为肺炎克雷伯菌感染。

(2)清创手术后：患者完善术前准备后，在全麻下行腹壁伤口清创术。术后造口周围可见两处敞开创面，大小分别为3.5cm×6cm×1.5cm，3cm×4cm×1.5cm，伤口基底较红润，渗液较多。患者NRS疼痛评分3分。

二　案例分析

(一)发生了何种造口并发症？

该患者造口周围发生了慢性感染，皮肤发红、肿痛、皮温升高，形成脓肿，部分脓肿自行破裂，流出脓液，同时合并造口皮肤黏膜分离。

(二)护理难点与重点

1. 造口周围伤口的处理

该案例的难点是如何保证术后造口周围伤口不被造口排泄物污染，且能加快伤口愈合。术后敞开创面渗液多，伤口敷料易被快速渗湿，造口底盘粘贴困难，造口底盘的渗漏风险大，渗漏后极易污染创面。因此，建议使用持续负压吸引(vacuum sealing draina，VSD)治疗，在吸收渗液的同时，负压环境下细菌的生长受到抑制，血液循环加速，促进肉芽组织生长。同时，负压创面使开放性的创面变成闭合性创面，也可减少被粪便污染的机会。

2. 如何保证负压的密闭性

创面与造口黏膜相连，需要建立阻断造口与创面的有效物理屏障，需拟定局部处理步骤。

三　处理方案

(一)全身处理

严密监测患者生命体征变化，如体温和心率，关注腹部体征，关注造口排气排便情况；根据伤口分泌物培养结果，遵医嘱使用抗菌药物，创面处理前给予止痛药。

(二)局部处理

1. 伤口处理

清洗造口周围，创面处使用聚维酮碘溶液消毒后，用无菌生理盐水洗净，纱布拭干，裁剪专用黑泡沫使之适用于创面的形状，脂质水胶体硫酸银敷料包裹裁剪后的黑泡沫填塞创面，较大张黑泡沫覆盖住两处创面的黑泡沫，外层用透明薄膜覆盖，负压吸盘放置于造口底盘覆盖面积以外。

2. 造口处理

使用防漏膏围绕造口根部涂抹，造口黏膜与黑泡沫衔接处使用3层防漏膏，将质地较硬的微凸造口底盘按压式粘贴，并配合造口腰带收紧底盘，用湿棉签调整防漏膏位置，使其能完全封堵黏膜、造口底盘、黑泡沫之间的缝隙。检查负压装置，确定无漏气。扣合造口袋(见图16-29)。

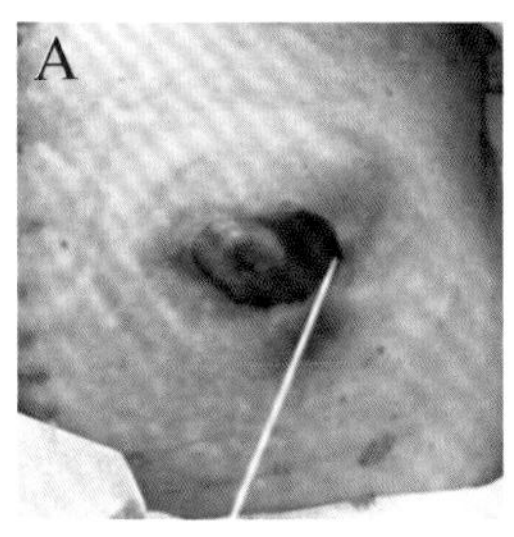

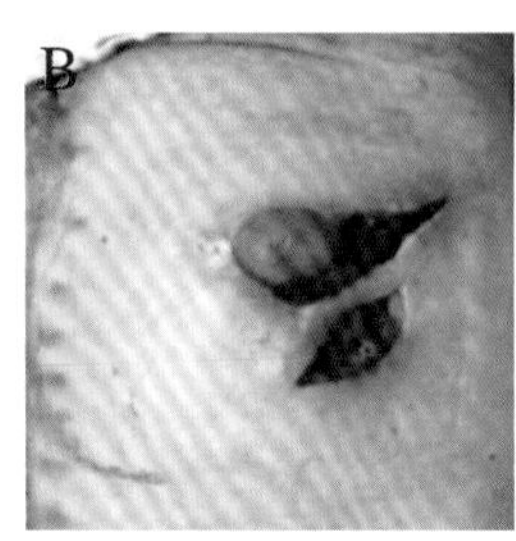

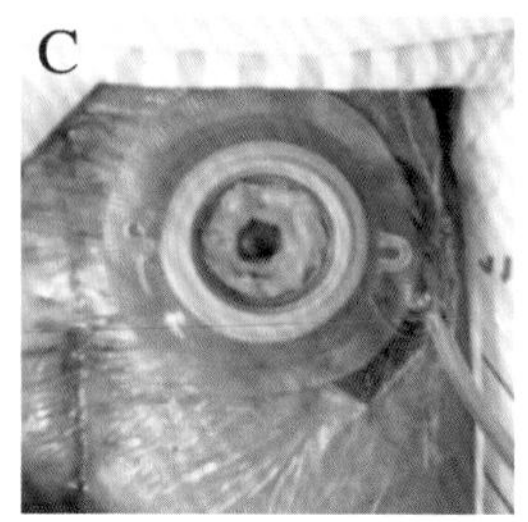

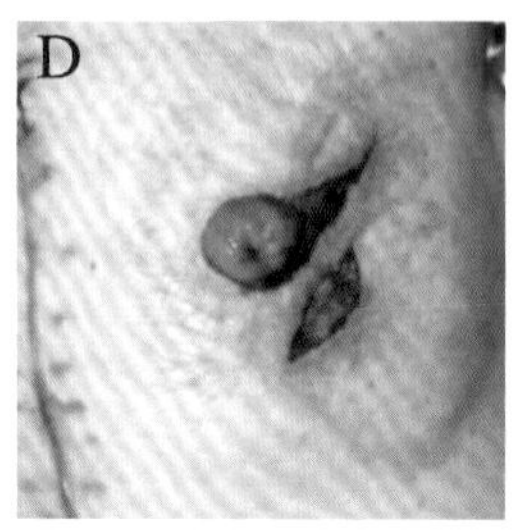

图 16-29　造口周围脓肿外科清创术后负压封闭引流术。图 A：造口周围脓肿。图 B：造口周围脓肿切开术后。图 C：造口周围持续负压吸引治疗。图 D：脓肿创面较前缩小

3. 调节负压

调节负压装置，使压力维持于－100mmHg。

(三)停止负压治疗

5～7 天后，更换造口袋并处理伤口。处理伤口时，每次评估渗出液的颜色、性质、量和气味，测量创面大小、深度、潜行，观察创面基底情况。连续两次持续负压吸引治疗后，患者伤口分泌物培养结果为阴性，分泌物明显减少，停止持续负压吸引治疗，伤口填塞藻酸盐敷料，外层覆盖片状水胶体敷料，造口周围使用防漏膏保护。3 天更换一次。

(四)健康教育

1. 营养指导

嘱患者进食易消化的高蛋白食物及新鲜蔬菜水果。

2. 活动指导

在负压连接的状况下，活动时注意缩小幅度，关注敷料的紧实度、压力值、引流液状况，以及时发现堵管、漏气等引起的密闭受损。

3. 心理支持

患者病程长、创面大，因此紧张，担心无法康复。在整个护理过程中，应积极关注其心理变化，给予支持。

四　思考题

1. 负压封闭引流治疗术的注意事项有哪些？
2. 对造口周围脓肿患者如何做好渗液管理？

第二十四节　自闭性回肠插管造口旁血肿

案例介绍

(一)简要病史

患者，男性，61岁，因排便次数增多，检查发现距肛门5cm有直肠肿瘤，在全麻下行“直肠肿瘤前切除＋自闭性回肠插管造口术”(见图16-30)。术后第2天，专科护士查房时发现伤口敷料和造口袋底盘处可见血性液体渗出，造口袋内约有2mL血液。

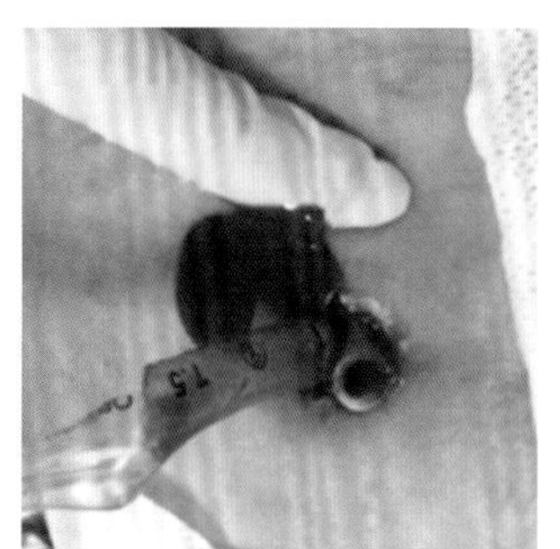

图16-30　自闭性回肠插管造口旁血肿

(二)护理评估

1. 全身评估

患者精神较软，卧床休息，无明显腹胀，主诉造口处轻压痛，NRS疼痛评分2分。患者既往体质可，有高血压病史10年、糖尿病病史4年，血压、血糖均控制良好。早晨体温37.2℃，心率78次/分钟，呼吸16次/分钟，血压130/75mmHg。实验室检查示：白细胞9.42×10^9/L，中性粒细胞80.4%，血红蛋白115g/L；超敏C反应蛋白5.9mg/L；总蛋白45.7g/L，白蛋白34.2g/L。患者初中文化，经商，经济条件良好，妻子陪同和照顾。疾病发生后，患者比较焦虑，当发现敷料和造口有渗血时更为紧张。

2. 局部评估

患者腹部略膨隆，腹软，腹部正中伤口可见少量渗血，伤口左侧5cm处可见插管造口，插管固定妥，造口未见明显排气排便，使用一件式造口袋，内约有2mL暗血性液体。揭除造口袋和伤口敷料，寻找出血点。轻轻挤压伤口和插管造口周围，发现插管造口2点钟方向有陈旧性血性液体流出，量约10mL。造口周围皮肤平整无皱褶。

案例分析

(一)发生了什么并发症？

术后第2天，造口旁可挤出暗红色血性液体，考虑造口旁血肿。

(二)护理难点与重点

1. 如何准确探查血肿旁伤口深度和方向

该患者血肿在造口旁，为插管造口，未见明显伤口暴露，因此应选取合适的工具探查血肿处伤口的大小。在工具的选择上需考虑无菌、足够细小、具有一定的柔软性但又须有足够的韧性。

2. 避免腔隙感染

本案例的重点是防止粪水渗漏污染血肿引起的腔隙，避免腔隙感染的发生。该患者血肿伤口外观小，易被忽视；插管造口排泄物为稀水样便且量较多，粪水极易渗入附近的腔隙中，而引起造口周围感染。

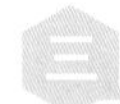

三 处理方案

(一)全身处理

关注腹部体征和排气排便情况，关注全身有无其他出血处。密切观察患者术后引流管的引流量和颜色，加强患者生命体征监护，定期复查患者血常规等化验结果，并做动态性评估。

(二)局部处理

1. 腹部切口处理

挤压探查腹部各处切口，发现无明显出血渗液，消毒后予以包扎。

2. 造口旁血肿的探查

该案例选用细菌检查咽拭子棒作为探查工具，对插管造口旁血肿进行探查(见图 16-31)。该咽拭子棒棉絮头端圆润、固定牢固不易脱落，杆体柔韧性好，可保证患者安全性。探得插管造口 2 点钟方向有直径约 1.5cm 的空腔。

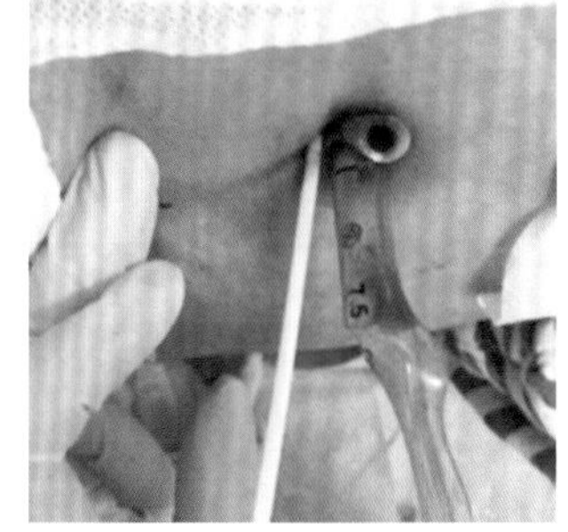

图 16-31 使用咽拭子棒探查伤口

3. 造口旁伤口处理

伤口消毒后，使用生理盐水清洗插管周围皮肤，用无菌纱布拭干，使用条状银离子敷料填塞腔隙，水胶体敷料保护。隔日换药。

4. 选用合适造口袋

选择可塑小孔径平面造口底盘。预先把底盘背面防粘纸剪成对半，但不揭除。用两个大拇指把造口底盘孔径拨大。沿插管套入底盘，用镊子拨出外固定橡胶管，揭去底盘防粘纸，底盘与皮肤完全贴合后，粘贴造口袋，夹闭开口(见图 16-32)。可塑底盘具有龟颈效应，可以更好、更严密地包裹造口，保护造口旁伤口少受粪液的刺激，有效预防渗漏，避免插管处感染的发生，促进伤口愈合。

5. 使用腹带适当加压

在伤口和造口处理结束后，使用侧孔腹带加压包扎，暴露造口出口。该方法可以在不影响造口排泄的同时起到对血肿处加压的作用。

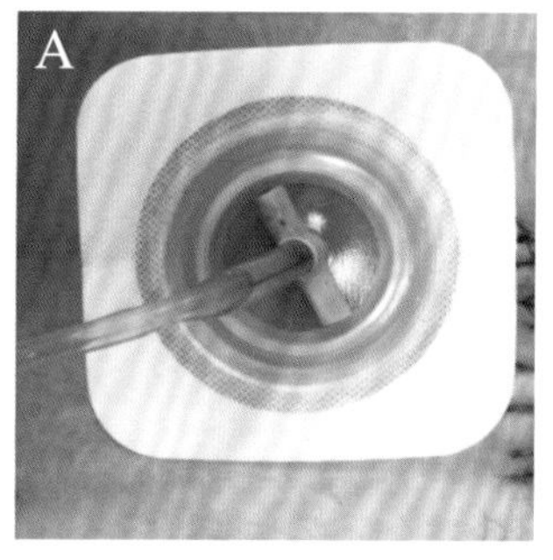

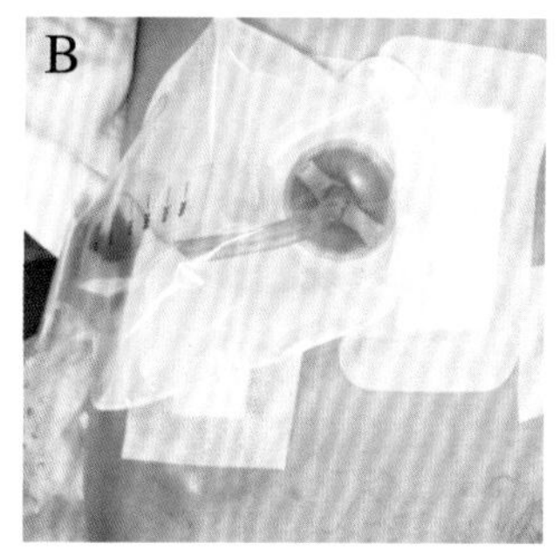

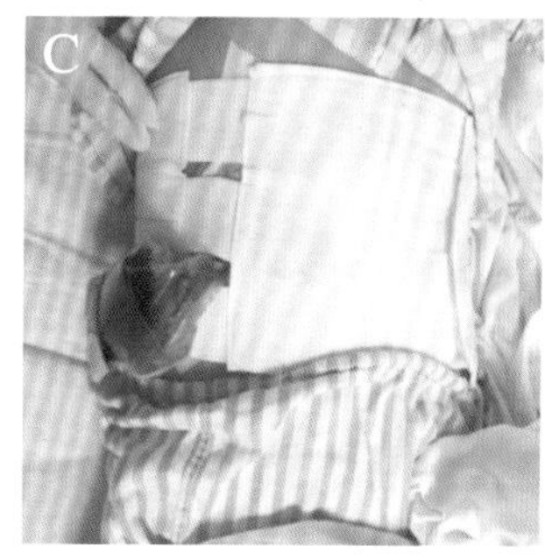

图 16-32　自闭性回肠插管造口旁血肿处理。图 A：伤口处理妥善后，粘贴小口径可塑造口底盘。图 B：扣合造口袋。图 C：使用侧孔腹带保护

（三）健康教育

术后初期，自闭性回肠插管造口排泄物为稀水便，量相对较大，因此指导家属及时排放；关注造口周围疼痛情况；若造口底盘有渗漏或有渗漏迹象，及时告知医护人员。

四　思考题

1. 造口旁血肿伤口的敷料选择原则是什么？
2. 血肿处适当加压方法还可以有哪些选择？

第二十五节　自闭性回肠插管造口堵管性肠梗阻

一　案例介绍

（一）简要病史

患者，男性，65 岁，因大便出血、大便形态改变，行肠镜检查后发现距肛门 6cm 的直肠肿瘤，完善术前准备后在全麻下行"直肠癌低位前切除＋自闭性回肠插管造口术"。术后恢复良好，患者于术后第 7 天顺利出院。术后第 15 天，患者因腹痛、腹胀，造口排便停止 1 天，入院就诊。

（二）护理评估

1. 全身评估

患者精神较软，家属推行轮椅下入诊室。当日体温 36.8℃，心率 90 次/分钟，血压 140/88mmHg，自觉腹胀明显。患者主诉前几日造口排气排便多，家属每日排放排泄物有 4 次及以上。患者体重 80kg，身高 172cm，BMI 27kg/m^2。患者平日胃纳佳，术

后以进食水蒸蛋及肠内营养制剂为主。前日进食食物有鱼肉、2个猕猴桃、果汁等。妻子陪护，两人育有一子，儿子对患者关心。今日因造口无排气排便1天而着急赶来医院。

2. 局部评估

腹部无明显压痛、反跳痛，右侧腹部可见插管造口，气管插管固定妥，无排气排便，使用可塑底盘造口袋。

二 案例分析

(一)该患者发生了什么并发症?

患者近日有进食有渣食物史，考虑插管被粪渣堵塞而发生堵管性肠梗阻。

(二)护理难点与重点

判断引起肠梗阻的原因

肠造口术后引起肠梗阻的原因有多种，如粘连性肠梗阻等。自闭性回肠插管造口出口为细长的插管，若进食粗纤维等不易消化食物，食物残渣易堵于管内而发生其特有的堵管性肠梗阻。因此，该类患者发生肠梗阻时，应仔细询问患者情况，尤其饮食细节，关注发生的时间和严重程度，以初步判断患者发生肠梗阻的原因。

三 处理方案

(一)全身处理

关注腹部情况，评估腹痛、腹胀程度；告知其暂时禁食、不禁饮，向主管医生汇报。同时，关注患者及家属的情绪，予以解释，减少其焦虑和紧张。

(二)局部处理

1. 揭除造口袋，使用咽拭子棒插入造口插管内，进行初步疏通，后改用20～50mL注射器接20～30cm长输液管插入，用生理盐水反复冲洗。冲洗过程中关注患者主诉及腹部情况(见图16-33)。

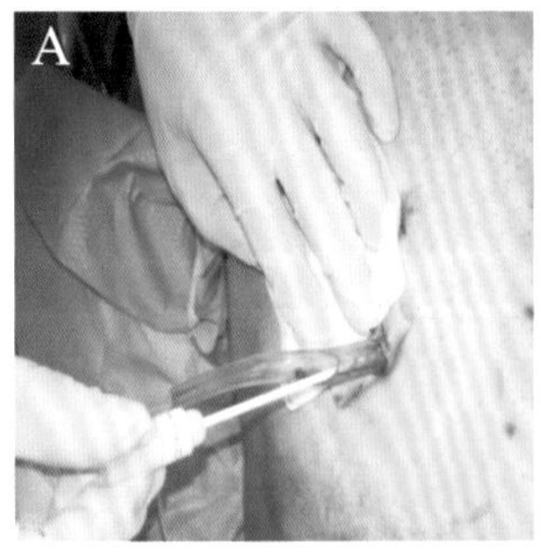

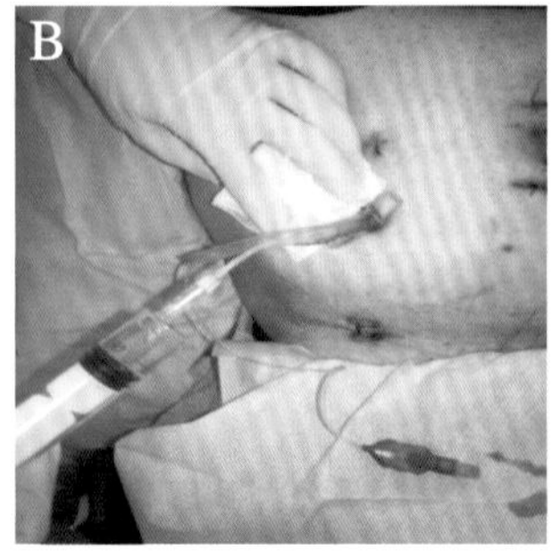

图16-33　自闭性回肠插管造口患者堵管处理。图A：用咽拭子棒疏通。图B：用生理盐水冲洗

2. 该患者在冲洗 200mL 后，插管内开始持续有黄绿色粪液排出，可见黑色小颗粒带出，因此判断本次堵管可能是由猕猴桃籽粒堆积引起的。继续冲洗 100mL，直至排出液体无明显黑色颗粒。

3. 造口护理，粘贴新造口底盘及造口袋。

(三)健康教育

对于自闭性回肠插管造口患者，饮食宣教是健康教育的重要内容之一。指导患者及其家属拔管前禁忌食用含粗纤维的蔬菜、瓜果等，带管期间全程无渣饮食，同时也需兼顾营养，如水蒸蛋等高蛋白易消化食物，肉类以鱼类为主，烹煮软烂，以免发生堵管；造口插管拔除后，可恢复到普食。若造口突然发生排气排便停止等情况，应及时到医院就诊。

四　思考题

1. 自闭性回肠插管造口患者发生堵管性肠梗阻的危险因素有哪些？

2. 如何预防自闭性回肠插管造口堵管性肠梗阻？

第四篇

肠造口人士康复管理

第十七章　肠造口人士健康教育

经过多年的临床护理实践，我们总结出，对患者实施有效的健康教育可以显著提高造口患者自我护理能力，降低造口及造口周围并发症的发生率，因此健康教育对造口患者而言是非常重要的。在造口的不同阶段，造口患者对知识的需求也不同，在适当的时机为其提供所需要的知识，方能获得理想的效果。

第一节　肠造口人士健康教育现状

一　健康教育形式化

人力资源相对或绝对不足，导致护士缺乏时间和精力进行系统化教育，常出现过度灌输、附带讲解、随机教育等；造口专科护士缺乏，健康教育缺乏专业性和针对性；忽略效果评价。

二　教育手段单一化

健康教育形式以单纯说教为主，缺乏针对不同文化背景、不同学习能力者的个性化教育手段，有时难以达到预期效果。

三　教育对象不合理

对造口患者及其家属均应进行健康教育；忽视对家属的教育或忽视对造口患者的教育，均应被视为教育对象不全面。但在造口手术的不同阶段，健康教育可分别有所侧重，比如术后早期以家属照顾为主，则应先侧重于对家属进行教育和指导。

第二节 肠造口人士健康教育的实施

一 健康教育的实施者

健康教育的实施者主要是具有专科知识的医护人员，这也是确保被教育者获得可靠信息的重要保证。但是，国内医疗资源分布不均，导致部分地区缺乏肠造口治疗师或者造口专科护士，因此在实施健康教育前需要提高实施者的专业知识水平，在掌握专科知识技能的同时，要注重人文精神的培养，掌握沟通技巧，提高语言表达能力，增强服务理念和服务意识，才能真正落实好健康教育工作。

二 健康教育的模式

(一)阶段式健康教育

将造口相关知识独立出来，分阶段、有重点地进行指导和教育。

(二)路径式健康教育

将患者需要掌握的健康教育内容按一定的时间顺序实施，并在给出新的内容前对上一次的指导内容进行评价，了解患者或家属的掌握程度。

(三)全程规范化教育

在全程规范化造口护理管理模式下，将阶段式和路径式健康教育的特点相融合，根据患者需要面对的先后顺序，把所有的造口护理相关知识在一定时间内分别完成并评价效果。

(四)个性化健康教育

个性化健康教育方式最符合患者需求，也是患者满意度最高的健康教育方式，即根据患者个人实际情况，按需指导。其对健康教育实施者的要求也更高。

三 健康教育的内容

(一)造口手术相关知识

造口手术相关知识主要包括：造口的原因和必要性；与造口术相关的基本解剖、生理知识；拟行造口的种类、方式和特点，如位置、排泄物形态等；造口后对生理的影响。

(二)造口护理相关知识

造口护理相关知识主要包括：观察造口的形态与特征，常见造口及其周围并发症的观察、预防和院前处理方法；造口袋的排放与清洗；造口袋的更换方法及注意事项；各类造口用品及辅助用品的特点、作用和选择。

(三)康复期护理知识

康复期护理知识，如：饮食、穿着、沐浴、活动与锻炼、性生活、出行等日常生活方面的注意事项；造口复诊的时间及频次等。

(四)其他知识

其他知识主要包括社会心理方面的支持，提供可寻求支持或帮助的途径，如专业医师、造口门诊、造口探访者、造口协会等个人和社会团体等均可为造口患者提供帮助。

四　健康教育的方式

健康教育可采取床边一对一讲解和示范、“阳光之家”集体教育、探访者经验分享、造口联谊会等方式，可以是口头讲解、多媒体幻灯片讲授、影像资料播放、工作坊等。造口模型、造口袋及辅助用品等常作为造口患者健康教育的道具，可辅以宣教手册或者光盘等，作为健康教育的补充。另外，还有健康教育处方、知识展板、病区小视频滚动播放等，可供不同人群选用。需要指出的是，慎重采纳来自互联网的资讯。近年来，国外研究者对互联网信息进行筛查后发现，其信息可靠性不足40%。

“阳光之家”的名称最早来自造口护理产品公司组建的造口患者教育讲堂，目前基本由各医院独立完成，但沿用了这个名称。各家医院“阳光之家”活动的开设频次为每周一期至每月一期不等，主讲人多为造口专科护士或具有造口专科护理经验的资深护师，参加者以住院患者和照护者为主。讲课采用多媒体形式，系统地讲解造口换袋流程、常见并发症的预防、日常生活指导等。教育的持续时间一般在1小时左右。“阳光之家”活动是一种系统的、完整的健康教育宣教形式，尤其对于造口患者分布于医院各病区而造口专科护理又不够普及的医院，可以确保造口患者接受专业指导，帮助患者更好地掌握自我护理技能。

第十八章　造口探访

造口探访，也称造口访问，是指由一些经过规范培训的造口患者有计划地拜访那些即将要手术或者刚刚做完造口手术的患者，通过交流和分享积极的经验，帮助新造口患者尽快达到生理和心理上的康复，类似于传统心理护理中的“现身说法”。与其他社会支持相比，造口探访有着不可替代的优势，因为探访者是与患者有着同样经历的造口患者，易取得患者的信任，这是有效沟通的前提。研究表明，造口探访一方面能显著提升康复早期造口患者自我护理能力，而自我护理能力与造口患者生活质量密切相关；另一方面，也提高了探访者作为社会人的存在感，同时受益的还有医护人员，造口探访不仅是对专业教育的补充，也提高了患者的满意度。

第一节　造口探访者的选择及培训

一　探访者的选择

造口探访者也称造口志愿者，首先须是一名造口患者，同时拥有较好的造口自我护理能力和体会，具备较高的思想境界，乐于助人，擅长沟通交流。可在造口联谊会或者本地区造口患者社会组织中介绍造口探访活动，以造口患者自愿为前提，医护人员考虑其年龄、性别、身体状况、往返医院的路程、家庭支持度等情况后，选择合适的造口者进行造口探访。一位好的造口探访者应该具备以下特质，比如：态度友好、诚实、善于倾听、能够控制情绪、遵守医院的规定、尊重造口患者的隐私、准时守约、体现真情等。

二　对探访者的培训

（一）培训的目的

确保探访者在探访过程中与造口患者交流的内容不会与医护人员的指导内容相冲突而造成困扰；同时修正部分探访者之前的错误理解，确保造口患者所得到信息的一致性；遵守探访活动相关规定；保证探访者的安全。

（二）培训的内容

培训的内容主要包括与造口相关的疾病基本知识、造口护理知识、探访技巧和注意事项等。目前，国内对造口探访者的培训尚无比较规范、统一的模式，主要参考世界造口协会（International Ostomy Association，IOA）制定的探访者培训内容。常用的培训方式是集中授课，将相关内容归纳整理后形成数个课程，运用多媒体讲座、互动交流、工作坊、情景探访模拟等形式，定期安排培训，以确保探访者能够尽可能接受到各课程。由于造口探访是一项实践性较强的人际互动活动，除在培训阶段由专科护士给予指导外，建议造口探访者新成员与老成员搭配，共同实施探访，借此不断提高造口探访者的探访技巧。

第二节　造口探访的实施

一　探访的形式

（一）集体探访

集体探访即造口探访者同时对多位造口患者进行演讲式的经验传授和探讨。这种探访形式适用于性格内向、不善言谈但又愿意接受经验分享的患者。

（二）床边探访

床边探访指探访者到患者床边对即将行造口手术或者手术后不久的患者进行一对一的访视。此类探访多以心理疏导为目的，适用于愿意倾听、交流同时又注重隐私的患者。

（三）院外探访

院外探访是院内探访的延续，指在医院以外的场所进行的造口探访，可以是提前约定后造口探访者至患者家中，或到双方均感到安全和放松的其他场所进行面对面探访，氛围轻松；也可采用电话、QQ、微信等形式进行探访，不受时间和地点的限制，双方压力更小，更容易进行充分交流和表达真实想法。

二 探访的流程

(一)探访前

探访前,通常由造口治疗师或者资深的专科护士评估患者情况,了解患者目前主要存在的问题,以安排合适的探访员。安排者事先与探访者沟通,向探访者介绍患者的基本情况和存在的主要问题,以及此次探访期望解决的问题。对于一些特殊情况,如患者离异、未婚、失独等,也要提前告知探访者,使探访者对被探访者有充分了解,避免在交流过程中涉及而影响探访的顺利进行。如果资源充足,尽可能安排与被探访者年龄、性别、文化背景、家庭环境等相近的探访者,以便双方更顺畅地交流。

(二)探访时

探访时,安排私密的空间及合适的时间。安排者首先介绍双方认识,根据双方情况决定探访的时间,例如手术后早期探访时间宜控制在30分钟之内,以免影响患者休息。对于资历尚浅、经验相对不足的探访员实施探访时,医护人员可以一起参加探访,但不宜打断探访者与被探访者的交流,仅在需要时提供专业意见,这种方式也适用于对探访过程进行评价。探访过程中要求尽可能围绕探访前拟定的主要问题展开,对于心理方面的问题,建议给被探访者充分的倾诉机会,探访员认真倾听后结合自身经历中相似之处与被探访者分享;对于护理技能或生活方面的问题,可由探访者多讲解、分享自己的经验。

(三)探访后

每次探访结束后,探访员向安排者汇报此次探访的过程,探访过程中的问题,探访目的是否达到,以及还需进一步解决的问题等。可建立造口探访登记本。

三 探访的技巧和注意事项

(一)充分的探访前准备

充分的探访前准备是保证探访顺利进行的基础和前提。安排探访者的行程,确保探访者的安全;探访者必须在探访前了解被探访者的基本情况和待解决的问题,做好大致的计划和准备。

(二)探访时间

探访时间不宜超过30分钟,回答的范围不要超过自身经历。

(三)探访技巧

被探访者在术前有震惊、不相信现实、逃避等表现时,探访者应该耐心地倾听,然后与其分享已知的正确信息,并向被探访者表达理解。当被探访者出现易激惹、情绪上自我封闭，及对以后的自我形象和生活表示担忧时，探访者不宜急于阻止，应该让其尽情发泄，然后安抚使其恢复平静后再进行交流。对于伤心、悲观甚至哭泣的被探访者，探访者在表达理解其感受的同时，还要引导被探访者从自己身上看到未来美好生活的希望。对于已经调整好心态，希望通过探访来获得更多自我护理技能的被探访者，则应给予充分肯定和赞扬。对于不能控制的情况，应寻求造口专科护士或其他安排者的帮助，必要时中止探访，待被探访者情绪平稳后再评估是否继续。

(四)探访者不能涉及的内容

国际造口患者协会的探访指南中对探访过程中有明确不能涉及的讨论内容和禁止行为，如：不讨论医疗问题，以免因为信息的不全面而给所在医疗机构的医护人员造成不必要的困扰；禁止推销造口用品，确保患者利益不受侵害。安排者可通过定期参与探访过程和了解被探访者的反馈等途径，评价探访者的探访行为，一旦发现此类情况应立即进行教育，帮助其改正，必要时停止其探访资质。

第十九章　肠造口人士的延续护理

延续性护理是指由专门机构为患者提供技术性护理保健和医疗支持等服务，保证出院患者在恢复期能够得到连续的、专业的卫生保健服务，以促进患者康复，预防疾病远期并发症。延续性护理是整体护理的补充和住院护理的延伸，是高质量的卫生服务所必不可少的要素，对医疗服务提供者、患者及其家属都有重要意义，具有一定的社会效益及经济效益。国内社区医疗机构专科护理人才短缺，大多肠造口患者出院后的延续性护理工作由手术医院完成，各家医院的工作管理模式和运行方式不尽相同，目的都是促进造口患者的康复，提高其生活质量。

第一节　肠造口人士随访体系的发展

随访是指医疗工作者对出院后的患者进行跟进，以确保疾病治疗和护理进程得以继续。肠造口患者在出院后不仅要承受自身疾病带来的痛苦（大部分是癌症患者），而且还要面对且适应“新的器官”——造口所带来的挑战。面对不熟悉的造口，患者在护理、饮食、着装、运动、沐浴、出行等方面都有顾虑和担忧。随着快速康复理念的不断普及，肠造口患者住院时间也缩短至5～7天，住院期间掌握造口相关知识的时间相对减少。因此，对造口患者建立有效的随访体系以确保患者的康复和生活质量显得至关重要。现从以下几个方面阐述肠造口患者随访体系的发展。

一　随访实施者

肠造口患者的随访工作最初以科室内部自行组织为主，由科主任或护士长担任组织者，选择经验丰富、专科知识扎实和沟通能力强的医护人员来实施，多由责任护士开展或与主管医生合作开展。随着专科护理的发展，越来越多的随访工作由经验更为丰富的造口专科护士或造口治疗师承担。也有部分医院设置了专职科室来负责管理随访工作。随访者需具备良好的沟通能力并接受统一培训等。专职科室管理随访工作使得随访效率提高，但是专业指导的知识相对不足。因此，针对特殊人群，以专科护士为主导的随访将更具有指导意义。同时，随着多学科合作的增强，更强调与外科医生、造口专科护士、康复师、营养师、心理治疗师等专业团队密切合作，为肠造口患者提供综合的医疗服务。

随访形式

肠造口患者随访的形式很多，最常见的是通过定期门诊和电话等方式进行。定期门诊包括主管医生和造口专科门诊复查，通过该形式可以全面具体且当面了解患者的现状，早期识别造口有无并发症。其缺点在于需要患者主动参与，且花费一定的时间、精力，需要照顾者陪同，对于路途较远者多有不便，易造成随访中断。随着互联网和移动医疗等新技术的应用，基于互联网平台的造口随访方式应运而生并逐步推广。如通过短信、微信、QQ 以及专用 APP 平台进行云随访，可减少医护人员的工作量，还能兼顾患者感受、隐私保护和信息反馈的及时性与有效性，同时也有利于随访结果的数据收集，可以有效提高肠造口患者的生活质量、减轻医疗机构负担。

三　随访频率和时间

随访频率和时间暂无统一标准，这取决于医院和科室的制度，随访形式以及是否有合适和充足的随访人员等。通常会根据术后情况和肠道状况在术后 1 个月内进行首次随访，以后每 3 个月或者每半年进行 1 次随访并进行检查。随着对造口患者的随访增多，发现造口患者在术后初期对随访的需求和造口知识的需求最多。因此，出院后的前 48 小时内、术后 2 周都是推荐增加的随访时间点。随访时间根据随访方式而定，如电话随访，有研究者建议随访时间为每次 10～20 分钟。

四　随访内容

随访内容主要围绕造口，包括有无造口及周围皮肤并发症发生情况、肠造口用品使用情况、造口自我护理能力、日常饮食等。后逐渐增强对患者睡眠、心理等方面的健康管理。随访计划应该因患者的情况而异。肠造口患者的随访必须集中在特定的患者期望和需求上，以便为他们提供便利和实用的结果。

不管随访体系如何发展，对肠造口患者应持续随访，并根据时代变化及患者/照顾者需求，更新随访方式、频率及内容等，以帮助患者更好地管理肠造口并提高生活质量。

第二节　造口专科护理门诊

随着快速康复外科理念的推进，患者可以在术后较短的时间内出院，这意味着无论是临时性造口还是永久性造口，患者都要面临更长的院外自我护理时期。2001年，由造口治疗师开设的造口门诊在国内率先开启。为不同种族、信仰、性别、年龄或者政治、社会地位的造口患者提供院后专业护理，这也符合世界造口治疗师协会（World Council of Enterostomal Therapists，WCET）的宗旨。

随着国内专科护理的迅速发展，包含国际造口治疗师在内的造口专科护士队伍也不断壮大。许多医院开设了造口专科护理门诊，为出院后患者处理造口并发症提供生理、心理、康复、营养、预防保健等方面的咨询和指导，以帮助患者回归社会、提高生活质量。出院前，针对造口患者的实际情况，必要时与专科医生沟通，告知造口门诊随访计划。建议出院后2周、1个月、2个月、3个月、6个月造口门诊随访；之后，可每半年随访1次。

一　造口专科门诊的概念

造口专科门诊是护理专科门诊（nurse-led clinics，NLC）的一种，护理专科门诊作为一种高级护理实践模式，是以护士为主导的、在门诊开展的、有组织的卫生保健服务形式，指导患者掌握专科疾病及慢性病居家自我护理技能，拓展从住院至门诊、从院内至家庭的连续服务，以满足就诊患者及其家庭的健康服务需求。护理专科门诊开始于美国，早在20世纪60年代，北美即有实践护理门诊。护理门诊与医疗门诊的区别在于护士较少依赖于药物的使用，而是根据患者及其家庭的需要提供延续性的整体护理服务。

造口专科门诊是由造口专科护士主诊的护理门诊，为造口及相关的伤口和失禁患者提供健康评估、治疗相关的护理管理，监测患者健康状况，给予社会心理支持、信息咨询、健康教育等，促使患者提高依从性及采用健康的生活方式，为患者家属也提供相关的服务。造口门诊的开展，使患者得到更专业化和连续化的护理服务，增强患者自我照护的信心，提高患者的生活质量，拓展临床护理的深度和广度。

二　造口门诊的建立

(一)如何申请造口门诊

1. 申请

造口专科护士首先取得科主任、护士长认可,向科主任和护士长提出开设造口门诊的想法。

2. 提交报告

根据医院的有关规定,向有关职能部门提交书面申请报告,包括医教部(处)、护理部、门诊办公室(增加挂号、提供诊室)、经济管理办公室、仪器科、信息科等。

3. 硬件设备

硬件设备包括诊室、办公桌、椅子、治疗床、操作台、空气消毒设备、产品展示柜、水池、电脑等。

4. 软件

软件包括医院相关规章制度、造口门诊制度、服务内涵、物价及收费备案、专科工作流程等书面材料。

5. 患者来源

通过联谊会的形式告知老造口患者造口门诊的开诊消息,对新造口患者建立信息档案,出院指导时介绍造口门诊的作用,通过宣传吸引患者。

(二)造口门诊的模式

随着专科护理的发展,各医院的造口门诊已为患者解决了临床上很多问题,在患者的康复中发挥举足轻重的作用。但是,对于造口门诊的模式,国家层面没有统一的规定,国内各医院根据自己医院的体制、等级、规模等情况自行设定。有病房门诊一体化形式的,即门诊坐诊专科护士从属于结直肠外科、肛肠外科、泌尿外科等具体科室;有从属于医院门诊部、医院护理部的,门诊专科护士为专职专岗;也有以造口治疗师独立挂号的、挂靠在医生名下的;还有以多学科合作的造口伤口护理中心为独立单元的。出诊时间根据各家医院具体情况而定。

三　造口门诊的管理

(一)造口专科护士出诊职责

1. 出诊者须服从医院门诊部统一管理。

2. 严格遵守门诊劳动纪律;保持热情、耐心的服务态度,严肃认真的工作作风,倡导文明服务、廉洁行医;保护患者隐私;增强医疗安全意识,提高诊疗与服务质量,降低医疗投诉及纠纷发生率。

3. 认真落实首诊负责制，严禁推诿患者。遇有疑难、危重患者或3次以上就诊尚不能确诊者，应转诊或请会诊。

4. 对首次就诊的患者，接诊者应详细询问病史，认真仔细查体和进行必要的摄像，对并发症做出诊断和处置。

5. 规范书写门诊病历记录。

6. 合理收费。

7. 严格执行消毒隔离制度，防止医院感染。

8. 遵守门诊患者告知制度，尊重患者知情同意权，应配合医院采取口头告知、书面告知。运用宣传册、电视屏等多种形式进行健康教育和就医指导。

(二)造口门诊服务范畴

1. 常规造口护理。
2. 特殊造口护理(如支撑棒在位造口、自闭性回肠插管造口等)。
3. 疑难造口护理。
4. 造口并发症的预防和治疗。
5. 造口灌洗培训。
6. 供应造口用品。
7. 造口患者及照顾者的咨询及健康宣教。
8. 造口患者及照顾者心理疏导。
9. 相关伤口、失禁护理。
10. 转诊和会诊。

不同医院不同模式的造口门诊，工作范畴略有差异。如有些造口专科门诊护士同时承担病房造口患者的术前造口定位、术后宣教、病房疑难造口的会诊工作等。

(三)造口专科护士在门诊的角色

造口专科护士以其专有的知识和技能为造口患者提供特殊的护理，服务范围涉及健康促进、健康维持、健康问题诊断和处理以及健康恢复等诸多方面，并在这些护理服务中体现护理者、教育者、指导者、咨询者、协作者和研究者的角色特征。

1. 护理者

护理者是从事造口专科门诊工作的重要角色，体现在为患者提供直接的护理，主要是造口及造口并发症的护理。

2. 教育者

教育者教育患者自我管理造口，创建能够适应造口的生活模式。

3. 指导者

指导者在教给患者造口知识的同时，为患者提供具体分析和指导，如怎么清洁造口、怎么换袋等，目的是提高患者在特殊情况下的生活质量。

4. 咨询者

咨询者为患者提供咨询，解答患者的问题，提供心理护理，以自己特有的理论和实践知识，解决患者的心理和生理问题。

5. 协作者

协作者是指造口门诊专科护士承担着与医师或其他医务团队不同的任务和功能，需要与其他部门的医务人员（如医师）共同协作，保证患者得到高质量的服务，该角色体现在对患者的转诊、会诊等方面。

6. 研究者

造口门诊护士具备丰富的专科知识和实践经验，但造口患者的情况千变万化，因此有必要进行相关的临床护理研究，如对实践中碰到的案例产生研究兴趣，用研究结果证实经验判断的正确与否，并用科研结果指导临床护理实践，以不断提高护理内涵和服务质量，提高患者的健康水平。

(四)造口专科门诊的展望

专科护士在我国的培训与使用逐步规范中。目前，各家医院在专科护士的使用方面尚无统一模式。许多专科护士在培训后仍与其他护士一样从事常规的护理工作，很少专职从事专科工作，这在很大程度上影响了专科护理的发展。造口专科门诊为造口治疗师和造口专科护士提供了发挥专科优势的平台，对提高专科护理水平、推动护理学科专业化发展起着重要作用。

造口专科门诊是一种高级护理实践模式，其开设满足了患者多元化的健康需求，扩展了护理工作范围与职责，提升了护理专业化水平。我国造口门诊的建立还处于初步发展阶段，而规范、科学的护理门诊工作模式和管理方法是护理专科发展的有力保障。因此，行业迫切需要尽快明确专科护理门诊，如对造口专科门诊等做出定位，设立专职护士岗位，扩大出诊护士执业范围，同时建立完善的法律、法规、政策，以及一系列的管理制度、技术规范及技术服务收费标准，来保证造口专科门诊步入规范化良性发展的轨道，使其发挥更大的经济和社会效益。

第三节　电话随访

电话随访是国内外比较常用的一种干预和随访形式，其特点为经济、方便、高效。为确保电话随访的时效性，有条件的医院可采用电话随访电子档案系统，出院患者信息由电子病历系统自动导入，护士根据系统提示的随访提醒按时随访，建立标准化的电话随访模式，建立专门的电话随访记录系统，有助于同质化管理。对同时开展门诊随访的医院，电话随访的时间安排可与门诊随访穿插，可适当减少门诊随访的频次。

电话随访时语言应通俗易懂，时间以10～15分钟为宜。根据随访记录单内容逐条随访，给予答疑和相应的指导。

电话随访记录单内容如下。①患者一般信息，包括姓名、性别、年龄、住院号、诊断、手术方式、住院天数、出院日期、住址、主管医生等，这部分信息可从住院病历中导入。②随访内容，包括饮食、服药、伤口情况、造口排泄情况，造口自我护理存在的问题，是否出现造口并发症和(或)周围皮肤问题，造口用品的使用情况，睡眠情况，是否参加工作或社交，下一次门诊随访时间提醒，下一次电话随访时间等。③本次随访已解决的问题和需要进一步解决的问题，告知是否安排家庭访视或造口志愿者探访等。④随访时间和随访者签名。

第四节　造口人士联谊会

造口人士联谊会是造口患者沟通、互动的社交活动，由医院筹办，举办频次为每季度一次至每年一次不等，其主旨明确、形式多样、内容丰富。在造口联谊会活动前应了解造口患者的需求，拟定活动的内容和形式，由医院造口小组成员负责策划和授课，并邀请1～2名医生参加义诊和讲座等，也可邀请经验丰富的造口患者现场经验分享。通过电话、网络平台、邮件、医院网站等方式告知联谊会信息，包括时间、地点、内容等。确定参会人数，预算经费报科主任或院领导，取得经济支持。考虑造口患者的特殊需求，场地选择要考虑交通方便、有卫生间等。联谊会内容包括义诊、专题讲座、心理咨询、专家答疑、经验分享、有奖知识问答、交流讨论等。活动内容和程序可印刷成纸质节目单或制作电子节目单，建议提前1～2周确定有关事宜并发出正式通知。筹备小组分工明确，会前对场地进行布置，检查设备和用物准备，安排好签到、接待和引导人员等。

第五节　社区护理及家庭访视

我国的社区护理发展相对缓慢，就造口护理而言，社区医院普遍存在专业护理人员缺乏、造口护理用品缺少、造口护理技能不足等问题。在未来发展过程中，应强化社区卫生工作的建设力度，提高社区造口专科护理的水平。家庭随访需要医护人员定期到患者家中随访，由于我国人口众多，专科护理人员数量相对不足，在日常工作以外很难再抽出时间进行定期走访，因此这种方式不符合我国当前国情。当然，具有爱心的专科护理人员利用自己的休息时间，走街串巷甚至跋山涉水，为行动不便的造口患者进行家庭随访，提供专业护理，体现了无私奉献的精神。

第六节　基于互联网平台的延续护理

随着互联网的普及和智能手机的广泛应用，造口患者可以通过互联网平台获取造口护理的知识和信息。

互联网平台的优势在于可以快速发出语音短信、视频、图片、文字，并支持多人群聊，打破时间与空间的限制，交流方式多样、互动性强、操作较简单，它可以提供更广泛的沟通，减少时间消耗，提高护理质量。利用丰富的互联网和多媒体资源，通过使用演示、漫画、视频和互动游戏将教育与娱乐相结合，可以增加患者及照顾者对造口护理的知识和技能，并弥补健康宣教的不足，从而使出院后造口患者的健康教育更加规范化和丰富多彩。

随着智能手机的普及和互联网络的快速发展，电话、QQ、微信等通信设备已成为人们生活中不可或缺的交流手段，利用互联网交流平台的延续护理，为造口患者提供交流的平台，使肠造口患者足不出户就可以得到造口专科护士的专业指导，形成简单、经济、便捷的延续护理手段。近几年，短视频宣传教育平台也开始崭露头角。基于互联网平台的延续性护理，分为以知识接收为主和专科护士与患者互动沟通传输两类。知识接收包括患者自行搜寻互联网资源和医护通过互联网平台输送专业知识，如通过微信公众平台、短视频等，定时推送造口护理知识和相关信息供患者及家属学习。鉴于互联网资源的良莠不齐，鼓励造口患者关注专业知识平台，尤其在发生疑问和并发症时，选取合适的互联网平台获取知识。互动沟通的平台有QQ群和微信群等，患者及照顾者可随时随地利用智能手机，与同在互联网平台的专业人员互动答疑。同时，有经验的患者也可以分享成功的护理经验，彼此交流互助。在采用此类形式开展延续护理时，要注意设专人维护，防止群内传播广告、不正确和非法信息，及时发现并清理无关人员。

随着国家“互联网＋医疗健康”和卫生健康领域数字化健康教育改革的推进，国内部分省市更加规范和重视互联网的健康教育方式，相继出台了省内统一的规范化护理服务平台，使造口患者得到便捷、专业且同质化的护理。例如，“互联网＋居家护理服务”项目解决了行动不便患者、无法在相应时间陪护的家属的难题，免去他们在医院奔波之苦的同时可以得到同质化的造口护理服务。

有多项研究表明，基于互联网平台的延续性护理，使得造口护理的健康教育模式得到更加细化和具体的延伸和补充，也显著提高了患者和照护者的造口护理水平，并

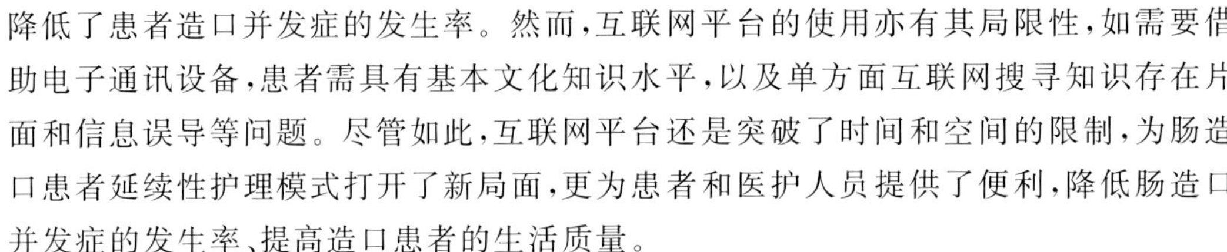

降低了患者造口并发症的发生率。然而,互联网平台的使用亦有其局限性,如需要借助电子通讯设备,患者需具有基本文化知识水平,以及单方面互联网搜寻知识存在片面和信息误导等问题。尽管如此,互联网平台还是突破了时间和空间的限制,为肠造口患者延续性护理模式打开了新局面,更为患者和医护人员提供了便利,降低肠造口并发症的发生率、提高造口患者的生活质量。

参考文献

柏树令.系统解剖学[M].第6版.北京:人民卫生出版社,2004.

斑贴试验临床应用专家共识(2020修订版)[J].中华皮肤科杂志,2020(4):239-243.

蔡三军.循征结直肠肛管肿瘤学[M].上海:上海科学技术出版社,2016.

曹新旋,夏海鸥.护理门诊护士工作角色的质性研究[J].上海护理,2009,9(4):27-31.

陈玲玲,陆海英,施雁.上海地区肠造口患者对造口护理门诊需求现状的调查与分析[J].解放军护理杂志,2014,31(7):11-14.

陈孝平,汪建平.外科学[M].第8版.北京:人民卫生出版社,2013.

陈燕林.造口患者造口高排量的相关因素分析及护理[J].护理学杂志,2017,32(10):33-35.

陈影,程帆.造口高排量监测及风险评估研究进展[J].护理研究,2022,36(13):2353-2355.

程芳,孟爱凤,羊丽芳,等.同伴教育对永久性结肠造口患者术后早期社会心理适应的影响[J].中华护理杂志,2013,48(2):106-108.

池畔,陈致奋.直肠癌术后吻合口漏的诊断与治疗进展[J].中华消化外科杂志,2014,13(7):584-590.

狄文,胡媛.卵巢癌的大数据研究[J].中国实用妇科与产科杂志,2018,34(1):18-22.

丁雪梅,周光霞,温绣蔺,等.中国肠造口患者性功能和/或性生活质量的系统评价[J].中国性科学,2020,29(12):150-154.

董金玲,徐洪莲,邱群,等.造口肉芽肿两种治疗方法疗效比较[J].中华结直肠疾病电子杂志,2019,8(2):195-197.

董珊,袁玲,陈秋菊,等.肠造口周围潮湿相关性皮肤损伤预防与管理的最佳证据总结[J].中华护理杂志,2022,57(2):223-230.

段昌琴,唐婧婧,程晓虎,等.结直肠癌造口病人心理障碍预测模型构建分析[J].蚌埠医学院学报,2022,47(6):818-822.

方芳.危重症监护[M].北京:人民卫生出版社,2012.

冯志仙,王飞霞.直肠癌前切除低位直肠吻合术患者自闭保护性肠造口的护理[J].中华护理杂志,2013,48(9):784-786.

付翠霞,陈劼,陈琳,等.一种新型儿童肠造口封堵器在T型肠造口术后造口封堵中的应用及安全性初探[J].临床小儿外科杂志,2021,20(10):974-979.
腹腔镜结肠直肠癌根治手术操作指南(2006版)[J].外科理论与实践,2006(5):462-464.
高涛,朱晓中,鲍丙波,等.脊髓损伤神经源性肠道功能障碍研究进展[J].上海交通大学学报(医学版),2018,38(9):1117-1121+1116.
葛慧芳,罗洁.1例膀胱全切回肠膀胱造口术后周围皮肤皮炎伴真菌感染的护理[J].全科护理,2019,17(27):3462-3463.
耿园园,张丽,李艳华,等.可控性Malone顺行灌肠在神经性肛肠功能障碍患儿的应用评价[J].中华小儿外科杂志,2015,36(6):420-424.
龚静,张军.《2016年NCCN宫颈癌临床实践指南》解读[J].中国全科医学,2016,19(27):3261-3264.
郭琼,刘春芳,张静,等.造口周围潮湿相关性皮炎预防管理的证据总结[J].护士进修杂志,2023,38(5):430-436.
国家卫生健康委员会医政司,中华医学会肿瘤学分会.中国结直肠癌诊疗规范(2023版)[J].中华胃肠外科杂志,2023,26(6):505-528.
胡爱玲,郑美春,李伟娟.现代伤口与肠造口临床护理实践[M].北京:中国协和医科大学出社,2010.
黄国强,徐思贵.诊断性腹腔穿刺术590例临床应用体会[J].现代临床医学,2009,35(3):211-212.
黄少华.小儿肠造口周围皮肤并发症的护理进展[J].中西医结合护理(中英文),2019,5(7):234-237.
结直肠癌诊疗规范(2015年版)[J].中国实用外科杂志,2015,35(11):1177-1191.
李海珍,吴雅秋.规范心理干预措施对肠造口患者焦虑忧郁心理的影响[J].现代中西医结合杂志,2014,23(27):3065-3067.
李惠冬,秦芳.肠造口人性功能评估量表的研究进展[J].护士进修杂志,2017,32(23):2135-2139.
李乐之,路潜.外科护理学[M].第5版.北京:人民卫生出版社,2012.
李雷,吴鸣.盆腔廓清术治疗妇科恶性肿瘤研究进展[J].中国实用妇科与产科杂志,2016,32(8):804-809.
李现红.80例永久性肠造口患者的健康指导[J].中国实用医药,2015,10(34):232-234.
连利娟.林巧稚妇科肿瘤学[M].第4版.北京:人民卫生出版社,2013.
刘晓红.护理心理[M].上海:复旦大学出版社,2015.
刘莺歌,曹秋君,吴燕.肠造口周围皮肤并发症发生影响因素的系统评价[J].循证护理,2020,6(9):894-904.

刘莺歌,吴燕,曹秋君,等.肠造口周围潮湿相关性皮肤损伤风险预测模型的构建及应用[J].中华护理杂志,2021,56(11):1612-1617.

刘莺歌,吴燕,曹秋君,等.饮食类型对造口周围潮湿相关性皮肤损伤的影响[J].中国临床医学,2021,28(3):485-491.

楼征,张卫.梗阻性结直肠癌造口方式选择[J].中国实用外科杂志,2019,39(12):1354-1356.

卢芳燕,汤洒潇,王燕,等.活体小肠移植受者多学科协作护理方案的制订及应用[J].中华护理杂志,2021,56(2):218-224.

卢淮武,谢玲玲,林仲秋.《2016 NCCN 卵巢癌临床实践指南(第 1 版)》解读[J].中国实用妇科与产科杂志,2016,32(8):761-768.

罗洋,代艺,李芬.特殊肠造口患者造口袋更换方法的改进[J].护理学杂志,2019,34(17):39-41.

吕云福.肠梗阻的常见病因分类与治疗策略[J].中华普外科手术学杂志(电子版),2011,5(3):251-255.

马雪玲,王玉珏.肠造口患者性生活的影响因素及护理进展[J].护士进修杂志,2014,29(22):2041-2043.

梅世文,刘军广,胡刚,等.降结肠系膜旋转不良影像学特征及其对腹腔镜结直肠手术影响对策研究(附 16 例报告及文献复习)[J].中国实用外科杂志,2022,42(9):1021-1025+1035.

孟晓红,徐洪莲.中华护理学会成人肠造口护理团体标准要点解读及思考[J].上海护理,2021,21(6):1-4.

孟晓红,袁秀群.凸面造口用品使用的国际专家共识解读和临床应用启示[J].护理研究,2018,32(13):1993-1996.

潘宏达,王林,彭亦凡,等.直肠癌低位前切除保护性回肠造口还纳术后并发症分析[J].中华胃肠外科杂志,2015,18(7):656-660.

彭南海,黄迎春.肠外与肠内营养护理学[M].南京:东南大学出版社,2016.

钱惠玉,徐文亚,翁亚娟.结肠造口灌洗对直肠癌 Miles 术后患者生活质量的影响[J].中华护理杂志,2014,49(7):786-791.

乔祎,奚蓓华,查庆华.造口门诊医疗器械相关性压力性损伤的现状调查及对策[J].蚌埠医学院学报,2021,46(12):1788-1791.

邱海波.ICU 监测与治疗技术[M].上海:上海科学技术出版社,2009.

任洁娜.护理干预对提高肠造口患者生活质量的研究进展[J].齐鲁护理杂志,2014,20(8):51-53.

沈圆娟,戴正香,李菊云,等.成人高排量回肠造口发生率及影响因素的 meta 分析[J].

中华全科医学,2023,21(2):324-328.
石汉平,凌文华,李薇.肿瘤营养学[M].北京:人民卫生出版社,2012.
石伟玲,屈清荣,高娅鑫.直肠癌永久性肠造口病人重返工作自我效能及其影响因素调查[J].全科护理,2022,20(15):2026-2029.
司龙妹,刘飞,张佩英,等.造口患者围手术期健康教育的最佳证据总结[J].中华护理杂志,2021,56(3):452-457.
宋琴芬,刘春娥,尹光啸,等.肠造口病人渗漏护理的研究进展[J].护理研究,2020,34(17):3096-3098.
苏端玉,吴君心,侯如蓉.长期生存直肠癌患者生存质量的临床影响因素分析[J].中国肿瘤临床,2014,41(3):175-179.
孙懿松,许方蕾,黄盛松.结肠造口并发坏疽性脓皮病1例多学科团队合作护理[J].上海护理,2019,19(6):61-63.
谭书韬,肖云翔.回肠膀胱造口静脉曲张出血的诊治特点分析[J].中华泌尿外科杂志,2013,34(6):459-461.
唐云跃,岳树锦,郭彤,等.国外最佳肠造口临床实践指南健康教育推荐意见的分析研究[J].护理研究,2020,34(10):1733-1738.
田普训,敖建华,李宁,等.器官移植免疫抑制剂临床应用技术规范(2019版)[J].器官移植,2019,10(3):213-226.
万德森.结直肠癌[M].北京:北京大学医学出版社,2008.
王飞霞.简易结肠造口灌洗装置在结肠造口灌洗护理中的应用[J].护理与康复,2016,15(12):1161-1162.
王磊,陈典克,汪建平.重视结直肠癌的预防与筛查[J].中华实验外科杂志,2011(1):9-11.
王泠,胡爱玲.伤口造口失禁专科护理[M].北京:人民卫生出版社,2018.
王群敏,卢芳燕,王飞霞,等.11例胰十二指肠切除联合自体小肠移植患者的围手术期护理[J].中华急危重症护理杂志,2021(5):432-435.
王群敏,王飞霞,李卫珍,等.同种异体小肠联合全层血管化腹壁移植1例的腹壁和造口护理[J].护理与康复,2022,21(6):58-61.
王若义,丁庆光,刘倩,等.Malone顺行灌肠在治疗顽固性大便失禁中的应用[J].中华小儿外科杂志,2011(12):903-906.
王永贵.解剖学[M].北京:人民卫生出版社,1995.
吴承杰,马勇,郭杨,等.脊髓损伤后神经源性肠道功能障碍发生机制及诊疗研究进展.中华创伤杂志,2019,35(7):618-624.
吴惠平,罗伟香.护理技术操作并发症及处理[M].北京:中国医药科技出版社,2012.
吴玲,魏敏,夏冬云,等.肠造口患者出院准备度指标的构建[J].中国护理管理,2021,

21(4):512-516.

吴宁宁,冉静,张佳玉,等.造口术后患者生活质量影响因素的 Meta 分析[J].中国卫生标准管理,2022,13(23):90-94.

吴晓英.急危重症护理学[M].北京:北京大学医学出版社,2015.

吴雪,金晓燕,尚少梅,等.造口病人生活质量量表中文译本的信度、效度分析[J].中国护理管理,2011,11(7):23-25.

谢幸,苟文丽.妇产科学[M].第 8 版.北京:人民卫生出版社,2013.

徐洪莲,杜丽华,刘燕芳,等.改良灌肠器在远端造口肠道准备中的应用[J].中华护理杂志,2013,48(7):642-643.

徐洪莲,郝建玲,邱群,等.伴有多个并发症的肠造口患者在门诊的护理[J].解放军护理杂志,2013,30(10):37-38+61.

徐洪莲,何海燕,蔡蓓丽,等.回肠造口粪水性皮炎的原因分析及对策[J].中华护理杂志,2011,46(3):247-249.

徐洪莲,王汉涛,傅传刚.造口旁疝的非手术治疗[J].结直肠肛门外科,2006(2):76-78.

徐洪莲,喻德洪,卢梅芳,等.肠造口术前定位的护理[J].中华护理杂志,2001(10):21-22.

徐加鹤,周喜乐,王金海,等.保护性肠造口自闭可行性研究[J].中国实用外科杂志,2012,32(12):1040-1042.

徐淑伟.48 例直肠癌永久性肠造口患者术前术后的心理特点及护理对策[J].实用临床医药杂志,2011,15(4):15-17.

许慧.护理干预提高永久性造口患者生活质量的新进展研究[J].继续医学教育,2016,30(4):126-128.

许勤,程芳,戴晓冬,等.永久性结肠造口患者社会心理适应及相关因素分析[J].中华护理杂志,2010,45(10):883-885.

炎症性肠病诊断与治疗的共识意见(2012 年,广州)[J].中华消化杂志,2012(12):796-813.

杨斌,周声宁,韩方海.直肠癌手术预防性回肠造口并发症的预防和处理[J].结直肠肛门外科,2020,26(5):548-552.

杨晓雨,陈东宇,王红心,等.中国女性卵巢癌流行现状和趋势及预测分析[J].重庆医科大学学报,2022,47(9):1030-1035.

姚泰.生理学[M].第 6 版.北京:人民卫生出版社,2004.

姚晓,谢玲女.肠造口黏膜皮肤分离伤口的护理[J].护理与康复,2010,9(7):596-597.

叶新梅,何丹丹,梁伟文,等.造口周围坏疽性脓皮病的临床特点及护理体会.中华炎性肠病杂志,2019,3(4):341-344.

叶新梅,厉群,姚秋琼.心理危机干预技术在直肠癌肠造口患者中的应用[J].现代临床护理,2012,11(9):12-15.

喻德洪,金黑鹰.重视肠造口的康复治疗[J].中华胃肠外科杂志,2003(3):141-143.

喻德洪.我国肠造口治疗的现状与展望[J].中华护理杂志,2005(6):415-417.

原静民,郑美春,卜秀青,等.永久性肠造口患者病耻感现状及其影响因素研究[J].中华护理杂志,2016,51(12):1422-1427.

曾敏,李亚爱,万姗姗,等.结肠造口术患者自我护理能力评估及影响因素研究[J].国际护理学杂志,2014,33(10):2734-2736.

张翠红,徐洪莲.结肠造口过敏伴黏膜移植患者1例护理[J].中国社区医师,2017,33(35):143-144+146.

张玲,王玉玲.不同浓度高渗盐水湿敷减轻肠造口水肿的效果观察[J].结直肠肛门外科,2018,24(S2):145-147.

张佩英,傅晓瑾,高艳红.成人肠造口皮肤黏膜分离护理专家共识[J].中国研究型医院,2022,9(5):9-12.

张骞,陈庆民,王锡山.预防性回肠造口在低位直肠癌中的应用[J].中华胃肠外科杂志,2016,19(4):469-471.

张权,周世灿,吴航,等.回肠造口术后肾功能不全的研究进展[J].河南大学学报(医学版),2021,40(2):152-156.

张书信,赵宝明,张燕生.肛肠外科并发症防范与处理[M].北京:人民军医出版社,2012.

赵红,童天娇,胡少华,等."互联网+"医院-社区-家庭伤口造口智慧护理服务模式的构建[J].中国护理管理,2019,19(11):1601-1603.

赵瑾,许春娟.护理门诊发展现状及展望[J].中国护理管理,2013,13(6):78-80.

赵凯丽,韦桂源,黄梅雪.肠造口并发症护理研究进展[J].护理实践与研究,2020,17(10):25-28.

赵龙,王金海.小肠移植进展[J].中华炎性肠病杂志,2022,6(1):36-41.

赵延慧,王翠雪,周艳.肠造口术后病人心理干预的研究现状[J].护理研究,2014,28(8):907-908.

赵煜华.结直肠癌肠造口患者出院准备度干预方案构建及效果评价[D].郑州:郑州大学,2021.

赵泽英,邓颖辉,丁妮,等.肠造口高排量的研究进展[J].护理研究,2020,34(2):291-294.

郑美春,王玲燕,张惠芹.出院后永久性乙状结肠造口患者造口并发症及护理对策[J].广东医学,2009,30(8):1033-1035.

中国结直肠癌诊疗规范(2020年版)[J].中国实用外科杂志,2020,40(6):601-625.

中国医师协会肛肠医师分会造口专业委员会,中国医师协会肛肠医师分会,中华医学会外科学分会结直肠外科学组,中国医师协会结直肠肿瘤专业委员会.中低位直肠癌手术预防性肠造口中国专家共识(2022 版)[J].中华胃肠外科杂志,2022,25(6):471-478.

中华护理学会伤口、造口、失禁护理专业委员会.成人肠造口护理标准[J].中华护理杂志,2020,55(S2):15-19.

中华护理学会造口、伤口、失禁护理专业委员会.中国肠造口护理指导意见(2013 版)[S].北京:中华护理学会,2013.

中华医学会,中华医学会杂志社,中华医学会消化病学分会,中华医学会全科医学分会,中华医学会《中华全科医师杂志》编辑委员会,消化系统疾病基层诊疗指南编写专家组.慢性便秘基层诊疗指南(2019 年)[J].中华全科医师杂志,2020,19(12):1100-1107.

中华医学会器官移植学分会.小肠移植临床技术操作规范[J].中华器官移植杂志,2019,40(10):580-590.

中华医学会外科学分会结直肠外科学组.中国成人慢性便秘评估与外科处理临床实践指南(2022 版)[J].中华胃肠外科杂志,2022,25(1):1-9.

钟红玲,王庆梅,廖建梅.护理门诊实践研究进展[J].齐鲁护理杂志,2015,21(2):45-46.

周铖,袁野,张鹏,等.小肠移植新时期:成就与挑战并存[J/CD].中华普外科手术学杂志(电子版),2022,16 (6):703-706.

周友珍,冯忻,蔡红兵,等.妇科癌症临床学[M].武汉:湖北科学技术出版社,2016.

周长城.生活质量研究导论[M].北京:社会科学文献出版社,2012.

朱木兰,甄莉,李雅男,等.1 例回肠造口周围脓肿合并多重耐药菌感染患者的伤口护理[J].中国临床护理,2022,14(9):591-593.

朱小妹,谌永毅,刘爱忠,等.造口患者性体验现状及其影响因素研究[J].中国护理管理,2014,14(11):1153-1157.

诸葛林敏,傅凌雪,郑晨果,等.综合家庭护理干预改善直肠癌根治术后造口患者性生活质量的疗效观察[J].浙江医学,2015,37(12):1104-1107.

Afifi L,Sanchez IM,Wallace MM,et al. Diagnosis and management of peristomal pyoderma gangrenosum:a systematic review [J]. Am Acad Dermatol,2018,78(6):1195-1204.

Albaugh JA,Tenfelde S,Hayden DM. Sexual dysfunction and intimacy for ostomates. Clin Colon Rectal Surg,2017,30(3):201-206.

Azeem S,Gillani SW,Siddiqui A,et al. Diet and colorectal cancer risk in Asia—a systematic review[J]. Asian Pacic Journal of Cancer Prevention,2015,16(13):

5389-5396.

Basilico V, Griffa B, Radaelli F, et al. Anastomotic leakage following colorectal resection for cancer:how to define,manage and treat it[J]. Minerva Chir,2014, 69(5):245-252.

Bharadwaj S,Tandon P,Gohel TD,et al. Current status of intestinal and multivisceral transplantation. Gastroenterol Rep (Oxf),2017,5(1):20-28.

Bloemen J, Visschers R, Truin W. Long-term quality of life in patients with rectal cancer: association with severe postoperative complications and presence of a stoma[J]. Dis Colon Rectum,2009,52(7):1251-1258.

Blom T,Rustemeyer T. Peristomal skin itch:an integrative review[J]. Wound Ostomy Continence Nurs,2022,49(6):540-543.

Burch J. Research and expert opinion on siting a stoma:a review of the literature[J]. Br J Nurs,2018,27(16):S4-S12.

Carole B, Mary AL, Carole B. Revisiting colostomy irrigation: a viable option for persons with permanent descending and sigmoid colostomies [J]. J Wound Ostomy Continence Nurs,2015,42(2):162-164.

Corman ML. CORMAN 结直肠外科学[M]. 汪建平,傅传刚,王杉,主译. 第 6 版. 上海:上海科学技术出版社,2016.

Crismale JF,Mahmoud D,Moon J,et al. The role of endoscopy in the small intestinal transplant recipient:a review[J]. Am J Transplant,2021,21(5):1705-1712.

Dumronggittigule W, Venick RS, Dubray BJ Jr, et al. Ileostomy after intestinal transplantation: the first in depth report on techniques, complications, and outcomes. Transplantation,2020,104(3):652-658.

Ellis H. Applied anatomy of abdominal incisions. Br J Hosp Med (Lond),2007,68 (2):M22-M23.

Fan X,Li H,Lai L,et al. Impact of internet plus health education on urinary stoma caregivers in coping with care burden and stress in the era of COVID-19[J]. Front Psychol,2022,13:982634.

Gasche R. Diet and stoma care[J]. Br J Community Nurs,2022,27(9):444-448.

Guren MG, Eriksen MT, Wiig JN, et al. Quality of life and functional outcome following anterior or abdominoperineal resection for rectal cancer[J]. Eur J Surg Oncol,2005,31(7):735-742.

Harif F,Abshorshori N,Tahmasebi S,et al. The effect of peepled education on the life quality of mastectomy patients reffered to breast caneer-clinics in Shiraz[J]. Health and Quality of Life Outcomes,2010,23 (8):2-7.

Hatzimouratidis K, Hatzichristou D. Sexual dysfunctions: classilications and definitions[J]. J Sex Med, 2007, 4: 241-250.

Hendren SK, O'Connor BI, Liu M, et al. Prevalence of male and female sexual dysfunction is high following surgery for rectal cancer[J]. Ann Surg, 2005, 242 (2): 212-223.

Hendren SK, O'Connor BI, Liu M, et al. Prevalence of maleand female sexual dysfunction is high following surgery for rectal cancer[J]. Ann Surg, 2005, 242: 212-223.

Hoy NY, Metcalfe P, Kiddoo DA. Outcomes following fecal continence procedures in patients with neurogenic bowel dysfunction[J]. Urol, 2013, 189(6): 2293-2297.

Hua HJ, Xu JH, Chen WB, et al. Defunctioning cannula ileostomy after lower anterior resection of rectal cancer[J]. Diseases of the Colon & Rectum Volume, 2014, 57 (11): 1267-1274.

Hubbard G, Taylor C, Munro J, et al. Experiences of support garments following bowel stoma formation: analysis of free-text responses in a cross-sectional survey. BMJ Open Gastroenterol, 2019, 6(1): e000291.

Imran H, Robert R. Quality of life after rectal resection and muhim odality therapy. Journal of Surgical Oneology, 2007, 96: 684-692.

Indrebø KL, Aasprang A, Olsen TE, et al. Factors associated with leakage in patients with an ostomy: a cross-sectional study. Nurs Open, 2023, 10(6): 3635-3645.

Jane E, Janice C, Margaret T. Ostomy management. Wound, Ostomy and Continence Nurses Society[J]. New York: Wolters Kluwer, 2016: 250-286.

Jessup JM, Goldberg RM, Aware EA, et al. Colon and Rectum. In: Amin MB. AJCC Cancer Staging Manual. 8th ed. Chicago: Springer Verlag, 2017.

Justiniano CF, Temple LK, Swanger AA, et al. Readmissions with dehydration after ileostomy creation: rethinking risk factors. Dis Colon Rectum, 2018, 61(11): 1297-1305.

Karadağ A, Karabulut H, Baykara ZG, et al. A prospective, multicentered study to assess social adjustment in patients with an intestinal stoma in turkey[J]. Ostomy Wound Manag, 2015, 61(10): 16-29.

Keating JP. Sexual function after rectal excision[J]. ANZ J Surg, 2004, 74: 248-259.

Kelly M. Mind and Body[J]. Nursing Time, 1994, 90(42): 48-51.

Kneist W, Wachter N, Paschold M, et al. Midterm functional results of taTME with neuromapping for low rectal cancer[J]. Tech Coloproctol, 2016, 20(1): 41-49.

La MonicaG, AudisioRA, TamburiniM, et al. sexual potency following surgery for rectal earcinoma[J]. Dis Colon Rectum,1985,28:937-939.

Lai XB,Wong FKY,Ching SSY. Review of bowel dysfunction of rectal cancer patients during the first five years after sphincter-preserving surgery:a population in need of nursing attention[J]. Eur J Oncol Nurs,2013,17(5):681-692.

Li CC,Rew L. A feminist perspective on sexuality and body image in females with colorectal cancer—an integrative review[J]. J Wound Ostomy Continence Nurs, 2010,37(5):519-525.

Lyon CC,Smith AJ,Grif ths CE,et al. The spectrum of skin disorders in abdominal stoma patients[J]. Br J Dermatol,2000,143(6):1248-1260.

McNichol L,Bliss DZ,Gray M. Moisture-associated skin damage:expanding practice based on the newest ICD-10-CM codes for irritant contact dermatitis associated with digestive secretions and fecal or urinary effluent from an abdominal stoma or enterocutaneous fistula[J]. J Wound Ostomy Continence Nurs, 2022, 49(3): 235-239.

McRorie JW Jr,McKeown NM. Understanding the physics of functional fibers in the gastrointestinal tract:an evidence-based approach to resolving enduring misconceptions about insoluble and soluble fiber. J Acad Nutr Diet,2017,117:251.

McRorie JW Jr. Evidence-based approach to fiber supplements and clinically meaningful health benefits. Part 2:what to look for and how to recommend an effective fiber therapy. Nutr Today,2015,50:90.

McRorie JW Jr. Evidence-based approach to fiber supplements and clinically meaningful health benefits. Part 1:what to look for and how to recommend an effective fiber therapy. Nutr Today,2015,50:82.

Messaris E,Sehgal R,Deiling S,et al. Dehydration is the most common indication for readmission after diverting ileostomy creation[J]. Dis Colon Rectum, 2012, 55 (2):175-180.

Meurette G,Lehur PA,Coron E,et al. Long-term results of Malone's procedure with antegrade irrigation for severe chronic constipation [J]. Gastroentérologie Clinique Et Biologique,2010,34(3):209-212.

Moon JI,Zhang H,Waldron L,et al. "Stoma or no stoma":first report of intestinal transplantation without stoma[J]. Am J Transplant,2020,20(12):3550-3557.

Moore MR, Davis C, Cadet T, et al. Understanding the factors related to trauma-induced stress in cancer patients:a national study of 17 cancer centers[J]. Int J Environ Res Public Health,2021,18(14):7600.

Mori Y,Sugiyama T,Ishikawa A,et al. Application of sugar to the edematous stoma for obstructive rectal cancer—a case report[J]. Gan To Kagaku Ryoho,2020,47(13):2210-2212.

Morss-Walton PC, Yi JZ, Gunning ME, et al. Ostomy 101 for dermatologists: managing peristomal skin diseases. Dermatol Ther,2021,34(5):e15069.

Murken DR,Bleier JIS. Ostomy-related complications [J]. Clin Colon Rectal Surg, 2019,32(3):176-182.

Nagle DA. Toward better understanding of readmissions for physiologic complications of ileostomy. Dis Colon Rectum,2013,56(8):933-934.

Oniscu GC,Forsythe JLR,Pomfret EA. 移植外科手术图谱[M]. 陈实主译. 北京:人民卫生出版社,2021.

Osborne W,White M,Aibibula M,et al. Prevalence of leakage and its negative impact on quality of life in people living with a stoma in the UK[J]. Br J Nurs,2022,31(16):S24-S38.

Paszyńska W, Zborowska K, Czajkowska M, et al. Quality of sex life in intestinal stoma patients—a literature review[J]. Int J Environ Res Public Health,2023,20(3):2660.

Pearce CB, Duncan HD. Enteral feeding. Nasogastric, nasojejunal, percutaneous endoscopic gastrostomy, or jejunostomy: its indications and limitations [J]. Postgrad Med J,2002(78):198-204.

Pocard M,Zinzindohoue F,Haab F,et al. A prospective study of sexual and urinary function before and after totalmesorectal excision with autonomic nerve preservation for rectal cancer[J]. Surgery,2002,131(4):368-372.

Prieto L, Thorsen H, Juul K. Development and validation of a quality of life questionnaire for patients with colostomy or ileostomy[J]. Health Qual Life Out, 2005,3(1):62-71.

Raina R, Pahlajani G, Khan S, et al. Female sexual dysfunction: classification, pathophysiology,and management[J]. Fertil Steril,2007,88(5):1273-1284.

Ratliff CR, Goldberg M, Jaszarowski K, et al. Peristomal skin health: A WOCN Society Consensus Conference[J]. J Wound Ostomy Continence Nurs,2021,48(3):219-231.

Renzulli P,Candinas D. Intestinal stoma-indications,stoma types,surgical technique [J]. Ther Umsch,2007,64(9):517-527.

Rolls N,Gotfredsen JL,Vestergaard M,et al. Importance of stoma care nurses in preparing patients for stoma surgery and adjustment to life with a stoma.[J]. Br J Nurs,2023,32(16):S32-S41.

Santamaría MM, Villafranca JJA, Abilés J, et al. Impact of a nutrition consultation on the rate of high output stoma-related readmission: an ambispective cohort study. Sci Rep, 2021, 11(1): 16620.

Schmidt CE, Bestmann B, Kuchler T, et al. Tenyear historic cohoa of quality of life and sexuality in patients with rectal cancer[J]. Dis Colon Rectum, 2005, 48(3): 483-492.

Scoot V, Raasch D, Kennedy G, et al. Prospective assessment and classification of stoma related skin disorder[J]. J Wound Ostomy Continence Nurs, 2009, 36(3s): 50-51.

Seifarth C, Augustin LN, Lehmann KS, et al. Assessment of risk factors for the occurrence of a high-output ileostomy. Front Surg, 2021, 8: 642288.

Shabbir J, Britton DC. Stoma complications: a literature overview [J]. Colorectal Disease, 2010, 12(10): 958-964.

Siegel RL, Miller KD, Fuchs HE, et al. Cancer statistics, 2022[J]. CA Cancer J Clin, 2022, 72(1): 7-33.

Simmons KL, Smith JA, Maekawa A. Development and psychom etricevaluation of the ostomy a djustment inventor-23[J]. J Wound Ostomy Continence Nurs, 2009, 36(1): 69-76.

Stănciulea O, Eftimie M, David L, et al. Robotic surgery for rectal cancer: a single center experience of 100 consecutive cases[J]. Chirurgia (Bucur), 2013, 108(2): 143-151.

Sun V, Bojorquez O, Grant M, et al. Cancer survivors' challenges with ostomy appliances and self-management: a qualitative analysis[J]. Support Care Cancer, 2020, 28(4): 1551-1554.

Sung H, Ferlay J, Siegel RL, et al. Global Cancer Statistics 2020: GLOBOCAN estimates of incidence and mortality worldwide for 36 cancers in 185 countries [J]. CA Cancer J Clin, 2021, 71(3): 209-249.

Traa MJ, De Vries J, Roukema JA, et al. Sexual (dys) function and the quality of sexual life in patients with colorectal cancer: a systematic review. Ann Oncol, 2012, 23(1): 19-27.

Tschmelitsch J, Wykypiel H, Prommegger R, et al. Colostomy vs tube cecostomy for protection of a low anastomosis in rectal cancer[J]. Arch Surg, 1999, 134(12): 1385-1388.

Van Oosterwyck A, Lauwers N, et al. Nutrition in intestinal transplantation: centre stage or supporting act? [J]. Curr Opin Clin Nutr Metab Care, 2023, 26(2): 105-113.

Venick RS. Current review on the role of ileostomy following intestinal transplantation. Curr Opin Organ Transplant ,2022,27(2):126-130.

Venick RS. Grant monitoring after intestinal transplantation. Curr Opin Organ Transplant,2021,26(2):234-239.

Vironen JH,Kairaluoma M,Aalto AM,et al. Impact of functional results on quality of life after rectal cancer surgery[J]. Dis Colon Rectum,2006,49(5):568-578.

Webb PM,Jordan SJ. Epidemiology of epithelial ovarian cancer[J]. Best Pract Res Clin Obstet Gynaecol,2017,41:3-14.

Wound,Ostomy and Continence Nurses Society; Guideline Development Task Force. WOCN Society Clinical Guideline:Management of the Adult Patient With a Fecal or Urinary Ostomy-An Executive Summary. J Wound Ostomy Continence Nurs, 2018,45(1):50-58.

Wu G,Liu C,Zhou X,et al. Living donor intestinal transplantation: recipient outcomes. Ann Surg,2022,276(5):e444-e449.

Wu G,Wu Y,Wang M,et al. Vascular reconstruction of segmental intestinal grafts using autologous internal iliac vessels. Gastroenterol Rep (Oxf),2021,9(4):350-356.

Yeh J,Ngo KD,Wozniak LJ,et al. Endoscopy following pediatric intestinal transplant [J]. J Pediatr Gastroenterol Nutr,2015,61(6):636-640.

Zelga P,Kluska P,Zelga M,et al. Patient-related factors associated with stoma and peristomal complications following fecal ostomy surgery:a scoping review [J]. J Wound Ostomy Continence Nurs,2021,48(5):415-430.

Zippe C,Nandipati K,Agarwal A,et al. Sexual dysfunction after pelvic surgery[J]. Int J Impot Res,2006,18(1):1-18.